杜怀棠临床经验集

杨晋翔　王成祥　魏汉林　主编

中国中医药出版社
·北　京·

图书在版编目（CIP）数据

杜怀棠临床经验集/杨晋翔，王成祥，魏汉林主编．—北京：中国中医药出版社，2014.11

ISBN 978 - 7 - 5132 - 2050 - 7

Ⅰ.①杜… Ⅱ.①杨… ②王… ③魏… Ⅲ.①中医学 - 临床医学 - 经验 - 中国 - 现代 Ⅳ.①R249.7

中国版本图书馆 CIP 数据核字（2014）第 219866 号

中国中医药出版社出版
北京市朝阳区北三环东路 28 号易亨大厦 16 层
邮政编码 100013
传真 010 64405750
廊坊市祥丰印刷有限公司印刷
各地新华书店经销

*

开本 880 × 1230 1/16 印张 9.75 彩插 0.5 字数 285 千字
2014 年 11 月第 1 版 2014 年 11 月第 1 次印刷
书 号 ISBN 978 - 7 - 5132 - 2050 - 7

*

定价 28.00 元
网址 www.cptcm.com

《杜怀棠临床经验集》

编 委 会

主　编　杨晋翔　王成祥　魏汉林

编　委（以姓氏笔画为序）

马　娜	王　双	王　静	王林洋
王明哲	王建云	冯军安	邢恩龙
刘　言	刘　宏	刘　婷	刘晓天
安　丽	安　静	杜　丹	杨　萌
李　猛	李　雁	李　磊	李志钢
李爱茹	来要良	邱　岳	何云龙
宋金华	张　倩	张　霞	张学智
陈泽慧	孟　捷	赵　晨	赵旭东
姜　永	贺梅娟	贾　玫	贾云飞
顾雯静	徐红日	徐丽丽	高　岩
黄大未	彭继升	韩海啸	程　淼
童　浩	魏　玥		

前　言

　　中医药学源远流长，昔岐黄神农，医之源始，汉仲景华佗，医之圣贤。在中医药学发展的长河中，临床名家辈出，促进了中医药学的创新发展。为贯彻继承发扬中医药学继承不泥古、发扬不离宗的精神，我们总结和整理名老中医经验，把他们的事业发扬光大，让他们丰富的临床经验和学术思想代代相传。

　　杜怀棠教授从事中医事业五十余年，先生多年来孜孜不倦，勤求博采，在继承前贤经验基础上，又在中医学理论和临床等方面颇具心得和感悟，成为具有高深理论基础、独到学术思想、丰富临床经验的中医大家。因此，我们整理和搜集杜怀棠教授的临床经验、医论医话及医案等，编写了本书，希望能从不同侧面反映出杜怀棠教授的学术思想。

　　本书从医家传略、学术思想大要、临证治要、内科心得、医案精选五部分进行编写。其中医家传略简要介绍杜怀棠教授的成才之路；学术思想大要主要介绍杜怀棠教授寒温统一辨治热病的思想；临证治要方面，以内科病证为纲，病因病机、辨证论治、临证备要为目，介绍杜怀棠教授的辨证论治经验；内科心得方面记述了杜怀棠教授在长期临床与科研工作中的心得体会与感悟，内容涉及理、法、方、药等；医案精选部分，以病统案，将杜怀棠教授对具体病证的辨治方法展示出来，便于临床学习与借鉴，有利于深刻领会杜怀棠教授临床经验之精髓。因此，本书不仅具有较高的学术价值和临床参考价值，同时能够帮助读者领悟杜怀棠教授的辨证思路和学术内涵。

《杜怀棠临床经验集》编委会
2014 年 9 月 28 日

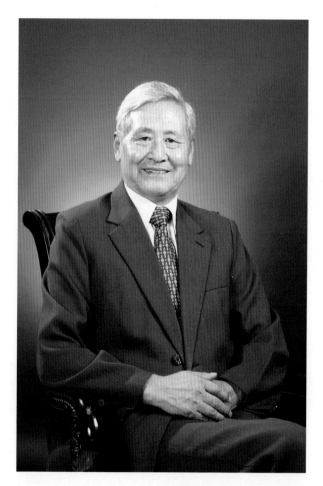

杜怀棠教授

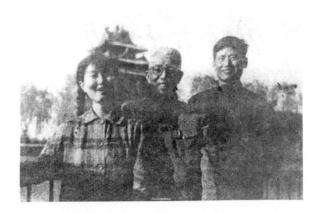

杜怀棠教授与秦伯未教授（中）

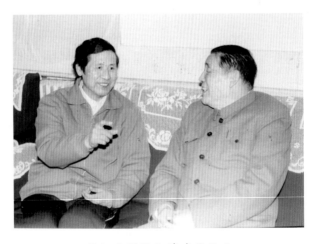

杜怀棠教授与董建华院士

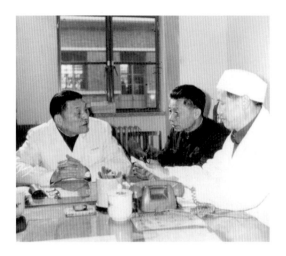

杜怀棠教授与董建华院士（左一）一起诊治病人

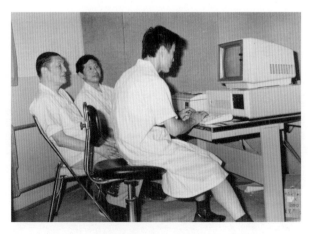

杜怀棠教授与董建华院士（左一）、王成祥教授
（右一）一起调试专家诊疗系统

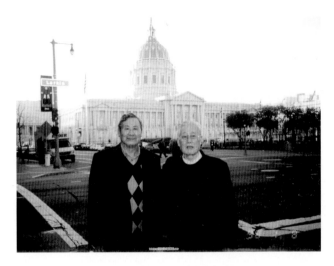

杜怀棠教授与王子瑜教授

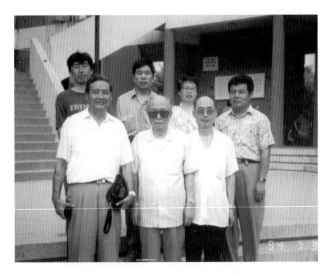

杜怀棠教授与程士德教授（前排中间）

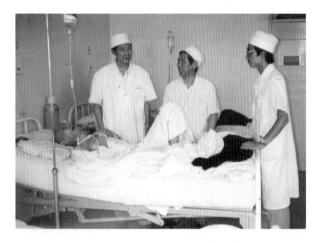

杜怀棠教授与周平安（中）、郝瑞福（右）教授查房

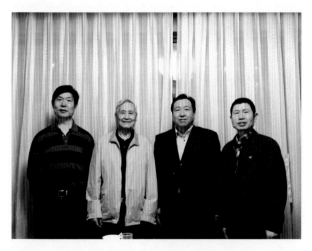

杜怀棠教授与杨晋翔（左三）、魏汉林（左四）、
王成祥（左一）教授

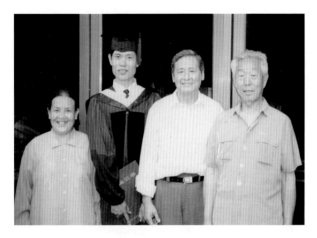

杜怀棠教授与王成祥博士（左二）

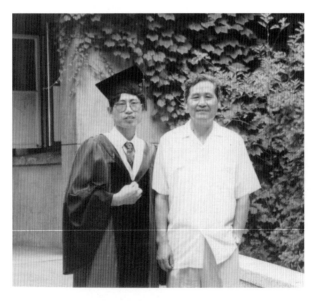

杜怀棠教授与魏汉林博士

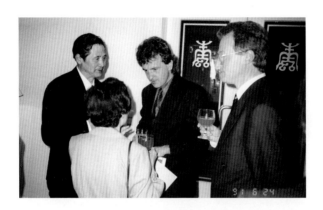

杜怀棠教授会见外宾

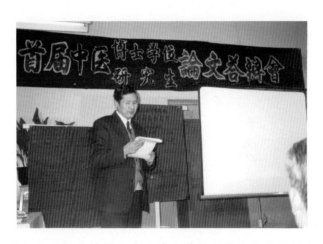

杜怀棠教授主持首届中医博士学位研究生论文答辩会

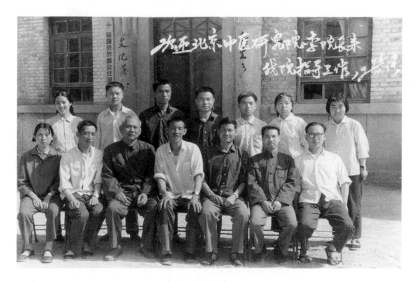

杜怀棠教授在山西医疗队

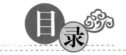

目录

医家传略 …………………………………………… 1

学术思想大要 ……………………………………… 15

临证治要 …………………………………………… 25

感冒 …………………………………………… 27

咳嗽 …………………………………………… 30

哮证 …………………………………………… 34

喘证 …………………………………………… 37

肺痈 …………………………………………… 41

肺痨 …………………………………………… 44

肺胀 …………………………………………… 47

肺痿 …………………………………………… 51

痰饮 …………………………………………… 53

心悸 …………………………………………… 55

胸痹 …………………………………………… 58

不寐 …………………………………………… 62

汗证 …………………………………………… 65

血证 …………………………………………… 68

痴呆 …………………………………………… 75

痫病 …………………………………………… 78

呕吐 …………………………………………… 80

呃逆 …………………………………………… 83

胃痛 …………………………………………… 86

痞满 …………………………………………… 90

腹痛 ……………………………………… 93

泄泻 ……………………………………… 97

痢疾 ……………………………………… 101

便秘 ……………………………………… 104

胁痛 ……………………………………… 107

黄疸 ……………………………………… 110

鼓胀 ……………………………………… 114

积聚 ……………………………………… 117

眩晕 ……………………………………… 120

头痛 ……………………………………… 124

郁病 ……………………………………… 128

中风 ……………………………………… 131

颤证 ……………………………………… 136

痿证 ……………………………………… 139

痹证 ……………………………………… 142

水肿 ……………………………………… 144

淋证 ……………………………………… 148

癃闭 ……………………………………… 152

腰痛 ……………………………………… 156

遗精 ……………………………………… 158

虚劳 ……………………………………… 161

消渴 ……………………………………… 166

内伤发热 ………………………………… 169

癌症 ……………………………………… 172

内科心得 ………………………………… 181

　风咳的证因浅探 ………………………… 183

　风温肺热病的临床研究 ………………… 185

　辨证治疗老年风温肺热病 ……………… 189

　扶正祛邪法治疗老年外感热病 ………… 192

老年肺炎的辨治 ································· 194

麻杏二三汤治疗肺心病急性发作期 ············· 203

安宫牛黄散治疗肺胀神昏 ····················· 205

透热法治疗外感高热 ························· 208

清咽汤治疗急性咽炎 ························· 209

内伤基础上外感咳嗽辨治 ····················· 210

宣肺解毒颗粒治疗病毒性下呼吸道感染 ········· 213

流感样病例中医证候学特点 ··················· 215

清肠饮治疗急性菌痢 ························· 218

脾胃病与调理脾胃大法 ······················· 221

通补法延缓衰老理论探讨 ····················· 225

中医衰老学说 ······························· 228

医案精选 ····································· 231

温病 ······································· 233

外感高热 ··································· 239

咳喘 ······································· 242

胃脘痛 ····································· 253

泄泻 ······································· 257

便秘 ······································· 259

蛔厥 ······································· 261

痞满 ······································· 261

胸痹 ······································· 264

失眠 ······································· 266

梅核气 ····································· 269

头痛 ······································· 270

眩晕 ······································· 272

耳鸣 ······································· 275

胁痛 ······································· 277

抽搐 ······································· 278

颤证 ································· 280

中风 ································· 283

水肿 ································· 285

腰痛 ································· 287

遗精 ································· 291

遗尿 ································· 292

痛经 ································· 293

痤疮 ································· 294

斑秃 ································· 302

下咽癌 ······························ 303

消渴血痹 ···························· 305

痹证 ································· 306

医家传略

杜怀棠,男,汉族,北京人,生于1935年12月,中医内科教授、主任医师、博士研究生导师,1992年起享受政府特殊津贴。1963年毕业于北京中医药大学中医系,留校在东直门医院从事内科临床工作,先后师从中医名家秦伯未教授、董建华教授。1973年9月至1974年8月在北京协和医院进修心、肾、呼吸病专业。1985年至1993年任北京中医药大学附属东直门医院院长兼中医系主任,校学位委员会委员兼临床医学学位委员会副主任委员。曾任中华中医药学会内科分会委员、全国中医热病专业委员会主任委员、中国民间中医药开发协会理事、中国老年学学会中医研究委员会副主任委员、中国微机医学应用学会常务理事、北京中医药学会内科分会副主任委员。

1. 治病救人,感性认识源于乡间中医

杜怀棠教授出生于北京东郊小坝河畔的朝阳区楼梓庄村。该村位于首都机场与通州之间,距北京城区三十多华里,地理位置优越,但在新中国成立前这里的医疗条件非常落后,周围数十里没有一家医院,想看病就要到城里医院求医,由于医院诊费高昂一般百姓也看不起病。所以当时村里人得病都去找村里面一名被称为康二先生的民间中医看病。康二先生小时候曾患过小儿麻痹,是个残疾人,但是他学习勤奋,上过私塾,熟读四书五经,并自学多种中医书籍,儒医兼通,乡里乡亲有病找他开个方,配药吃了就有效,在当地小有名气。此外,这位老先生医德高尚,为人看病从不要报酬,凡登门求医,不管贫富,他都会认真而耐心地诊治。所以康二先生在当地有着非常好的人缘,深受农民的尊敬。杜怀棠教授在上小学时常随兄长到康家请康二先生为侄子看病,老先生一搭脉,看看舌苔,望闻问切,然后就用毛笔开方。之后杜怀棠教授便拿着开好的方子,到东坝镇的泰和堂去配药。通过与康二先生的接触,杜怀棠教授在幼年便有了吃几剂中药就能解决拉肚子、感冒、脾胃不和等多种疾病的初步认识,感到中医药很奇妙。这位有着汉代名医董奉般高尚医德的康二先生

给他留下了很深的印象。

2. 因病求医，萌生学中医、做中医师的心愿

杜怀棠教授于 1950 年考入北京市第二中学学习。第二中学是百年老校，教学条件好，师资力量强，很多老师从北京大学、北京师范大学、辅仁大学等名校毕业，执教经验丰富，讲课效果好。杜怀棠教授与其他同学一样，伴随新中国的诞生跨入中学大门，心情振奋，学习努力，为今后学医打下了良好的基础。

1954 年的秋末冬初，北京流感暴发。由于穿着比较单薄，天气严寒，外加宿舍供暖严重不足，杜怀棠教授自 11 月起便反复感冒，迁延不愈。上午还相对好一些，每到下午便加重，出现发热怕冷、身痛、咳嗽、潮热等症状，校医室给些退热镇痛止咳药，服后前半夜感觉还好，到后半夜又开始发热怕冷，如此反复。从 11 月一直到期末考试结束，虽然多次用了西药治疗，但病情一直反复不愈，寒假回家过春节仍低热、咳嗽、不思饮食。这时杜怀棠教授的家人觉得应该找中医治疗，由于康二先生年事已高，不能应诊，便到东坝镇的联合诊所请张老中医诊治。他察看到有嗓子痛、发烧、脸红、舌红等症状，便按风热感冒治疗，使用银翘散辛凉解表。但是用药后，低烧、怕风、疲乏、食欲不振这些症状并未改善，且更加怕冷。距离开学只有一周多的时候，杜怀棠教授决定去东坝镇西边的另外一家诊所诊治。一名年轻医生了解病史以后，考虑到感冒反复不愈，且用药偏凉，有阳气虚表现，便改用了参苏饮益气解表、化痰止咳治疗。吃完第一剂药之后，症状就减少大半，低烧、怕冷等症状显著缓解，两剂药后，精神、体力明显好转，食欲增加，又饮食调养几天后就完全康复了。通过这次感冒，杜怀棠教授对中医和西医的治疗方法有了进一步的了解，同时认识到中医辨证治疗准确与否疗效截然不同，对中医药产生了更加浓厚的兴趣。

1955 年底高三毕业体检时，胸片检查显示杜怀棠教授右上肺有片状阴影，后确诊为浸润性肺结核。这就是上一年长期反复感冒抵抗力下降，结核菌侵入所致，杜怀棠教授随即休学回老家农村养病。当时体温正常，不咳嗽，但午后烦热，颧红颊赤。开始服用西药雷米封、PAS 三个月，症状不减。后来想到用神奇的中医药，恰巧杜怀棠教授的表兄刘锡文先生、刘锡章先生在东城庆仁堂中药店工作，通过他们的热情帮助，先请店内坐堂老中医把脉诊病，开了养阴清肺、培土生金的中药方，然后在店内制成蜜丸成药，每天两丸，梨汤送服。用了不到三个月药，午后烦热诸症尽解。停药后注意饮食、精神调养，坚持适度户外运动，十个月后到结核病防治所复查，肺部阴影吸收，病灶钙化，完全康复。医生通知杜怀棠教授可以复学并报考大学，在心情愉悦的同时，杜怀棠教授更加认识到中医药学的宝贵，而且萌生了上中医大学，做一名人民中医师的念头。

3. 步入中医学府，实现行医梦想，积极投身于中医医、教、研事业

杜怀棠教授于 1957 年秋考入北京中医学院（今北京中医药大学），成为第二届中医专业大学生。当年北京中医学院仅是建校一年多的新校，但国家和教育部、卫生部都很重视。除不断扩大校园，增加设备外，还从南京、上海、四川、辽宁等地调来数十位著名中医专家和西医教学骨干，可谓人才济济，设备完善，具备良好教学条件的中医学府。当时的课程设置以中医为主，先学中医，后期再学必要的西医。杜怀棠教授所在的班级，首先学《内经》选、本草学，然后是《伤寒论》、诊断、方剂、内科、针灸等课程，从基础、经典到证治方药，老师们由浅入深，精辟讲授，循循善诱，同学们很快进入中医学知识的海洋，专心致志，学习积极性很高。当时学生们除了有课堂大笔记本外，很多人还有小笔记本和卡片，记录经典词句、方药歌括，以便随身带、随时读，《汤头歌》《药性赋》《医学三字经》是同学们最喜欢背诵的小书。忆想当年，在海运仓中医学院，教学楼前楼后，药圃里，操场边，每天清晨都能听到同学们朗朗的读书声，同学们一般都会背诵百首以上汤头。

1958～1959 年，在学完中医基础理论、中药学、针灸学、温病学及内科等课程以后，杜怀棠教授所在的五七级学生，在董建华教授、姜揖君教授、孔光一教授等的带领下到京西矿区教学实习。当时有三个实习点，分别是门头沟矿诊所、城子矿诊所和黑山医院。全班分三个组进入实习点，重点实习内科、针灸。当时内科实习每个学生一个诊桌，分别接诊患者。同学们运用中医四诊采集资料，写好病历，并进行辨证分析，提出初步治疗方药，最后由老师审核修订处方。初期为病人看病开药方，杜怀棠教授心里没底，忐忑不安，担心用药无效或有不良反应，但当病人药后复诊说咳喘轻了、胃不痛了，他心里就会特别高兴。针灸实习开始阶段也一样，理论、方法虽然知道，但拿起银针为患者针刺时，刺不进去，手发抖，头冒汗。矿工患者看到此景，就安慰学生们不要紧张，并加以鼓励说为培养新中国的中医师他们不怕痛。在患者的大力支持和老师的耐心指导下，杜怀棠教授的针刺技术愈发熟练，特别是看到通过一个疗程的针灸治疗矿工患者腰腿痛明显缓解，他为自己能用银针为矿工解除病痛感到高兴。在教学实习期间，学生们住在矿工宿舍，吃在矿工食堂，每周每人还要下矿井劳动一班次，体验矿工生活，学习矿工师傅们为了祖国的建设事业吃苦耐劳、苦干实干的精神。艰苦的生产环境及矿工的劳动热情激励这些中医大学生们学习更加努力，大家都一致表示，学好医疗技能，做好矿工的医疗保健工作。当年这些中医大学生和矿工师傅建立了深厚感情，不少矿工师傅们喜称这些中医大学生是"红色小中医"，这从另一方面也恰恰反映了师生医疗实践工作的良好影响和声望。

大学三年级后还先后到郊区农村、城市街道医院诊所临床实习，直至最后一年毕业系统临床实习，课堂理论学习和临床实习反复交叉进行，这样中医理论基础打得牢固深厚，临床技能必然熟练扎实。在深入矿山、农村实习的同时，还能学到工人、农民公而忘私的劳动精神，这有助于他们树立良好的医德医风。中医药学来源于实践，中医教学早临床、多临床，基础与临床紧密结合，的确是成功的办学经验。

1963年8月，杜怀棠教授大学毕业被分配到附属东直门医院内科工作。作为一名住院医师，他到病房收治的第一位病人是肝癌晚期患者。该患者由于无法进行手术，从西医院出院后到东直门医院住院接受中医治疗。当时病人消瘦、黄疸、肝区痛、腹胀、纳呆、神倦乏力，病情危重，但病人精神状态好，能正视疾病。他对杜怀棠教授说："你们放手治治看，治好了最好，不好也没关系。"在上级医师焦树德教授的带领下，杜怀棠教授与医护同道，团结协作，精心治疗与护理，患者生命又延长了三个月，受到患者家属好评。

杜怀棠教授在病房工作期间，每周两个半天还跟随秦伯未教授在干部门诊出诊学习，采集病历，整理资料。当时临床以冠心病、高血压、溃疡病等多见。秦老治疗冠心病不单单采用活血化瘀的方法，还考虑到患者年老体弱，病证多以心气虚为本，血瘀为标，所以治疗采用益心气、养心阴、化瘀止痛的方法，方用复脉汤合丹参饮。胸痹心痛症状缓解后，使用人参三七粉冲服善后，多数病人均能收到理想疗效。秦老辨证施治冠心病的思路与方药，虽然过去了五十多年，杜怀棠教授依然印象深刻，并有效地用之于临床。此外，秦老用黄芪建中汤温养中焦为主治疗虚寒性消化道溃疡病，用地黄饮子加减滋肾平肝、息风通络治疗脊髓痨、脊髓炎等神经系统疾患亦多切中病机，取得较好效果。秦老在病房查房时对两例同为胆囊炎、胆石症病人开了两个完全不同的处方，引起年轻大夫的热议。秦老运用中医理法分析，一例患者为胆石症、胆囊炎急性发作，胆区绞痛，恶心呕吐，腹胀便闭，证属肝胆湿热，痰湿结阻，胆腑不通，故用大柴胡汤加减清肝利胆，化瘀通腑。另一例患者为慢性胆囊炎、胆石症，胆区隐痛不适，躁热心烦，手心发热，腰酸腰痛，证属于肝肾阴虚，络脉不通，故用一贯煎加减，滋养肝肾，和络止痛。虽然两病例同属一种病，但病性症状不同，故立法处方迥异，均收到理想疗效。这既体现了中医同病异治的特点，又表明了秦老临证论治之精细。此后杜怀棠教授将两例治验整理成文，发表在《中医杂志》上，一两个月后收到上百封人民来信，有的问病求方，有的讨论如何辨治等，杜怀棠教授均作了一一答复，受到群众好评。

"文革"十年，杜怀棠教授在第一年和最后一年，先后两次参加农村医疗队，深入基层，为农民送医送药。1966年7月参加了大学组派的第二批赴延庆医疗队，当年延庆县是北京远郊最贫困的地区之一，缺医少药。杜怀棠教授所在的医疗分队，分管延庆县城南部的两个公社，约20个自然村。这两个公社虽处平原地区，但农民一个劳动日的平均收入仅一角多钱，所以农民的生活、卫生条件很差，咳喘病、胃肠病人很多。他们用简、便、验、廉的小方小药及针灸疗法治疗了大量病人。农民患者在家门口、炕头上即能得到治疗，既便捷又省钱，医疗队深受农民欢迎。此外，当地于1966年春节前后，还暴发过流行性脑膜炎，死了几个小孩，北京市卫生局也发过通告，故医疗队员除了做好日常的送医送药工作，还要吸取年初第一批医疗队防治流脑的经验教训，全力做好本年度预防宣传工作。杜怀棠教授组织医疗队员，两三人一组，分片包干，走村串户，宣传流脑防治知识，散发了大量宣传材料，并动员有小儿的农户，就地取材，自煮"三根红枣汤"（三根即大葱根、萝卜根、大白菜头根）代茶饮。11月中旬入冬后开始，每天每个小儿喝两杯，坚持两至三周。随访观察发现，当年冬春本地区小儿感冒少了，流脑也未发生。

1975年12月，杜怀棠教授又参加了卫生部直属医院组派的赴山西昔阳医疗队。他所带领的这支中医医疗分队由三个医院，两个研究所的十名专业骨干组成，既有中医师，又有西学中医师，还有药师、护师，涵盖内、外、妇、儿、针灸、骨伤、眼科、中药、护理等专业，可谓小而精干、多科联合的小分队，他们走遍了昔阳县东部以山区为主的两个公社，在送医送药的同时，也在卫生院病房用中西医结合方法诊治一些难治病，还能开展部分手术。一年间，他们治疗了大量各科病人。一天下午，从山里送来一位急腹症病人，男性，五十多岁，持续腹痛腹胀一天，大便不通，时有呕吐呃逆，汗出肢冷，腹肌紧张，肠鸣音消失，诊为急性肠梗阻，应紧急手术。当病人躺在手术台上，准备麻醉时，突然停电，工作无法进行，医护人员和家属非常着急。这时若点蜡烛、用手电照明进行手术，难度大，风险高，因此想到中西医结合，杜怀棠教授抓紧开好中药，急煎加味大承气汤一剂，随后从胃管注入200mL，半小时后，病人腹胀腹痛减轻，汗出肢冷也好转，肠鸣音可听到，再观察十多分钟，腹胀腹痛未发作，且转矢气，欲大便，然后离开手术室，如厕排出干结粪便，梗阻情况已经缓解，回到病房用中药调治数天，痊愈出院。

此外，在完成医疗队的日常工作外，在当地公社领导的支持下，杜怀棠教授还组织医疗队开办了一期"赤脚医生临床培训班"，30名学员都是当地的赤脚医生，每个医疗队员就是老师，半脱产，培训三个月时间，以中医学院三年制教材为蓝本，各科老师结合当地发病情况，认真备课，每天上午轮流为学员授课，把各科常见病、急重病的中西医诊治知识进行系统讲解。每天下午带领学员送医送药的同时，又能临床实习，边干边学，理论与实践紧密结合。通过三个月的学习，学员普遍反映中医辨证治疗水平明显提高，诊断处理一些急重症也不慌张了。不少农民说："你们医疗队到期走了，我们有病也不怕了，你们的小徒弟还真能解决问题。"医疗队员返京两三年后，还有山区农民写信或来北京看望医疗队员，感谢为他们留下"不走的医疗队员"。

1977年后，杜怀棠教授作为讲师、主治医师，在完成本职医疗、教学工作的同时，每周两个半天，跟随董建华教授出诊、学习和收集病例，并协助董建华教授做好招收热病、脾胃病两个专业硕士研究生的准备工作。为了收集更多病例，杜怀棠教授等陪同董建华教授先后赴江西星子县、河南商丘市义诊。由杜怀棠教授执笔整理的《董建华治疗胃病经验》一文发表在《中医杂志》1977年第10期上，整理的《董建华医案选》一册由大学教材科印制，作为教学参考资料。在此期间，由董建华教授挂帅，杜怀棠教授具体负责的中医病房也相继建立，因此，招收硕士研究生的条件已基本具备。从1978年起招收硕士研究生，1984年起招收博士研究生，在将近20年的时间内，杜怀棠教授作为指导小组主要成员，协助董建华教授培养了数十位中医硕士生、博士生人才。杜怀棠教授作为研究生导师，以热病、老年病为研究方向，于1988年开始招收硕士研究生，于1992年开始招收博士研究生，也先后为国家培养了十多名中医硕士生、博士生人才。

此外，杜怀棠教授还协助董建华教授完善了急性热病证治纲要，在原有的"三期十七候"的基础上，又增加了邪热壅肺、膀胱湿热、肠道湿热和阴竭阳脱四个证候，形成"三期二十一候"的证治纲要，此纲要在全国热病学术会上交流讨论，并获得认可。此后由杜怀棠教授设计临床研究方案，组织七所兄弟医院，重点观察中医治疗风温肺热病临床疗效，取得理想效果。因此，该研究项目获得1986年度卫生部乙等科技进步奖。

在多次全国学术会议上，常常听到有一些老中医反映"我们都七八十岁了，手里都有不少临床验方，苦于无人帮助整理，又怎能继承流传啊！"杜怀棠教授听后，确实感到搜集整理老中医经验迫在眉睫，于是在其老伴宋祖懿主任医师（原《中医杂志》社副社长兼编辑部主任）的大力支持下，组成编委会，着手进行搜集整理。经过几年的艰苦工作，他们收集了全国248位名老中医874则验方，涉及内、外、妇、儿、五官、骨伤等科的五百九十多种病证，七十多万字，这本《中国当代名医验方大全》于1990年正式出版发行，实现了老中医的愿望，受到读者好评，对挖掘、整理、推广和传播老中医的临床经验起到了一定的促进作用。在此期间，杜怀棠教授作为副主编还出版了《当代名医证治汇粹》《中医内科急症医案辑要》。1995 年作为总主编之一出版了《基层中医临证必读大系》。这些书已成为中医临床工作者及基层中医常用的临床参考书籍。

1985～1993 年，杜怀棠教授在任北京中医药大学东直门医院院长期间，带领全院师生员工，通力合作，使医院的医疗、教学、科研工作有了长足发展，打下了申请三级甲等医院的坚实基础。作为全国重点中医大学的附属医院，除了要搞好日常医、教、研工作，还要开展国际交流与合作活动。1987 年春，董建华教授带来一封由《人民日报》驻外记者转来的信函，该函是一位德国企业家写的，该企业家在参观巴黎中国展览会后对中国文化、中医针灸草药非常感兴趣，他有资金、有场所，急切地想找一个中国中医单位合作，在德国办一所中医院。杜怀棠教授抓住时机，即速回函并邀请他来东直门医院参观考察，商谈合作事宜。一个月后德国企业家竟只身一人来到北京，在参观完门诊、病房及中药房后，对针灸、中药、推拿能治疗那么多病种更加好奇，他兴致勃勃。经过双方商谈，当日就签定了合作意向书。当年年底，应德国企业家之邀，杜怀棠教授和时任北京中医学院副院长的王永炎教授赴德会谈，与德国企业家签订了合办德国中医医院合同。德方出资金，提供设施条件，中方派专家，提供技术，该院以中医（内科）、中药、针灸、推拿、气功等为治疗特色，德方西医医护人员做配合。1988 年，中方首先派出针灸专家组，开展针灸医疗和培训讲习三个月，试运行顺利，反应良好。1991 年初，德国魁茨汀中医院举行开院典礼，德方卫生部长，我方国家中医药管理局局长及驻德大使均到场祝贺。该院设有中医内科、针灸、推拿门诊，80 张住院病床，及中药房、煎药室。中方常年保持有 15 名各科专业技术人员在这里提供优质服务。不少心脑血管病、糖尿病、风湿病及胃肠病的洋患者前来求医，想吃点中草药，想体验一下中医针灸、推拿的神奇疗效，一时间病

人愈来愈多，应接不暇，特别是在德国的报纸、电台、媒体不断
报道中国医生的治疗事迹后，病人更多，不仅有德国病人，周边
国家的患者也前来就诊。半年后，该医院被纳入德国医疗保险系
统，门诊患者很多，住院床位更紧张，有时为了住院治疗，需要
排队等待五六个月。至今该院已开办二十多年，救治了大量各科
患者，名震欧洲，博得好评，无疑是中医走向世界、造福人类的
典范。

　　杜怀棠教授卸任医院院长后，为了履行本院的涉外合同，亦
曾先后赴西班牙、美国和新加坡从事医疗工作，用中医药治疗不
少难治病，同样取得了理想效果。

　　4. 退休后发挥余热，坚持门诊，做好传承工作

　　杜怀棠教授 2003 年退休后，仍坚持每周两个半天门诊。他
的几位学生都已是带研究生导师，所以杜怀棠教授每次门诊他们
都安排几名研究生随其应诊、实习，杜怀棠教授一般处理完病人
后，都能结合病例，答疑解惑，介绍自己辨证立法用药经验，研
究生们边听边记，认真仔细。有研究生说：过去只知道小柴胡汤
主治少阳证，现在明白了，感冒后反复咳嗽、缠绵不愈的患者，
用小柴胡汤合杏苏散或小柴胡汤合桑杏汤化裁，均能收到满意的
疗效。杜怀棠教授看到研究生们兴趣浓、收获大，自然感到由衷
欣慰。

　　2006 年后，杜怀棠教授应北京市朝阳区民政局所属的圣泽峰
老年公寓之邀，每周又增加一个半天赴老年公寓义诊，他的老伴
宋祖懿教授和学生也一同前去义诊。能走动的患者在公寓医务室
诊病，对年迈多病或行动不便者杜怀棠教授便到房间床边查看，
尽力为老人服好务。杜怀棠教授认为，自己虽然也是退休老人，
但身体健康懂医术，为公寓老人义诊是理所应当的。这既体现了
老有所为，也实现了老有所养。这也是我们中华民族的传统美德
——尊老爱幼、互相关爱的具体实践。杜怀棠教授坚持义诊五年
多，风雨无阻。在为公寓老人义诊的同时，不少周边村庄的农民

患者也慕名前来求医，杜怀棠教授热心接诊，认真医治，深得老年公寓及当地农民的称赞。

杜怀棠教授作为国家中医药管理局和北京市中医药管理局中医药专家学术经验传承工作指导老师，自 2011 年起，先后带了五个徒弟，既有本院医师，还有远郊基层医院的医师。通过临床带教指导，把自己数十年的医疗经验传授给徒弟们，使他们成为中医基础理论雄厚、临床技能精湛的优秀中医人才，成为国家继承、创新、发展中医事业的中坚力量。

学术思想大要

——寒温统一，辨治热病

　　在《素问·热论》及阴阳寒热对立统一理论基础上，汉·张仲景著《伤寒论》开创了外感热病辨证论治体系之先河，但其详寒略温，治法偏温，重在救阳，有失全面。后世医家在继承《伤寒论》基础上，又着重阐述充实了温热、湿热病内容，增加清凉救阴的治则，使伤寒、温病一脉相承，而相得益彰，这样即形成了完整的中医外感热病学。正如温病大家吴鞠通《温病条辨》所说："是书虽为温病而作，实可羽翼伤寒……学者诚能合二书而细心体察，自无难识之证。"一生致力于外感热病临床研究的董建华院士亦极力主张寒温统一，于20世纪70年代初期以八纲辨证为基础，综合六经、三焦、卫气营血辨证方法，提出"三期十七候"的证治设想。在继承董建华院士热病学术思想基础上，杜怀棠教授等通过临床实践，不断充实完善，于20世纪80年代初期制定外感热病"三期二十一候"的证治纲要，在全国推广。三期即表证期、表里证期和里证期。表证期是病邪尚浅，居于卫分，病在皮毛，以肺卫症状为主，包括表寒、表热、表湿、肺燥四个证候。表里证期指邪在半表半里或表里同病，属卫气之间，有半表半里、表寒里热、表里俱热、表里湿热四类证候。里证期包括了气、营、血等方面的病证，有气分热毒、热结肠腑、痰热阻肺、脾胃湿热、肝胆湿热、膀胱湿热、肠道湿热、气营两燔、热入心营、热极生风、阴虚风动、热盛动血、阴竭阳脱十三种证候类型。三期共计二十一候。

　　杜老在外感热病临床中，既不主张专病专药，也不停留在西医诊断、中医辨证分型的框架内，而是运用娴熟的中医理论，分析疾病内在规律及不同阶段的病机演变，从病机分析入手，从总体上、动态上把握治疗。在临证诊治中，杜老发现风温病与肺热病症状相似，认为风温肺热病是感受风热病邪引起的、四时皆有而以冬春两季多发的急性外感热病。身热、咳嗽、烦渴为必见症。风温肺热病是由风热病邪犯肺，热壅肺气，肺失清肃所致，以发热、咳嗽、胸痛等为主要临床表现，相当于急性肺部炎性病变。根据卫气营血辨证治疗原则，结合风温肺热病病机特点，杜老认为：早期，邪犯肺卫，以表证为主，伴有咳嗽、咳痰。中期，邪热由卫入气，或入营血，以痰热之邪壅肺为主要病机。末期，症见余热未净、气阴两虚表现。治疗宜据证分段论治。

在治疗风温肺热病中，杜老认为，除了祛除外感六淫之邪气，更要注重其深层次的发病机制。并认为外感病多存在内结郁火的病机，外邪乘之，内外相引，合而为病。故在此病因病机基础上，结合患者的体质、症状、舌苔、脉象，综合辨证分析，确定立法处方，提出通宣理肺、清热解毒、通腑降浊、和解平调之法。

下面重点介绍风温肺热病治疗之要。

1. 通宣理肺

肺主气是肺主呼吸之气和肺主一身之气的总称。"肺藏魄，属金，总摄一身之气"（《周氏医学丛书·脏腑标本药式》）。人身之气均为肺所主，所以说："诸气者，皆属于肺"（《素问·五脏生成篇》），"肺主一身之气"（《医门法律·明胸中大气之法》），"人身之气，禀命于肺，肺气清肃则周身之气莫不服从而顺行"（《医门法律·肺痈肺痿门》）。肺主呼吸之气是指肺吸入自然界的清气，呼出体内的浊气，实现了体内外气体的交换。通过不断地呼浊吸清，吐故纳新，促进气的生成，调节着气的升降出入运动，从而保证了人体新陈代谢的正常进行。所以说："肺叶百莹，谓之华盖，以覆诸脏，虚如蜂窝，下无透窍，吸之则满，呼之则虚，一呼一吸，消息自然。司清浊之运化，为人身之橐籥"（《医宗必读·改正内景脏腑图》）。

肺主宣肃，宣谓宣发，即宣通和发散之意。"气通于肺脏，凡脏腑经络之气，皆肺气之所宣"（《医学实在易》）。肃谓肃降，清肃下降之意。肺禀清虚之体，性主于降，以清肃下降为顺。肺宜清虚而宣降，其体清虚，其用宣降。宣发与肃降为肺气机升降出入运动的具体表现形式。肺位居上，既宣且降，又以下降为主，方为其常。肺气必须在清虚宣降的情况下才能保持其主气、

司呼吸、助心行血、通调水道等正常的生理功能。肺气的宣发和
肃降，是相反相成的矛盾运动。在生理情况下，相互依存，相互
制约；在病理情况下，则又常常相互影响。所以，没有正常的宣
发，就不能有很好的肃降；没有正常的肃降，也会影响正常的宣
发。只有宣发和肃降正常，才能使气能出能入，气道畅通，呼吸
调匀，保持人体内外气体之交换，使各个脏腑组织得到气、血、
津液的营养灌溉，又免除水湿痰浊停留之患，使肺气不致耗散太
过，从而始终保持清肃的正常状态。如果二者的功能失去协调，
就会产生肺气失宣或肺失肃降的病变。前者以咳嗽为其特征，后
者以喘促气逆为其特征。

　　正是由于肺脏具有以上的生理功能，因此在感受外邪时，外
邪从口鼻而入，先犯上焦肺卫，肺主气的功能失调，一身之气与
呼吸之气失其所主，一身之气不畅，则周身乏力，气短懒言，喜
静不喜动；呼吸之气不调，清浊相混，清浊不分，则呼浊吸清、
吐故纳新之功衰减，可见气短不足以息，不耐久动。肺主宣降失
衡，则更影响肺主气的功能，若宣散过度或肃降不及，则肺气上
逆，可出现鼻塞、咳嗽等，进而影响一身之气的运行；肺失宣
发，卫气壅滞，腠理固密，毛窍闭塞，而见恶寒、发热、无汗
等。若肺肃降过度或宣散不及，则因机体正气不足，营不内守，
卫不御外，抗病能力低下，极易感寒发病。

　　总之风温肺热病的病理机转大体是初起邪在肺卫，外而邪正
相争，表现为发热恶寒；内而肺气不清，失于宣肃，则咳嗽咳
痰。失治误治病势不解，则邪入卫气之间或入里而达气分，肺气
壅塞，出现高热烦渴、咳喘胸痛、咳痰带血等痰热壅肺之证，但
病变重点始终在肺。故治疗上，选用通宣理气之法。"通"者，
达其内外，祛热外散；"宣"者，复其升降，嗽痰自平；"理"
者，条畅气机，疏调气血。此治法尤其针对风温肺热病之中期。

2. 清热解毒

　　"温邪上受，首先犯肺。"肺叶娇嫩，不耐寒热，易被邪侵，

而称"娇藏"。肺外合皮毛，开窍于鼻，与自然界息息相通，最易受到外邪侵袭。风热病邪，侵袭肺卫，郁久化热，热盛生毒。毒随热入，热毒愈炽；热灼津液，炼津成痰；毒热蕴肺，络脉损伤，经血外渗，因热致瘀，毒瘀互结。以上病机相连，使得热、毒、痰、瘀等病理产物交结凝滞，进而加重病情。

风热之邪，由肺卫内传入里，壅遏肺气，既可顺传，郁于胸膈或传入阳明，亦可直接内陷心营，扰动营血。就卫分而言，有风热犯肺、热毒壅卫；气分热毒可有热毒壅肺、痰热壅肺、肺胃热盛之不同；热毒侵入营血分，多因热成瘀，毒瘀交结，灼营耗阴，侵犯心脑，迫血损络，病重势危。在卫、气、营、血的不同阶段，热毒之邪始终是最为关键的因素，是其共同的病机，因此治疗风温肺热病，无论何期，均需重视清热解毒治法。但在临床并非一见发热或热毒之象，就一派苦寒清热药齐上，应依据中医理法，辨证施药。如表证期偏风热者当凉宣清解，偏风寒者当温宣清解；表里证期属少阳证者和解表里配解毒，属表里同病者当双解表里配解毒；里证期病情重、变化快，当随证选用清气解毒，或泄热通腑解毒，或清营透热解毒，或凉血化瘀解毒；若出现阴虚风动或阴竭阳脱之证，还应滋阴潜阳、息风解毒，或益气回阳、固脱解毒。总之，清热解毒法，可用于急性热病的各个阶段，但要把握病机，随证选用，灵活适度。

本法针对急性肺炎、急性支气管周围炎、急性气管－支气管炎、喘息性支气管炎急性发作等，在辨证基础上，均可选用。但在运用清热解毒法要掌握两个法度：一是早用，在卫分阶段即可加入清热解毒之品；二是重用，用量要大，药力集中，救急截变。

3. 通腑降浊

肺与大肠相表里，《灵枢·经脉》云："肺手太阴之脉，起于中焦，下络大肠……大肠手阳明之脉，起于大指次指之端……下入缺盆，络肺，下膈，属大肠。"《灵枢·本输》云："肺合大肠。"即肺与大肠相配合。手太阴肺经属肺络大肠，手阳明大肠经属大肠络肺，一脏一腑，一阴一阳，由经脉互相络属构成表里关系，其在生理上互相配合，即肺气肃降正常，有助于大肠的传导，大肠传导功能正常，有助于肺气肃降顺畅而呼吸匀调。病理上互相影响，若肺气失于肃降，津液不能下达，或肺气虚弱，推动无力，可见大便困难或秘结；若大肠实热便秘，腑气不通，可影响肺气肃降而出现咳喘胸满。

杜老认为，"清肺需通腑，腑气通肺气宣"，且可"急下存阴"。故应治以通腑化痰，宣上通下，给邪以去路。脏腑同治，上宣肺气，使肺气通，以达宣肺止咳、化痰平喘之效，下通腑实，使腑中积滞得以疏导，达到釜底抽薪的治疗效果。

4. 和解平调

杜老认为，和解法应广义理解，不单纯是和解少阳、调和肝脾、调和肠胃，大凡内脏功能失调，介于表里之间、虚实之间、寒热之间、气血之间者，均可选用和解之法。《内经》云"谨察阴阳，以平为期"，即为和解之义。《重订广温热论》说："凡属表里双解，温凉并用，苦辛分消，补泻兼施，平其复遗，调其气血等方，皆谓之和解法。"

杜老认为，和解法在广义上包括调和营卫、双解表里、和解少阳、芳化疏表、透达膜原（胸膜与膈肌之间的部位。温疫或疟疾邪伏膜原者，须用此法，方如达原饮）、调和肝脾、疏肝和胃、调和肠胃、分消上下等，用药多寒热并用，补泻兼施，上下同治，升降合济，作用较为平和。但和解的方药毕竟是祛邪安正的一类方剂，平和之中都有针对性，切不可因其平和，在辨证不清的情况下率意而用，以免贻误病人。

5. 祛邪不忘扶正

老年人或虚人，一般体质皆差，脏腑功能减退，有些人还有宿疾史，极易感染风温邪毒而发病，治疗当祛邪扶正兼顾，针对邪正盛衰病情，攻补适度，即能取得理想效果。杜老认为，祛邪务使邪有出路，扶正贵在不恋邪。邪之出路，可从汗解，亦可从二便下泄。此外，痰浊阻肺，排痰亦是一条祛除邪毒的途径。老年人及虚人，正气本虚，解表宣肺不可大汗，只需和解清透，助正达邪，小柴胡合清肺饮化裁，是杜老常用的验方。若风温肺热病，既有肺气不宣咳喘胸满，又伴肠燥便闭，应下也不可猛浪，严防损伤胃气，前胡、杏仁、牛蒡子、瓜蒌皮等宣降之品，适当加量，同样能收到宣上导下之功。故肺热便闭而腑不实者，未必尽选大黄、芒硝之辈。治疗风温肺热咳嗽，不可因老年人肺虚而过早采用敛肺止咳法，否则导致痰热胶结，留恋于肺，以致咳嗽缠绵难愈，法当以清宣止咳为主，佐以理气健脾化痰，这样既可收到热清痰除咳止效果，又可截痰源以收全功。若是身热咳嗽，咳黄痰，舌红苔黄腻，即使伴见气短、乏力、自汗等气虚症状，也不可早用参、术、芪之类，以防火上加油。甘寒养阴保津之品，基本可用于风温肺热病的各个阶段，但肥人痰湿体质者，虽见干咳烦热、口燥咽干等阴伤症状，也不可单纯养阴润肺，否则易助湿生痰碍胃。若患者脾胃虚弱，出现泛恶欲呕，服药即吐情况，可选用相应的肠道滴注液，从直肠缓慢持续滴入清肺解毒液，也能收到很好效果。一般直肠滴入中药液后半个多小时，大便通，呕吐止，发热亦渐退。

老年人及虚人，若有哮喘或肺胀宿疾史，又患风温肺热病，易引起暴喘、心悸等重证，有的甚至出现内陷心营，热厥神昏，阴竭阳脱危候，急需中西医结合抢救，在常规采用西医抢救措施的同时，选用中药生脉、参附及清开灵注射液静脉滴入以挽垂危。通过多年观察发现，生脉、参附注射液，在稳定血压、改善症状方面疗效是可靠的。

6. 重视病后调治

外感热病后期患者常有口干咽燥，少气乏力，心烦喜呕，或有低热，尤其老年患者更见虚弱疲惫，形体羸瘦，脉虚数，这多是余热不尽，气阴两虚，此时除嘱患者注意饮食起居、避风寒外，还可用保肺饮合竹叶石膏汤化裁，清热保肺，益胃生津，以善后调治，防止病情反复。有的身体极度虚弱，烦躁干咳等症难尽解，精神、体力、食欲恢复缓慢，可配用益气养阴、清肺止咳膏滋剂，缓图固本。

脾胃为后天之本，气血津液生化之源，而外感邪热又易耗伤胃气，灼损阴津，所以作为外感热病临床工作者，要时刻牢记"有胃气则生，无胃气则死""留得一分津液便有一分生机"的至理名言。

临证治要

感　冒

感冒是感受触冒风邪导致肺卫功能失调而引起以恶寒、发热、鼻塞、打喷嚏、流涕、咳嗽、全身不适为主要症状的外感疾病。

【病因病机】

1. 感受六淫邪气

以感受风邪为主，风邪为六淫之首，但在不同季节，易兼夹其他当令之时气而伤人，一般以风寒、风热两者为多见。外邪侵袭人体，卫外之气不能调节应变，或因生活起居不当，寒温失调，以及过度劳累，而致肌腠不密，正虚邪侵而发病。若体质偏弱，卫外不固，冒风受凉之后，则可见体虚感冒。另外，若肺经素有痰热、伏火，或痰湿内蕴，导致肺卫失于调节日久，形成宿根，则亦每易感受外邪而发病。因而，在人体正气有所偏差失调的情况下，外因最易通过内因起作用而发病。

2. 感受时邪疫毒

外感时邪疫毒，从皮毛、口鼻侵袭人体，导致肺卫失调，发为本病。

故外邪从口鼻、皮毛侵入，首先犯肺，导致肺卫失和，出现以卫表和肺系功能失调为主的症状。卫表不和则恶寒、发热、头痛、身痛；肺开窍于鼻，肺失宣肃，而见鼻塞、流涕；肺气上逆，见咳嗽。但因人的体质各有不同，加之四时六气各异，故临床表现的证候有风寒、风热和暑湿兼夹之证。在病程中亦有寒从热化、热从寒化等寒热错杂之证。

【辨证论治】

1. 风寒证

症状：恶寒，发热，无汗，头痛，四肢酸痛，时流清涕，咽痒，咳嗽，咳吐稀薄白痰，口不渴或渴喜热饮，舌苔薄白而润，脉浮或浮紧。

治法：辛温解表。

代表方：荆防败毒散加减。

常用药：荆芥、防风、生姜辛温散寒；桔梗、枳壳、茯苓、甘草宣肺理气，化痰止咳；羌活、独活祛风散寒除湿。

2. 风热证

症状：身热重，微恶风，汗出不畅，咳嗽，咳痰色黄质黏，咽干，或咽喉肿痛，鼻塞，流黄涕，口渴喜饮，舌苔薄白微黄，舌边尖红，脉浮数。

治法：辛凉解表。

代表方：银翘散、葱豉桔梗汤加减。

常用药：连翘、豆豉、薄荷、竹叶、桔梗、甘草疏表泄热，轻宣肺气；银花、芦根、牛蒡清热解毒；葱白、山栀清宣解表。

3. 暑湿证

症状：身热，汗少，肢体酸重或疼痛，头重如裹或胀痛，咳嗽，咳痰质黏，鼻流浊涕，烦躁，口渴，口黏，渴不多饮，胸闷，泛恶，小便短赤，舌苔薄黄而腻，脉濡数。

治法：清暑祛湿解表。

代表方：新加香薷饮加减。

常用药：香薷发汗解表，厚朴、扁豆化湿和中。

【临证备要】

1. 把握治则

感冒，其基本病机为外感邪气，肺卫失和，因此其治疗也当着眼于解表达邪。然侵袭的外邪有轻重、性质的不同，必须加以区别。大概初起微觉恶风形寒，头胀鼻塞，偏寒偏热不明显，用防风、薄荷等轻泄，兼有低热者加荆芥、桑叶使其微汗。感受风寒较重，形寒头痛较剧者，不论已发热或未发热，均宜辛温发汗，或用紫苏、防风，或用豆豉、葱白，或用麻黄、桂枝，在夏季可用香薷。若是暑热夹风，仍宜轻泄法内加入佩兰、藿香。疏表虽为感冒的重要治法，一般只用一二味，并不多用。柴胡、葛根、独活等，非在特殊情况下也少使用。

2. 不离宣肺

因为肺主皮毛而司卫外，所以在疏表的同时不离宣肺，务使肺气调畅，而肺卫失和之证自然消散。一般治喉痒用蝉衣、僵蚕轻扬宣散，咳嗽用麻黄、牛蒡子、前胡、桔梗、苦杏仁、象贝母、橘红等宣化风痰，其余兼夹如湿重用半夏、陈皮温化，热重用桑白皮、地骨皮清热，痰多用贝母、瓜蒌化痰等。必须注意，感冒咳嗽忌用润肺止咳，愈止则邪愈不透，咳愈不宁，故枇杷叶、百部等不用于感冒初起。

3. 稍佐清热

感冒后，外邪与正气交争，故常见化热趋势，因此当在解表宣肺的同时辨证选用清热药。常用连翘、银花、栀子、黄芩、石膏、知母、贝母、瓜蒌等。在暑湿季节可用青蒿、六一散之类以祛暑。

4. 汗法应用

对感冒而言，汗法是极重要的治疗手段，正如《内经》所言："其在皮者，汗而发之。"但对于汗法的应用，却有几点需要注意。其一，当何时发汗。当受外邪侵袭之时，特别是寒邪侵袭时，可见鼻塞、喷嚏、流涕，甚则头身肢节酸沉疼痛，此时当予发汗。而对于虚人，发汗时则当慎重，谨防汗出过多伤阴或伤阳，诸般禁忌当如仲景《伤寒论》所述，兹不赘言。此时当辨其气、血、阴、阳何种亏虚，在发汗的基础上佐以益气、养血、益阴、温阳之品，使其汗出邪去而正安。其二，发汗当适宜。《伤寒论》明确记载，宜"遍身絷絷微似有汗"，如此方为邪退正安之象。而在很多时候患者常常有自汗，此为"病汗"，服用药物后所发之汗为"药汗"，二者常使医者难以区分，近代曹颖甫曾对此有详细鉴别，他指出："病汗常带凉意，药汗则带热意；病汗虽久，不足以去病，药汗瞬时，而功乃大著。此其分也。"

5. 发热的处理

对于感冒兼见发热患者，不可遽用清热解毒等苦寒之品，以防遏伏邪气，而使疾病缠绵难愈。此时当注意患者汗出与大便情况，务使患者身有微汗，大便通畅，使邪气有出路，而疾病也会向愈。在方药使用时，常在解表清热之时，稍佐轻清透散之品，如青蒿、薄荷等，使邪气外透，使热退邪祛而正安。

咳　嗽

咳嗽是指由外感、内伤等多种病因导致肺气失于宣降，肺气上逆，以咳嗽为主要症状的病证，为肺系疾病的主要证候之一。

【病因病机】

咳嗽的病因有外感、内伤两大类。外感咳嗽为六淫外邪侵袭肺系，内伤咳嗽为脏腑功能失调，内邪干肺。不论邪从外入还是自内而发，均引起肺失宣肃，肺气上逆，而作咳嗽。

1. 外感

在肺卫功能失调或减弱的情况下，如遇寒温失调、气候突变，六淫邪气从口鼻、皮毛而入，导致肺气失于宣降，气机不利，上逆发为咳嗽。风为六淫之首，四时主气不同，所以风邪每多兼夹有寒、热、燥等邪侵袭人体，发为不同类型咳嗽。

2. 内伤

脏腑功能失调，内邪袭肺而致咳嗽。可分为他脏及肺和肺病自病两类。他脏及肺，可因情志刺激，肝气郁滞，气郁日久化火，循经上逆犯肺而咳；或饮食不当，嗜食烟酒，熏灼肺胃，或过食辛辣肥甘厚腻，导致脾失健运，痰浊内生，上干于肺致咳。肺脏自病者，多由多种肺系疾病久病不愈或迁延日久，肺脏虚弱，阴伤气耗，肺主气功能失常，肃降无权，肺气上逆而致咳。

内伤咳嗽多虚实兼见，邪实多以痰和火多见，痰分寒热，火分虚实。痰可郁久化生火热，火能炼液为痰。

从上可知，外感或内伤咳嗽的发生，均由肺系受病，肺气上逆所致，所以咳嗽是内外病邪犯肺，肺脏为了祛邪外达所产生的一种病理反应。

【辨证论治】

一、外感咳嗽

1. 风寒袭肺

症状：咳嗽，咳痰稀薄色白，咽痒，多伴鼻塞，流清涕，头痛，周身酸痛，恶寒重，发热轻，无汗，舌苔薄白，脉浮或浮紧。

治法：疏风散寒，宣肺止咳。

代表方：三拗汤、止嗽散加减。

常用药：麻黄、杏仁宣肺散寒；紫菀、白前化痰止嗽；荆芥、桔梗、甘草、陈皮祛风宣肺，化痰利咽。

2. 风热犯肺

症状：咳嗽，咳痰色黄黏稠，不易咳出，气粗，咽干咽痛，咳时汗出，多伴鼻流黄涕，口渴，头痛，恶风，身热，舌苔薄黄，脉浮数或浮滑。

治法：疏风清热，宣肺化痰。

代表方：桑菊饮加减。

常用药：桑叶、菊花、薄荷、连翘辛凉解表；桔梗、杏仁、芦根宣肺止咳，清热生津。

3. 风燥伤肺

症状：干咳，喉干痒或痛，唇鼻干燥，无痰或痰少而黏难咳，或痰带血丝，初起可伴见恶寒、发热、鼻塞、流涕等表证，舌苔薄白或薄黄，舌质红干而少津，脉浮数或小数。

治法：疏风清肺，润肺止咳。

代表方：桑杏汤加减。

常用药：桑叶、豆豉疏风解表；杏仁、象贝母化痰止咳；南沙参、梨皮、山栀生津润燥清热。

二、内伤咳嗽

1. 痰湿蕴肺

症状：咳嗽反复发作，咳声重浊，痰多，痰出咳止，痰黏腻或稠厚成块，色白或带灰色，多于晨起或食后痰多，进甘甜油腻食物加重，胸闷脘痞，呕恶食少，体倦，大便时溏，舌苔白腻，脉濡滑。

治法：健脾燥湿，化痰止咳。

代表方：二陈汤、三子养亲汤加减。

常用药：半夏、茯苓燥湿化痰；陈皮、甘草理气和中；苏子、白芥子、莱菔子降气化痰止咳。

2. 痰热郁肺

症状：咳嗽，气息粗促，或喉中痰鸣，痰多色黄质黏，咯吐不爽，或有热腥味，或吐血痰，面赤，或有身热，口干欲饮，舌苔薄黄腻，舌质红，脉滑数。

治法：清热化痰肃肺。

代表方：清金化痰汤加减。

常用药：桑白皮、黄芩清泄肺热；贝母、瓜蒌、桔梗清肺止咳；麦冬、橘红、茯苓养阴化痰。

3. 肝火犯肺

症状：咳逆上气阵作，咳时面红目赤，咳引胸痛，咳随情绪波动增减，咽干，常感喉中有异物，咳之难出，痰少质黏，不易咳出，口苦，舌苔薄黄少津，脉弦数。

治法：清肺平肝，顺气降火。

代表方：泻白散合黛蛤散加减。

常用药：桑白皮、地骨皮、知母、黄芩、甘草清热泻火；桔梗、青皮、陈皮化痰顺气；青黛、蛤壳清肝化痰。

4. 肺阴亏耗

症状：干咳，咳声短促，痰少黏白，或夹有血丝，时伴声音嘶哑，口干咽燥，或午后潮热，颧红盗汗，手足心热，消瘦神疲，舌红少苔，脉细数。

治法：滋阴润肺，止咳化痰。

代表方：沙参麦冬汤加减。

常用药：沙参、麦冬、花粉、玉竹、百合滋养肺阴；桑叶清散肺热；扁豆、甘草甘缓和中。

【临证备要】

1. 新发咳嗽治疗要点

对于咳嗽，究其病因病机，主要为外感或内伤原因导致肺失宣降，气机上逆而为咳，所以其治疗当以宣肺降气止咳为主。对于新感外邪引起的咳嗽，鉴于此时邪气尚在肺卫皮毛，遵循吴鞠通"治上焦如羽，非轻不举"的原则，以轻清宣散之品，开发肺气，宣畅气机，稍佐以解表之品，如为风寒则佐以荆芥、防风等辛温之品，如为风热则佐以银花、连翘等辛凉之品等等。对于燥咳，此时常常在感受燥邪之时兼有阴分受伤，故常以润燥与止咳并施，其辨证眼目为咳嗽声高亢清利，咳时少痰，或痰黏而难出，常伴见口咽干燥、舌干而少津等津液不足表现，其治疗常辨证选用清燥救肺汤、养阴清肺汤及沙参麦冬汤等方。三方相较，清燥救肺汤所治热邪最甚，而阴伤最轻，养阴清肺汤阴伤较重，而火热不甚，沙参麦冬汤所治阴伤最重，而火热最轻，临证时可以参考。对于暑湿咳嗽，因其常见于长夏，故其治疗以祛暑化湿为主，稍佐以止咳。若暑热尚轻，可选用香薷饮合六一散加减，暑湿重者，可选用甘露消毒丹加减以化湿清热。

2. 感冒后咳嗽治疗要点

在当今，外感咳嗽迁延不愈不少见，感冒后咳嗽即是其中之常见者，对于此类患者，绝大多数患者以咳嗽为主症，迁延不愈，咳嗽呈阵发性，遇风冷刺激及异味时咳嗽明显加重，严重影响患者生活质量，而经肺功能检查也常无异常发现。对于此，病程较长（超过 1 个月）时，杜老多用小柴胡汤加减。因外感渐消，邪气渐入里，可根据患者正气之强弱而辨证使用人参、生姜、大枣。此时处方常以小柴胡汤合杏苏散加减，若寒邪闭肺明显，可予小柴胡汤合三拗汤化裁，若燥热重，可予小柴胡汤合桑杏汤化裁。当咳嗽伴见喑哑声不能出或咽痒则咳者，常在调畅肺气的基础上，加减运用《宣明论方》的诃子散来进行调治。杜老经验，对于咳嗽，一定要注意肺之开阖适宜，顺其气机，方能在治疗时取效迅捷。当久咳不愈波及血分时，可稍佐当归、川芎等血分药以养血和血，白芍收敛肺气，以防辛散太过。

哮　证

哮证是由宿痰伏肺，遇诱因引触导致痰阻气道，肺气上逆所致的一种发作性的痰鸣气喘性疾患，临床表现为发时喉中哮鸣有声，呼吸气促困难，甚则喘息不得平卧。

【病因病机】

1. 外邪侵袭

风寒、风热邪气侵袭人体，未能及时宣散，邪气内干于肺，肺气壅滞，津液不布，聚液生痰。另外，吸入花粉、烟尘，闻及异常刺激性气味，使肺失于宣降，津聚为痰，导致哮证。

2. 饮食不当

贪食饮凉，内生寒饮，嗜食辛辣，胃肠积热，或喜食肥甘厚腻，聚湿生痰，均可导致脾失健运，痰浊内生，上干于肺，肺气不利，导致哮证。

3. 体虚生痰

先天禀赋不足，或久病大病之后，或幼时患病留有宿根，以致肺气虚损，不能化津，痰饮内生；或阴虚火旺，虚火灼津为痰，痰热胶固，发为哮证。

本病若长期反复发作，伤及脾肾之阳或灼耗肺肾之阴，则可从实转虚，出现脏气虚弱之候。肺虚，主气无权，不能化津，津聚为痰，加之卫外不固，外邪易侵，导致容易发病；脾虚津液失于输布，积湿生痰，上贮于肺，肺失宣降；肾虚不能纳气，失于摄纳，肾不主水，水泛为痰，或肾阴虚，虚火灼津炼液为痰，上干于肺，导致肺气功能失常。三脏相互影响，日久导致肺、脾、肾俱伤，而在间歇期表现短气，疲乏，伴轻度哮证，一旦大发作，则邪实与正虚错杂而见，甚至累及心肾发生"喘脱"危候。

【辨证论治】

一、发作期

1. 寒哮

症状：呼吸气促，喉中哮鸣有声，胸膈满闷如塞，可不伴咳嗽，痰少难咯，面色晦暗，口不渴，或渴喜热饮，每于寒冷季节或受凉后发作，恶寒怕冷，舌苔白滑，脉弦紧或浮紧。

治法：温肺散寒，化痰平喘。

代表方：射干麻黄汤加减。

常用药：射干、麻黄宣肺平喘，豁痰利咽；干姜、细辛、半夏温肺蠲饮降逆；五味子收敛肺气。

2. 热哮

症状：喉中痰鸣如吼，气粗息涌，胸闷胀满，咳吐痰色黄或白，黏浊稠厚，不易咯出，伴心烦不安，汗出，面红，口苦，口渴喜饮，不恶寒，舌苔黄腻，质红，脉滑数或弦滑。

治法：清热宣肺，化痰定喘。

代表方：定喘汤加减。

常用药：麻黄宣肺定喘；黄芩、桑白皮清热肃肺；杏仁、苏子化痰降逆；白果敛肺气。

二、缓解期

1. 肺虚

症状：自汗怕风，多因气候变化而诱发，发作前打喷嚏，鼻塞，流清涕，气短声低，反复感冒，偶伴喉中轻度哮鸣音，咳痰清稀色白，舌苔薄白，质淡，脉细弱或虚大。

治法：补肺固卫。

代表方：玉屏风散加减。

常用药：黄芪益气固表；白术健脾补肺；防风祛风，以助黄芪实表固卫。

2. 脾虚

症状：平素食少脘痞，大便溏薄，或稍食油腻则腹泻，多因饮食不当诱发，乏力，气短不足以息，懒言少语，舌苔薄腻或白滑，质淡，脉细软。

治法：健脾化痰。

代表方：六君子汤加减加减。

常用药：党参、白术、茯苓补气健脾；陈皮、半夏理气化痰。

3. 肾虚

症状：平素短气息促，胸闷憋气，动则加重，头晕耳鸣，腰酸腿软，劳累后易发。或畏寒，肢冷，自汗，面色苍白，舌苔淡白，质胖嫩，脉沉细；或颧红，烦热，盗汗，舌红少苔，脉细数。

治法：补肾纳气。

代表方：金匮肾气丸或七味都气丸加减。

常用药：肉桂、附子温肾助阳；山药、山萸肉、茯苓、生地黄滋补肾阴，益肾纳气；五味子敛肺滋肾。

【临证备要】

1. 祛邪勿忘固本

哮证多因外感风寒、风热诱发，故祛邪首当其冲，在辛温、辛凉解表的同时配合平喘化痰之品。但哮证日久耗伤肺气，久治不愈或反复发作，每每导致肺脾两虚，因此在哮证发作期祛除外邪的同时，应考虑到病人存在肺脾气虚的情况，酌加如党参、白术、茯苓、陈皮、山药等既能健脾益气又能化痰以治疗"宿根"之品。在其缓解期虽症状不明显，但肺脾肾虚损之候仍然存在，因此治疗应以固本为主，正所谓"正气存内，邪不可干"，但尚需加入降气化痰之品，以祛除内伏之顽痰，以减少复发。

2. 辨风邪，提防传变

本病顽痰久存于肺，如若外感风邪诱发，因风性善行数变，具有起病快、病情多变等特性，往往发作迅速急迫，因此对于哮证应首辨风邪，治当祛风解痉，药如麻黄、苏叶、防风、苍耳草及虫类药物如僵蚕、蝉衣、地龙，等缓解症状之后，再治疗宿疾。

3. 辨寒热，防峻剂伤正

临证过程中寒证与热证往往互相兼夹与转化。寒痰冷哮久郁也可化热，尤其在感受外邪时更易如此。小儿、青少年阳气偏盛者，多见热哮，但久延而至成年、老年，阳气渐衰，每可转从寒化，表现为冷哮。因此临床用药当切忌过用辛燥或寒凉之品，以致病情转变，遣药时当用性平之品，或药物之间相互佐制，达到祛寒不助热，清热不生寒。

喘 证

喘证是由外感、内伤等原因导致肺失宣降，肺气上逆，或肾失摄纳，以呼吸困难甚至张口抬肩、鼻翼扇动、不能平卧为主要表现的病证。重者可致喘脱。本病可见于多种急慢性疾病的过程中。

【病因病机】

1. 外邪侵袭

风寒袭肺，内遏肺气，外闭皮毛，肺卫失调，肺气不得宣畅，或风热犯肺，壅滞肺气，或热邪炼液成痰，肺失清肃，肺气上逆而喘。若表寒未解，内已化热，或素有肺热，遇寒邪外犯，内热不得宣泄，热被寒遏，肺气不宣，失于宿降，肺气上逆而喘。

2. 饮食不当

贪食生冷肥甘，或嗜食辛辣腥膻之物，日久伤脾，脾失健运，内生痰浊，上干于肺，阻遏肺气，肺气不利，发为喘促。若湿痰郁久化热或素有肺火，炼液为痰，痰火相交，肺失清肃，上逆而喘。如内有痰饮，复感外邪，则见到痰浊与风寒、邪热等内外相合的错杂情况。

3. 情志不调

情志不遂，忧思抑郁，肺气痹阻，气机宣降不利，或平素暴躁，郁怒日久伤肝，肝气横逆于肺，肺气肃降无权，升多降少，气逆而喘。

4. 劳欲、久病

肺系疾病日久，或劳伤肺气，或他病及肺，导致肺气虚损，或脾气虚弱，无以输布津微于肺，肺失充养，皆可导致肺气不足，以致气失所主，发为短气喘促。若肾阳衰弱，肾不摄水，水饮凌心射肺，肺气上逆，心阳不振，而致虚实错杂之喘候。

喘证分虚实。实喘责于肺，多为外邪、痰浊、肝郁气逆等实邪壅遏肺气，肺失宣降，气机上逆发为实喘；虚喘当责之于肺肾两脏，肺肾两脏气虚，出纳失常，发为虚喘。复杂者可见上实下虚之候。本证的严重阶段，除累及肺肾之外，每多影响到心。因心脉上通于肺，肺朝百脉而主治节。肾脉上络于心，心肾相互既济，先天肾气影响着心脏阳气的盛衰。故此三脏相互影响。如肾阳衰微则可导致心气、心阳衰惫，行血无力，血行瘀滞，出现面色、唇舌、指甲青紫，甚则出现喘汗致脱，亡阳、亡阴的危局。

【辨证论治】

一、实喘

1. 风寒袭肺

症状：喘咳气急，胸部胀闷不适，痰多色白质稀，兼有恶寒，发热，口不渴，无汗，舌苔薄白而滑，脉浮紧。

治法：宣肺散寒。

代表方：麻黄汤加减。

常用药：麻黄、桂枝宣肺散寒解表；杏仁、甘草化痰利气。

2. 表寒里热

症状：喘逆上气，胸胀或痛，鼻扇息粗，痰黏难咯，伴有形寒，身热，烦闷，身痛，口渴，舌质红，苔薄白或黄，脉浮数。

治法：宣肺泄热。

代表方：麻杏石甘汤加味。

常用药：生石膏、麻黄清里达表，宣肺平喘；杏仁、甘草化痰利气。

3. 痰热郁肺

症状：咳喘气高，胸部胀痛，痰多色黄，质黏稠，伴有胸中烦热，身热，有汗，渴喜冷饮，面赤，咽干，小便黄，大便干或秘，舌苔黄或腻，脉滑数。

治法：清泄痰热。

代表方：桑白皮汤加减。

常用药：桑白皮、黄芩、黄连、栀子清泄肺热；贝母、杏仁、苏子、半夏降气化痰。

4. 痰浊阻肺

症状：喘而胸满闷滞，甚则不得卧，咳嗽，痰多色白，质黏腻，不易咯出，兼有呕恶纳呆，口黏不渴，舌苔厚腻而色白，脉滑。

治法：化痰降气。

代表方：二陈汤合三子养亲汤加减。

常用药：半夏、陈皮、茯苓化痰；苏子、白芥子、莱菔子化痰下气平喘。

5. 肺气郁痹

症状：每因情志刺激而诱发，发时突然呼吸短促，但喉中痰声不著，胸闷憋气，咽中异物感，或失眠，心悸，舌苔薄，脉弦。

治法：开郁降气平喘。

代表方：五磨饮子加减。

常用药：沉香、木香、槟榔、乌药、枳壳开郁降气平喘。

二、虚喘

1. 肺虚

症状：短气喘促，咳声低弱，咳痰稀薄，自汗怕风，或咯吐少量黏痰，烦热口干，咽喉不利，面潮红，舌质淡红或舌红苔剥，脉软弱或细数。

治法：补肺益气养阴。

代表方：生脉散合补肺汤加减。

常用药：人参、黄芪补肺益气；五味子收敛肺气；紫菀、桑白皮化痰清利肺气。

2. 肾虚

症状：喘促日久，动则加重，呼多吸少，气短不能续，形瘦乏力。或汗出肢冷，面青唇紫暗，浮肿，舌苔淡白或黑润，脉微细或沉弱；或喘咳，面红烦躁，口咽干燥，舌红少津，脉细数。

治法：补肾纳气。

代表方：金匮肾气丸合参蛤散加减。

常用药：肉桂、附子温补肾阳；人参、蛤蚧纳气归肾；肾气丸养阴培元。

【临证备要】

1. 不可见喘只治喘

对于喘证，不可单单针对喘息症状而治疗，而当明其所以喘，针对原因治疗方为正道。在此之时，仅仅明确其因于虚或实、因于寒或热是不够的，据此虽能暂时控制症状发作，但时常会有反复。因为喘证常因时令、环境及情绪变化而诱发发作或加重，所以生活调理对于喘证的防治就颇为重要。平素当谨遵《黄帝内经》中《上古天真论》及《四气调神大论》所阐述的法则进行调养生息，如适寒温、节饮食、畅情志等。

2. 分期辨治

（1）喘证发作时重点治肺：喘证初作或宿喘复发，常因外感风寒致肺卫受邪。如寒邪犯肺，肺失宣降而发喘，常以散寒、温肺、化饮等诸法并用；若有化热或热毒灼津煎熬成痰而致痰热闭肺，常以清热、解毒、豁痰、宣肺、降逆等诸法合用。

（2）重症喘证注重中西医结合：重症喘证或哮喘持续状态，西药治标控制哮喘起效较快，而治本则效果较差，往往停药后易复发或症状如故，此时配合中药汤剂治疗，将两者有机地结合治疗，往往取得满意的疗效。

（3）喘证减轻重疏肝理脾：喘证患者治疗后，外邪渐清，表证不明显，唯咳、痰、喘诸症仍见者，须根据病情着重疏肝理气，健脾豁痰，待气顺痰消则咳喘自平。

（4）未发时补脾肺肾：喘证患者经治疗后症状逐渐得到缓解后，需遵"平时治本""其本在肾"之说，着重健脾益肺补肾进行调治，并持之以恒。

肺　痈

肺痈是由于外感、内伤导致肺叶生疮，形成脓疡，以咳嗽、胸痛、发热、咳吐腥臭浊痰甚则脓血相兼为主要临床表现的一种病证。属于内痈之一。

【病因病机】

1. 感受风热

风热之邪从口鼻、皮毛侵袭入肺，或风寒郁久化热，导致肺脏受邪热熏灼，肺失清肃，血热壅聚，发为肺痈。

2. 痰热素盛

平素嗜食辛辣炙煿，日久生湿化热，或肺经及他脏痰浊瘀热蕴结日久，熏蒸于肺而成痈。若肺经素有痰热，每易为外感风热诱发。

若正气虚弱，加之外感时邪入侵，或素有痰热内伏，导致痰热与瘀血互结，血败肉腐，酝酿成痈。肺络受损，脓疡破溃外泄，而见腥臭脓痰。本病可以随着病程的进展，表现为初（表证）期、成痈期、溃脓期、恢复期等不同阶段。如溃后脓毒排出不畅或不尽，邪恋正虚，多易迁延反复，时轻时重，成为慢性。

【辨证论治】

1. 初期

症状：恶寒发热，咳嗽，咳白色泡沫痰，痰量由少渐多，胸痛，咳时痛甚，口干鼻燥，舌苔薄黄或薄白，脉浮数而滑。

治法：清肺解表。

代表方：银翘散加减。

常用药：银花、连翘、芦根、竹叶疏风清热；桔梗、甘草、牛蒡子宣肃肺气，化痰止咳。

2. 成痈期

症状：身热渐甚，时时振寒，壮热，汗出烦躁，咳嗽气急，胸满作痛，辗转不利，咳吐黄绿色浊痰，口干咽燥，舌苔黄腻，脉滑数。

治法：清肺化瘀消痈。

代表方：千金苇茎汤、如金解毒散加减。

常用药：冬瓜仁、桃仁、桔梗化浊行瘀散结；甘草、芦根清肺解毒消痈；黄芩、黄连、山栀清火泄热。

3. 溃脓期

症状：咳吐大量腥臭脓血痰，甚则咯血，胸中烦满而痛，甚则喘息不得卧，身热面赤，烦渴喜饮，舌质红，苔黄腻，脉滑数或数实。

治法：排脓解毒。

代表方：加味桔梗汤增减。

常用药：桔梗排脓；薏苡仁、贝母、橘红化痰散结排脓；银花、甘草清热解毒；白及凉血止血。

4. 恢复期

症状：身热渐退，咳嗽减轻，咳吐腥臭脓血痰减少，痰转清稀，精神、饮食好转。或见胸胁隐痛，不能久卧，气短汗出，午后潮热，烦躁咽干，形体消瘦，精神不振，舌质红或淡红，苔薄，脉细或细数无力；或见咳嗽，咯吐腥臭脓血痰日久不净，病情时轻时重，迁延不愈。

治法：养阴补肺。

代表方：沙参清肺汤、桔梗杏仁煎加减。

常用药：沙参、麦冬、百合滋阴润肺；象贝母、冬瓜子清肺化痰；阿胶、白及养阴止血；桔梗、甘草清热解毒排脓。

【临证备要】

1. 成痈期及溃脓期

此时热毒炽盛，治疗大法当以排脓祛瘀为主。对于此期疾病的治疗，在保护患者正气的前提下，要除邪务尽，勿使邪留而导致疾病缠绵难愈。在辨证论治的基础上，杜老经验常常选用黄芩、漏芦、连翘、鱼腥草等以加强清热解毒排脓的效果。黄芩为治疗肺热病的首选药物。漏芦在《神农本草经》中即记载有清热解毒的作用，临床使用时常与连翘相配，在加强清热解毒的同时，连翘尚有消肿散结之效。鱼腥草在清热解毒的同时，也有消痈排脓的功效。诸药相合，可使清热排脓的力量大大增强，更有利于祛邪而安正。

2. 恢复期

肺痈控制欠佳，长期反复发作，至后期往往出现多重耐药，患者精神状态日渐萎靡，此种情况在老年患者更为常见。因此在治疗时当注意：①顾护正气：只有正气充足才能抗御邪气，治疗过程中必须时时顾护正气，用药注意祛邪不伤正。在此之时，一要患者能够进食，二要能排大便，此两者为患者正气充足之辨证关键，要时时注意防护。②佐以排脓：此时虽然邪气稍减，甚至有时无明显咳嗽咳痰等症状，此时当详细查体并做肺部 CT 等辅助检查，因为此时症状不典型但病变存在的情况不在少数，故而在扶正的基础上不忘排脓祛瘀，以防"炉烟虽熄，灰中有火"。

3. 缓解期

缓解期的调理对于肺痈的治疗至关重要。①饮食：肺痈患者以气火旺盛居多，因此平时饮食宜清淡，不宜过咸，忌油腻厚味，多进水果如橘子、橙子等有香味者。②并发症的处理：应积极治疗鼻窦炎、扁桃体炎和慢性阻塞性肺疾病等并发症，有利于减少或控制肺痈复发，有效地提高临床疗效。

肺　痨

肺痨是内伤体虚，复感痨虫，导致肺阴不足，气阴两伤，以咳嗽、咳血、潮热、盗汗及身体逐渐消瘦等为主要表现的具有传染性的慢性虚损性疾患。

【病因病机】

1. 感染"痨虫"

痨虫感染，侵袭肺叶，耗伤肺阴，肺失肃降，发为肺痨咳嗽。若痨虫伤及肺络，则见咯血。肺阴耗伤日久，阴虚火旺，则出现潮热、盗汗等情况。

2. 正气虚弱

先天禀赋不足，或后天嗜欲无度，饮食不节，情志不畅，或久病重病失治误治，耗伤气血津液，或肺脏本虚，或因其他脏器病变耗伤肺气，"痨虫"乘虚侵袭，导致肺虚。肺主呼吸功能失调，而见咳嗽。若病久迁延不愈，导致肺脏气阴两虚，则见一派阴虚之象。

上述内外两个因素互为因果，正气虚弱为发病的关键，"痨虫"感染为重要的致病条件，"痨虫"感染是耗伤人体气血的直接原因，决定了病变的发展过程，这也是与其他疾病的主要区别点。

本病初起多肺体受损，肺阴受耗，以肺阴亏损为主要表现，然后久病及肾，肺肾同病，兼及心肝，渐现阴虚火旺征象，或因肺脾同病，气阴两伤，后期肺、脾、肾三脏俱虚，阴损及阳，出现阴阳两虚的危重证候。

【辨证论治】

1. 肺阴亏损

症状：干咳少痰，咳声短促，痰中有时带血丝或血点，色鲜红，伴午后手足心热，皮肤干灼，或伴轻微盗汗，口干咽燥，胸部隐痛，舌边尖质红苔薄，脉细或兼数。

治法：滋阴润肺。

代表方：月华丸加减。

常用药：沙参、麦冬、天冬、生地、熟地滋阴润肺；百部、獭肝、川贝润肺止嗽杀虫；阿胶、三七止血和营；茯苓、山药健脾补气。

2. 阴虚火旺

症状：咳呛气急，痰少质黏，反复咯血，血色鲜红，午后骨蒸潮热，五心烦热，颧红盗汗，口渴心烦，性急易怒，胸胁掣痛，形体日渐消瘦，舌质红绛而干，苔薄黄或剥，脉细数。

治法：滋阴降火。

代表方：百合固金丸合秦艽鳖甲散加减。

常用药：百合、麦冬、玄参、生地、熟地滋阴润肺生津；鳖甲、知母滋阴清热；秦艽、银柴胡、地骨皮、青蒿清热除蒸；川贝母、百合补肺止咳。

3. 气阴耗伤

症状：咳嗽无力，气怯声低，痰中偶有夹血丝血点，血色淡，午后潮热不甚，面色㿠白，颧红，舌质嫩红，边有齿痕，苔薄，脉细弱而数。

治法：益气养阴。

代表方：保真汤加减。

常用药：党参、太子参、黄芪补脾益肺；天冬、麦冬、生地、熟地育阴养荣，填补精血；地骨皮、黄柏、知母以滋阴退热。

4. 阴阳两虚

症状：咳逆喘息少气，痰中带血色暗淡，潮热形寒，汗出，面浮肢肿，时有心慌，唇紫肢冷，五更泄泻，口舌生糜，消瘦，舌光质红少津，或舌淡体胖，边有齿痕，脉微细而数，或虚大无力。

治法：滋阴补阳。

代表方：补天大造丸加减。

常用药：人参、黄芪、山药补肺脾之气；枸杞子、龟板、地黄育阴填精；鹿角、紫河车补肾助阳。

【临证备要】

1. 重视健脾

因脾为后天之本，生化之源，可输布水谷之精气以养肺，因此治疗时不忘健脾，重视"培土生金"的治疗方法，以畅化源。当肺脏病变影响及脾出现肺脾同病时，可伴见疲乏无力、面黄食少、便溏等脾虚症状，此时当在补养肺脏的同时健脾气、促运化，忌用地黄、阿胶、麦冬等滋腻药。即使出现肺阴亏损的证候，亦当在甘寒滋阴的同时，兼伍甘淡实脾或稍佐行气醒脾之药，帮助脾胃对滋阴药的运化吸收，以免纯阴滋腻，但用药不宜过于香燥，以免耗气、劫液、动血。方宗参苓白术散或六合汤意，药如人参、茯苓、陈皮、谷芽、山药、白术、扁豆、砂仁、莲子肉、薏苡仁、藿香等。

2. 掌握虚实夹杂的病机

本病虽属慢性虚弱性疾病，但尚有感染"痨虫"致病之因，因此治疗时不可拘泥于补虚，要补虚不忘治实，同时参以"杀虫"抗痨。如阴虚导致火旺者，当在滋阴的基础上参以降火；若阴虚火旺而灼津为痰，出现痰热内郁时，当重视清化痰热，配合黄芩、知母、天花粉、鱼腥草等；若气虚夹有痰湿，因肺脾气虚，气不化津，痰浊内生，当在补益肺脾之气的同时，参二陈汤意予宣化痰湿之品，如法半夏、橘红、茯苓、杏仁、薏苡仁之类；如咳血而内有瘀血，以致咳血反复难止，当祛瘀止血，药用参三七、血余炭、花蕊石、仙鹤草等品，必要时可先予治标。另外，根据实验室药理分析和临床验证，很多中草药有不同程度的抗痨杀菌作用，如百部、白及、黄连、大蒜、冬虫夏草、功劳叶、夏枯草等，均可在辨证的基础上结合辨病，适当选用。

肺 胀

肺胀是多种慢性肺系疾患反复发作，迁延不愈，导致肺气胀满，敛降失职，以胸部膨满、胀闷如塞、喘咳上气、痰多、烦躁、心慌为主要表现的病证。病程缠绵反复，日久可见面色晦暗，唇甲紫绀，脘腹胀满，肢体浮肿，甚或喘脱等危重证候。

【病因病机】

1. 久病肺虚

内伤久咳、支饮、喘证、哮证、肺痨等多种慢性肺系疾病，迁延反复，失治误治，日久肺虚，津液失于输布，日久成痰，肺失敛降，痰浊阻肺，形成发病基础。

2. 感受外邪

肺虚失于卫外，外感六淫邪气乘机侵袭，诱发本病，病情反复，日益加重。

病变首先在肺，病程进展影响脾、肾，后期及心。外邪从口鼻、皮毛入侵，首先犯肺，肺气宣降不利，上逆而为咳，升降失常则为喘。若肺病及脾，脾失健运，可见肺脾两虚。肺虚及肾，肺不主气，肾不纳气，则气喘日益加重，动则为甚。肺朝百脉，主治节，肺虚，血液失运，瘀血及心，心气受损。心阳根于命门真火，如肾阳不振，进一步致心肾阳衰，出现喘脱危候。

他病日久，或肺脏本虚，痰浊内生，痰从寒化则成饮；饮溢肌表则为水；痰浊久留，肺气郁滞，治节功能失调，心脉失畅，则血郁为瘀；瘀血阻滞血脉，"血不利则为水"。但一般早期以痰浊为主，渐而痰瘀并见，终至痰浊、血瘀、水饮错杂为患。早期感邪偏于邪实，平时偏于正虚。初期多属气虚、气阴两虚，累及肺、脾、肾为主；晚期气虚及阳，以肺、肾、心为主，或阴阳两虚。本病易虚实诸候夹杂出现，导致发作频率增加，甚则持续不已。

【辨证论治】

1. 痰浊壅肺

症状：咳嗽，咳痰量多，色白黏腻或呈泡沫状，喘息气短，遇劳加重，自汗恶风，痞满食少，倦怠懒言，舌质偏淡，苔薄腻或浊腻，脉小滑。

治法：化痰降气，健脾益肺。

代表方：三子养亲汤合六君子汤加减。

常用药：苏子、半夏、白前降气化痰平喘；莱菔子、白芥子祛痰平喘；人参、白术、茯苓健脾燥湿化痰。

2. 痰热郁肺

症状：咳逆喘息气粗，咳痰色黄质黏，烦躁，或身热微恶寒，汗出少，尿黄便干，口渴，舌边尖红，苔黄或黄腻，脉数或滑数。

治法：清肺化痰，降逆平喘。

代表方：越婢加半夏汤合桑白皮汤加减。

常用药：生石膏、麻黄宣肺泄热；桑白皮、黄芩黄连清肺化痰；半夏降逆化痰平喘。

3. 痰蒙神窍

症状：神志恍惚，意识不清，烦躁不安，表情淡漠，嗜睡或昏迷，或肢体抽搐，咳逆喘促，咳痰不利，舌暗红或淡紫，苔白腻或淡黄腻，脉细滑数。

治法：涤痰开窍息风。

代表方：涤痰汤加减，另服安宫牛黄丸或至宝丹。

常用药：半夏、茯苓、橘红、胆星涤痰息风；竹茹、枳实清热化痰利膈；菖蒲开窍化痰。至宝丹或安宫牛黄丸清心开窍。

4. 肺肾气虚

症状：呼吸浅短难续，气怯声低，甚则张口抬肩，喘息不得平卧，咳嗽，咳白色泡沫痰，不易咳出，胸闷心慌，形寒汗出，舌淡或紫暗，脉沉细数无力或结代。

治法：补肺纳肾，降气平喘。

代表方：平喘固本汤合补肺汤加减。

常用药：人参、黄芪、炙甘草补益肺气；冬虫夏草、熟地、胡桃肉益肾填精；五味子敛肺气；灵磁石、沉香纳气归原；苏子、法半夏、橘红化痰降气。

5. 阳虚水泛

症状：喘咳，咳痰清稀，面浮，下肢肿，甚则一身悉肿，心悸，脘痞，纳差，尿少，怕冷，面唇青紫，舌胖质暗，苔白滑，脉沉细。

治法：温肾健脾，化饮利水。

代表方：真武汤合五苓散加减。

常用药：附子、桂枝温肾通阳；茯苓、白术、猪苓、泽泻、生姜健脾利水；赤芍活血化瘀。

【临证备要】

1. 病机关健

其病理因素主要为痰浊、水饮与瘀血，且相互之间可影响和转化。比如痰从寒化则成饮；饮溢于肌表则为水；痰浊久留，肺气郁滞，心血失畅，则血郁为瘀；瘀阻血脉，久则"血不利则为水"。但一般病变早期以痰浊为主，渐则痰瘀并见，终至痰浊、血瘀、水饮兼夹为患。由于痰浊、水饮、瘀血内阻，久之肺、脾、肾虚弱，脏腑功能失调，机体防御功能低下，因此最易复感外邪，诱使病情发作和加剧。

2. 治疗大法

肺胀多为呼吸系统疾病长期发展变化而来，病程长，病机复杂，往往存在虚实夹杂的情况，因此在治疗时不忘扶正祛邪的综合治疗。对于该病的治疗，杜老常以扶正、化痰、活血为大法，常用药物如黄芪、人参补益脾肺之气，贝母、半夏、陈皮理气化痰，并稍佐水蛭等化瘀通络。其中虫类药物的应用为肺胀治疗中的特色。虫类药物能走络中血分，吴鞠通赞其曰"无坚不破，无微不入"，故对于病邪深伏，而一般药物难以起效时，虫类药物可堪重用。对于部分患者，用上法治疗乏效时，杜老常遵《金匮要略·肺痿肺痈咳嗽上气病脉证并治》所述，考虑为有寒饮之邪，治疗时根据《金匮要略》所述之法，即"发汗则愈"之精神，用辛温之药散寒化饮，方以小青龙加石膏汤或厚朴麻黄汤加减，待寒消饮化，自然症消疾痊而安。

肺　痿

肺痿是指久病虚损导致肺叶痿弱不用，以咳吐浊唾涎沫、气短喘促为主要临床表现的慢性虚损性疾患。

【病因病机】

1. 久病损肺

咳嗽、肺痨、肺痈等肺系疾病日久不愈，或消渴日久，或热病之后，均可耗伤阴精，阴虚生内热，虚热内灼肺津，变生涎沫。肺燥阴竭，肺失濡养，日渐枯萎。虚热存肺，脾胃之津上乘转而热化，变生涎沫。大病久病之后，耗伤阳气，或内伤久咳，冷哮不愈，肺虚久喘等，渐耗肺气，日久不愈，渐而伤阳，或虚热肺痿日久，阴伤及阳，肺虚有寒，气不化津，津液失于温摄，反为涎沫，肺失濡养，肺叶渐致痿弱不用。

2. 误治津伤

汗、吐、下滥用或误用，重亡伤津，肺津大亏，津伤则燥，燥盛则干，肺失濡养，肺叶弱而不用，发为肺痿。或攻下太过，脾胃阴津耗伤，不能上输于肺，土不生金，遂致肺叶枯萎，火逆上气，则喘咳气促，虚火灼津炼液，而成浊唾涎沫。

【辨证论治】

1. 虚热证

症状：咳吐浊唾涎沫，其质较黏稠，或咳痰带血，咳声低微，甚则音哑，气息喘促，口渴咽干，午后潮热，皮毛干枯，舌红而干，脉虚数。

治法：滋阴清热，润肺生津。

代表方：麦门冬汤合清燥救肺汤加减。

常用药：太子参、粳米益气生津；桑叶、石膏清泄肺热；麦冬、胡麻仁滋肺养阴；杏仁、半夏、枇杷叶下气化痰。

2. 虚寒证

症状：咳吐涎沫，其质清稀量多，口不渴，短气不足以息，头晕目眩，神疲乏力，食少，形寒肢冷，面白虚浮，小便数，或遗尿，舌质淡，脉虚弱。

治法：温肺散寒，益气健脾。

代表方：甘草干姜汤或生姜甘草汤加减。

常用药：甘草、干姜温补肺脾；人参、白术健脾益气。

【临证备要】

1. 重视脾胃，兼顾肝肾

脾胃为后天之本，气血生化之源，肺之津液来源于脾胃，肝肾精血亦有赖于脾胃。因此阴津不足者可以麦门冬汤为基础加减，补胃津以润燥，使胃津上输以养肺。对于麦门冬汤的应用，杜老经验，麦冬和半夏的比例要严格按照《金匮要略》所讲的7:1比例配伍，只有这样才能润燥生津而又不至于滋腻碍胃，从而取得理想的疗效。如若偏气虚，可予香砂六君子汤化裁，补脾气以养肺体，待脾气健运，自能转输精气以养肺。另外，肺痿病程日久往往损及肝肾，肝肾为精血之源，且肾为气之根，肾气不足，影响纳气归原，亦可加重气喘，故对病程日久者当在健运脾胃基础上酌加补益肝肾之品，以达金水相生的目的。

2. 病程发展，多错杂之证

本病多为肺系病病程发展的终末期，多以虚为主，此时正气不充，无力运化，导致水湿、痰浊、瘀血之邪内生，且多兼夹，故此时常本虚标实，虚实夹杂，因此在扶助正气的同时应酌加利湿、化痰、祛瘀之品，但切忌误投攻邪峻剂，以防伤正，而犯虚虚之戒。

痰　饮

痰饮是指外感、内伤导致肺、脾、肾、三焦功能失调，体内水液输布运化失常，停积于某些部位的一类病证。本节仅讨论狭义痰饮证。

【病因病机】

1. 外感寒湿

淋雨涉水，久居潮湿之地，气候湿冷，水湿之邪侵袭卫表，伤及卫阳，肺气失宣，湿邪浸渍肌肉，入里困遏脾土，运化功能失常，水津停滞，积而成饮。

2. 饮食不当

暑夏贪凉，或进食生冷之物，伤及脾阳，中阳被遏，脾失健运，聚生痰浊，津液停而为饮。

3. 劳欲所伤

劳欲太过，或久病体虚，脾肾阳亏，水液失于蒸腾气化，水湿停而成饮。体虚气弱之人，一旦伤于水湿，更易停蓄致病。

肺居上焦，主通调水液，脾居中焦，主运化及转输水谷精微，肾处下焦，可蒸化水液，三脏共同完成水液吸收、运行、排泄的整个过程。若三脏功能失调，肺之通调不畅，脾之转输无权，肾之蒸化失职，则三者互为影响，导致水液停积为饮。三脏之中，脾运失司，首当其要。因脾阳一虚，则上不能输精以养肺，水谷不从正化，反为痰饮而干肺，下不能助肾以制水，水寒之气反伤肾阳，由此必致水液内停中焦，流溢各处，波及五脏。

【辨证论治】

1. 脾阳虚弱

症状：胸胁苦满，痞闷不适，胃中振水声，脘腹畏寒，喜温喜按，背寒，呕吐清水痰涎，水入易吐，口渴不欲饮，可伴见心悸、气短、头昏目眩、纳差、便溏，舌苔白滑，脉弦细而滑。

治法：温脾化饮。

代表方：苓桂术甘汤合小半夏加茯苓汤。

常用药：桂枝、甘草通阳化气；白术、茯苓健脾渗湿；半夏、生姜和胃降逆。

2. 饮留胃肠

症状：心下痞满或硬痛，或水走肠间，沥沥有声，腹满，便秘，口舌干燥，舌苔腻，脉沉弦或伏。

治法：攻下逐饮。

代表方：甘遂半夏汤或己椒苈黄丸。

常用药：甘遂、半夏逐饮降逆；白芍、蜂蜜酸甘缓中，祛逐留饮。大黄、葶苈子攻坚决壅，泻下逐水；防己、椒目辛宣苦泄，导水利尿。

【临证备要】

1. 温药和之

《金匮要略·痰饮咳嗽病脉证并治》指出："病痰饮者，当以温药和之。"治疗时杜老谨遵仲圣法度，以"温药和之"为大法。但温化治本，却有健脾、温肾之分。外感寒湿，饮食生冷，水谷不化而变生痰饮者责之脾；肾阳虚衰，阳不化阴，饮从内生者病属肾。健脾常用茯苓、苍白术、炒薏苡仁等健脾又利水之药，温肾常选择肉桂、附子、车前子、牛膝等温肾利水之品，使脾健肾温而水消。在治疗时也当标本兼顾，饮邪在表者，可参合温散发越表邪之药，也可予杏仁、芦根等以宣肺气而通导水饮，以达提壶揭盖之效；饮结于里者，可温化行水，也可用大腹皮、车前子等以冀饮从水道分消。

2. 重视行气活血药的使用

痰饮为病，湿阻中焦，湿邪黏滞重浊，易阻滞气血运行，在治疗的同时调畅气机、活血化瘀也很重要。杜老临证常在主方的基础上，佐以行气活血药。杜老常告诫："气不行则为滞，血不利则为瘀。"常用厚朴、陈皮、香附、佛手等行气，丹参、当归、赤芍等化瘀，俾气行血化而有助于痰饮消除。

心　悸

心悸是指外感、内伤等多种原因导致的心脉不畅，心神不宁，以患者自觉心中悸动、惊惕不安甚则不能自主为主要表现的一种病证，多呈阵发性，遇情志波动或劳累过度而发作。包括惊悸和怔忡两种，且常与失眠、健忘、眩晕、耳鸣等证同时并见。

【病因病机】

1. 心虚胆怯

平素心虚胆怯，突遇惊恐，或耳闻巨响，目睹异物，或临危遇险，心惊神慌，不能自主，心悸不已。此外，如大怒伤肝，大恐伤肾，怒则气逆，恐则精却，火逆于上，阴虚于下，扰动心神，亦可发惊悸。

2. 心血不足

阴血亏损，心失所养，不能藏神，故神不安而志不宁，发为本证。或久病体虚，失血过多，容易导致心悸。或因思虑过度，劳伤心脾，气血生化无源，渐至气血两亏，不能上奉于心者，亦能发生心悸。

3. 阴虚火旺

久病体虚，劳伤过度，或遗泄频繁，伤及肾阴，或肾水素亏，水不济火，虚火上炎，扰动心神，发为心悸。

4. 心阳不振

久病大病之后，阳气虚损，不能温养心脉，故心悸不安。

5. 水饮凌心

脾肾阳虚，水液失于蒸腾气化，聚而为饮，饮邪上犯凌心，引起心悸。

6. 瘀血阻络

心阳不振，血行不畅，或心痹，血脉不通，营血运行不畅，引起心悸怔忡。

【辨证论治】

1. 心虚胆怯

症状：心悸，胆怯善惊，坐卧不安，失眠多梦，舌苔薄白，脉数或虚弦。

治法：镇惊定志，养心安神。

代表方：安神定志丸加琥珀、磁石、朱砂。

常用药：龙齿、琥珀、磁石、朱砂镇惊宁心；茯神、菖蒲、远志安神定志；人参补益心气。

2. 心血不足

症状：心悸头晕，面色不华，倦怠懒言，舌质淡红，脉细弱。

治法：补血养心，益气安神。

代表方：归脾汤加减。

常用药：当归、龙眼肉补养心血；人参、黄芪、白术、炙甘草益气健脾；酸枣仁、茯神、远志安神定志；木香行气，使之补而不滞。

3. 阴虚火旺

症状：心悸不宁，烦躁失眠，五心烦热，腰酸耳鸣，舌质红，少苔或无苔，脉细数。

治法：滋阴清火，养心安神。

代表方：天王补丹或朱砂安神丸加减。

常用药：生地、玄参、麦冬、天冬养阴清热；当归、丹参补血养心；人参补益心气；朱砂、茯苓、远志、枣仁、柏子仁安养心神；五味子收敛心气；桔梗引药上行。

4. 心阳不振

症状：心悸不宁，胸闷憋气，气短不足以息，面色苍白，形寒肢冷，舌质淡白，脉虚弱或沉细而数。

治法：温补心阳，安神定悸。

代表方：桂枝甘草龙骨牡蛎汤加味。

常用药：桂枝、甘草温补心阳；龙骨、牡蛎安神定悸。

5. 水饮凌心

症状：心悸眩晕，胸闷憋气，脘腹痞满，形寒肢冷，小便短少，或下肢浮肿，渴不欲饮，舌苔白滑，脉弦滑。

治法：振奋心阳，化气行水。

代表方：苓桂术甘汤加减。

常用药：茯苓淡渗利水；桂枝、甘草通阳化气；白术健脾祛湿。

6. 心血瘀阻

症状：心悸不安，胸闷不适，时有心痛，或见口唇青紫，舌质紫暗或有瘀斑，脉涩或结代。

治法：活血化瘀，理气通络。

代表方：桃仁红花煎加减。

常用药：桃仁、红花、丹参、赤芍、川芎活血化瘀；延胡索、香附、青皮理气通脉；生地、当归养血和血。

【临证备要】

1. 四诊合参，明确证型

心悸证候有虚实之分，以心气、心阴、心阳虚衰为本，以痰瘀闭阻为标。心气不足者，治以补气为主，以炙甘草汤为基本方，佐以肉桂、炮附子等温阳化气之品，取"少火生气"之意，同时加用健脾养胃之品，以资后天气血生化之源。气滞血瘀者，以血府逐汤为基本方；气虚血瘀者，以补阳还五汤合生脉散为基本方；心阴虚者，以滋补阴血为主，方如生脉散、甘麦大枣汤；

心阳虚者，用真武汤加黄芪、桂枝等。心悸常虚实夹杂，在辨证施治中不应孤立地将疾病定为某一种类型，而应综合参考四诊资料，辨证分析，确定证候兼夹。

2. 中医辨证与西医辨病相结合

各种原因导致的心律失常常表现为心悸，西医学中心律失常可以分为功能性和器质性两类，功能性心律失常所对应的中医常见证候有气阴两虚、心神不宁，当治以养阴益气、安神宁心之法，可予安神定志丸、生脉散等方治疗。而器质性心律失常多见于冠状动脉粥样硬化性心脏病、风湿性心脏病、病毒性心肌炎，在随证治之的基础上应配合西医西药的治疗，冠心病与风心病通常以通为用，以桂枝、赤芍、丹参、郁金等活血通络化瘀，病毒性心肌炎在基础治疗的同时应当辅之以黄连、蒲公英、苦参等清热解毒之品。

3. 注重脉象

脉象的异常可以反映出不同的心悸证候，常见异常脉象有迟脉、结脉、代脉、数脉、促脉等，不同的脉象往往对应着不同类型的心律失常，可作为重要的临床参考。迟脉特征为一息不足四至，脉来迟缓，多见于窦性心动过缓等疾病；结脉特征为脉来迟缓伴有不规则间歇，常见于早搏、房室传导阻滞等；代脉特点是脉来缓慢而伴有规则间歇，见于房室传导阻滞；数脉一息超过五至，常提示窦性心动过速。

胸　痹

胸痹是寒邪内侵、饮食不当等导致胸阳痹遏，阻滞心脉，以胸部闷痛甚则胸痛彻背、短气、喘息不得卧为主症的一种疾病，轻者仅感胸闷如窒，呼吸欠畅，重者则有胸痛，严重者心痛彻背，背痛彻心。

【病因病机】

1. 寒邪内侵

素体阳衰，寒邪乘虚侵袭，阴寒凝滞，痹阻胸阳，发为胸痹。

2. 饮食不当

嗜食肥甘生冷，或喜烟酒成癖，损伤脾胃，失于健运，聚湿成痰，脉络阻滞，气滞血瘀，胸阳失展，而成胸痹。

3. 情志失调

忧思过度，脾气耗伤，脾虚气结，津液不得输布，聚而为痰；怒伤肝，疏泄失职，肝郁气滞，甚则日久化火，灼津成痰，痰阻气滞，致血行失畅，脉络不利，气滞血瘀，或痰瘀交阻，胸阳不运，心脉痹阻，不通则痛。

4. 年迈体虚

年老体弱，肾气亏衰，肾阳虚不能鼓舞五脏之阳，可致心气不足或心阳不振；肾阴亏虚，无以滋养五脏之阴，可引起心阴内耗。心阴亏虚，心阳不振，又可使气血运行失畅，形成气滞血瘀，而使胸阳失运，心脉阻滞，发生胸痹。

【辨证论治】

1. 心血瘀阻

症状：心前区刺痛，痛处固定不移，夜间尤甚，或见心悸不安，舌质紫暗，脉沉细。

治法：活血化瘀，通络止痛。

代表方：血府逐瘀汤加减。

常用药：当归、赤芍、川芎、桃仁、红花活血祛瘀；柴胡、枳壳疏肝理气。

2. 痰浊壅塞

症状：胸部憋闷如窒，或痛引肩背，喘息气促，肢体沉重，形体肥胖，痰多，舌苔浊腻，脉滑。

治法：通阳泄浊，豁痰开结。

代表方：瓜蒌薤白半夏汤加味。

常用药：瓜蒌开胸中痰结；半夏化痰降逆；薤白辛温通阳，豁痰下气。

3. 阴寒凝滞

症状：胸痛彻背，背痛彻心，遇寒加重，胸闷，心悸，重则喘息，不能平卧，面白肢冷，舌苔白，脉沉细。

治法：辛温通阳，开痹散寒。

代表方：瓜蒌薤白白酒汤加枳实、桂枝、附子、丹参、檀香。

常用药：桂枝、附子、薤白通阳开痹散寒；瓜蒌、枳实化痰散结，泄满降逆；檀香理气温中；丹参活血通络。

4. 心肾阴虚

症状：胸部憋闷疼痛，心悸，烦躁，失眠，盗汗，腰酸膝软，耳鸣，头晕，舌红或有紫斑，脉细数或细涩。

治法：滋阴益肾，养心安神。

代表方：左归饮加减。

常用药：熟地、山茱萸、枸杞子滋阴益肾；怀山药、茯苓、甘草健脾益气。

5. 气阴两虚

症状：胸闷隐痛，时发时止，心悸气短，肢体倦怠，面色不华，头晕目眩，遇劳加重，舌红少苔，脉细数。

治法：益气养阴，活血通络。

代表方：生脉散合人参养营汤加减。

常用药：人参、黄芪、白术、茯苓健脾益气；麦冬、地黄、白芍滋养阴血；远志、五味子养心安神。

6. 阳气虚衰

症状：胸闷气短，甚则胸痛彻背，心悸，汗出淋漓，肢冷，腰酸无力，面色苍白，唇甲淡白或青紫，舌淡白或紫暗，脉沉细或沉微欲绝。

治法：益气温阳，活血通络。

代表方：参附汤合右归饮加减。

常用药：人参、附子、肉桂温壮真阳，大补元气；熟地、山茱萸、枸杞子、杜仲补益肾精。

【临证备要】

1. 胸痹的治疗大法

应以扶正祛邪为治疗大法。杜老认为，胸痹的主要病机是心脉痹阻，犹如"积秽沟渠"，堤防多溃，亟须修补，泥沙瘀积，"必多壅塞"，又当疏通。所以治疗胸痹应牢抓本虚标实，虚实夹杂，发作期以标实为主，缓解期以本虚为主的病机特点，急则"疏通"，缓则"修补"，二者是治疗胸痹不可分割的两大原则，应通补结合，或交替应用。

2. 泻实以活血化瘀通络为主

胸痹多由寒邪内侵、饮食失调、情志失节、体虚劳倦等因素，而致气滞、血瘀、寒凝、痰阻，进而导致心脉痹阻，胸阳失旷而发，本病的病机为本虚标实，虚实夹杂。杜老认为，因心为君主之官，主血脉，病理产物最终都会影响到心脉运行，致心脉痹阻；加之胸痹多是反复发作的中老年慢性病，好发人群随着年龄的增长，生理机能的下降，脉道多不畅；又有反复发作的病史，久病入络。故活血化瘀通络应贯穿于疾病的始终，针对病机的不同，在通阳、行气、化痰、补虚之汤剂中，杜老一般都会加入一些活血化瘀通络之品。杜老临床上主要选用养血活血之品，如丹参、当归、赤芍、郁金、鸡血藤等。攻伐之品，虽有止痛作用，但易伤及正气，应慎用，如果必用，中病即止。

3. 治本重视脾肾

胸痹本虚在心、肺、肝、脾、肾等脏腑的气血阴阳亏虚，然脏腑亏虚，杜老认为主要在脾肾。脾肾分别为人的先后天之本，胸痹多好发于中老年人，此时人的脾肾之气逐渐衰退，年老肾亏，肾阳减少，不能温煦心阳，心阳虚衰，行血无力，久而寒凝、气滞、血瘀的病理产物出现，阻痹血脉。脾气虚衰，气血生化乏源，营血亏少，脉道不充，血行不畅，加之脾虚运化水湿的能力减弱，易生痰浊，痹阻心阳。故临床上防治胸痹应重视脾肾二脏，尤其在治疗胸痹的缓解期时。

不　寐

不寐是以经常不能获得正常睡眠为特征的一种病证。亦称失眠或"不得眠""不得卧""目不瞑"。不寐的证情轻重不一，轻者有入寐困难，有寐而易醒，有醒后不能再寐，亦有时寐时醒等，严重者则整夜不能入寐。

【病因病机】

1. 劳虑过度，心脾两伤

忧思劳倦耗伤心脾，心伤则阴血暗耗，神不守舍；脾伤则气血生化之源不足，心神失养，以致心神不安。

2. 阳不交阴，心肾不交

先天禀赋不足，或后天久病大病失养，肾阴亏耗，水不济火，则心阳亢于上；或情志过极，心火内炽，不能下交于肾。心肾失交，心火亢盛，热扰神明，神志不宁，而成不寐。

3. 阴虚火旺，肝阳扰动

郁怒伤肝，肝气不舒，郁久化火，火性上炎，或阴虚阳亢，内扰心神，以致不寐。

4. 心虚胆怯，心神不安

平素心虚胆怯，遇事易惊善恐，心神不安，导致不寐。

5. 胃气不和，夜卧不安

饮食过度，宿食停滞，酿痰生热，壅遏中焦，痰热上扰心神，以致不得安寐。此即"胃不和则卧不安"。

【辨证论治】

临床辨证，首辨失眠类型，入寐困难，有寐而易醒，有醒后不能再寐，亦有时寐时醒，甚至彻夜不眠。次分虚实，虚证多属阴血不足，实证多因肝郁化火，食滞痰浊，胃腑不和。治以补虚泻实、调整阴阳为原则。

一、实证

1. 肝郁化火

症状：不寐，遇情志不畅更易出现，急躁易怒，纳差，口渴喜饮，目赤口苦，小便黄赤，大便干，舌红苔黄，脉弦而数。

治法：疏肝泻热，佐以安神。

代表方：龙胆泻肝汤加减。

常用药：龙胆草、黄芩、栀子清肝泻火；泽泻、木通、车前子清利肝经湿热；当归、生地养血和肝；柴胡疏畅肝胆之气。

2. 痰热扰心

症状：不寐，痰多色黄，胸闷呕恶，嗳气吞酸，心烦，口苦，目眩，舌苔腻而黄，脉滑数。

治法：化痰清热，和中安神。

代表方：温胆汤加黄连、山栀。

常用药：半夏、陈皮、竹茹、枳实理气化痰，和胃降逆；黄连、山栀清心降火；茯苓宁心安神。

二、虚证

1. 阴虚火旺

症状：不寐，烦躁不安，健忘，腰酸耳鸣，盗汗，五心烦热，口干津少，舌红，脉细数。

治法：滋阴降火，养心安神。

代表方：黄连阿胶汤合朱砂安神丸加减。

常用药：黄连、阿胶滋阴清火；朱砂镇心安神；当归养血；

知母清热。

2. 心脾两虚

症状：多梦易醒，心悸健忘，倦怠疲乏，头晕目眩，食少纳呆，面色无华，舌淡，苔薄，脉细弱。

治法：补养心脾，安神定志。

代表方：归脾汤加减。

常用药：人参、黄芪补气健脾；远志、枣仁、茯神、龙眼肉补心益脾，安神定志；当归滋阴养血；木香行气舒脾。

3. 心胆气虚

症状：不寐梦多，易惊善恐，心悸不宁，倦怠懒言，气短，小便清长，舌淡，脉弦细。

治法：益气镇惊，安神定志。

代表方：安神定志丸加减。

常用药：人参大补元气；龙齿镇惊安神；茯神、石菖蒲补气益胆安神。

【临证备要】

不寐的原因在于阴阳失调，调节阴阳平衡是其治疗的根本。

1. 老年患者的调治

老年人以阴虚为主。阳入于阴则寐，阳出于阴则寤。阴精不足，阳气不能潜入于阴，则阳气浮越，扰动心神，导致不寐；阳气偏旺，可化火动风，并灼伤阴津伤液而成痰热，导致不寐时好时坏，缠绵难治。治疗时当以滋肝补肾、育阴潜阳、养心健脾为主，佐以清热、化痰、解郁等。临床表现如侧重肝阴不足，多以酸枣仁汤加减化裁；侧重肾阴不足，多以孔圣枕中丹为主方加减化裁；侧重心阴亏虚，多以天王补心丹加减化裁；侧重心火亢盛，多以朱砂安神丸加减化裁；侧重心脾两虚，多以归脾汤加减化裁。

2. 年轻患者的调治

失眠在年轻人中也不少见，其因有三，一精神压力大，二活动太少，三饮食过量。总结其上，主要为生活失调所致，针对于此，在药物治疗之前，应嘱患者放松心情，舒缓压力，适量活动，控制饮食，待到阴平阳秘，自然失眠不复存在。其治疗时当疏解消散为主，方如小柴胡汤、温胆汤及越鞠保和汤等，均可根据情况进行加减。

3. 难治性失眠

临床上，失眠反复发作或治疗罔效者不在少数。对于此类失眠，可以从痰瘀来进行辨治，常可获得捷效。临床若以不寐心烦、眩晕口苦、惊悸不宁、胸满胁痛、恶心痰多、舌苔偏腻、脉滑数等为主要表现者，可以化痰立法，方以温胆汤加减；若以夜不能闭目，闭目若惊，将卧即起，入暮兴奋不已，目眩健忘，或胸闷刺痛，心悸，舌紫或有瘀斑，舌下脉络迂曲青紫等为主要表现者，可从瘀血论治，方以血府逐瘀汤加减。

汗 证

自汗、盗汗多为内伤导致，是阴阳失调，腠理不固，以汗液外泄失常为主要表现的病证。不因外界环境影响，白昼汗出，动则加重者，称为自汗；寐中汗出，醒来自止者，称为盗汗。

【病因病机】

1. 肺气不足

先天禀赋不足，或后天久病大病之后体虚，或久患咳喘，肺气亏耗，肺主皮毛功能失调，表卫不固，汗液失于统摄，腠理开泄，而致自汗。

2. 营卫不和

由于人体阴阳有盛有衰，或卫表素虚之人感受风邪，以致营卫不和，卫外失司，而致汗出。

3. 阴虚火旺

劳伤耗损太过，亡血失精，或邪热内蒸，耗伤阴液，阴精亏虚，阴虚火旺，扰动津液，不能自藏，而外泄作汗。

4. 邪热郁蒸

郁怒伤肝，肝气郁结，肝火偏旺，或嗜食肥甘厚味，或体质湿热偏盛等，导致肝火或湿热内盛，邪热郁蒸，津液外泄，而致汗出增多。

【辨证论治】

1. 肺卫不固

症状：汗出恶风，动辄加重，反复感冒，倦怠懒言，面色少华，舌苔薄白，脉细弱。

治法：益气固表。

代表方：玉屏风散加味。

常用药：黄芪益气固表止汗；白术健脾除湿；防风祛风护表。

2. 营卫不和

症状：汗出恶风，时寒时热，周身酸痛不适，或表现为半身、某局部出汗，舌苔薄白，脉缓。

治法：调和营卫。

代表方：桂枝汤加味。

常用药：桂枝温经解肌；白芍和营敛阴；生姜、大枣助桂、芍调和营卫。

3. 阴虚火旺

症状：夜寐盗汗，五心烦热，两颧潮红，或午后潮热，口渴，舌红少苔，脉细数。

治法：滋阴降火。

代表方：当归六黄汤加减。

常用药：当归、生地黄、熟地黄滋阴养血；黄连、黄芩、黄柏苦寒清热，泻火坚阴。

4. 邪热郁蒸

症状：蒸蒸汗出，汗液黏稠或衣服黄染，烦躁，口苦，小便短赤，舌苔薄黄，脉弦数。

治法：清肝泄热，化湿和营。

代表方：龙胆泻肝汤加减。

常用药：龙胆草、黄芩、栀子、柴胡清肝泄热；泽泻、木通、车前子清利湿热。

【临证备要】

1. 治在调和营卫

杜老认为，调和营卫是治疗汗证的根本大法，既能用于多汗证又能用于无汗证；此外，益气养阴法在汗证治疗中的重要性，应给予充分的重视。无论是汗液的生成还是汗液的排泄都与气阴的关系格外密切。气的固摄、推动、温化以及阴液的多少、流动都直接关系到出汗的正常与否。补血养阴也是汗证治疗的重要手段，既能用于多汗虚汗症又能用于无汗少汗症，尤其是在无汗少汗症的治疗中更为重要。

2. 重视活血化瘀

临床上还有一种由瘀血引起自汗、盗汗的情况。《医林改错·血府逐瘀汤所治之症目》云："竟有用补气、固表、滋阴、降火服之不效，而反加重者，不知血瘀亦令人自汗、盗汗，用血府逐瘀汤。"故在临床中诸多治法效果不佳时，应重视活血化瘀法在汗证治疗中作用。

3. 参合收敛固涩

无论是自汗还是盗汗，在辨证用药的基础上，当结合收敛固涩以对症止汗。因汗出无度，势必造成机体阴液和血液的损耗，引起心、肺等内脏功能的混乱和障碍。

血　证

血液或上溢于口鼻诸窍，或下泄于前后二阴，或渗出于肌肤等，凡血液不循常道所形成的疾患，统称为血证。

血证的范围比较广泛，内科常见的血证有鼻衄、齿衄、咳血、吐血、便血、尿血、紫斑等血证。

【病因病机】

1. 感受外邪

外邪侵袭，损伤脉络，而引起出血，如风、热、燥等外邪犯肺，引起衄血、咳血，其中尤以感受热邪所导致者为多。

2. 饮食不节

饮酒过度，或嗜食辛辣厚味，滋生湿热，湿热内蕴，熏灼血络，迫血妄行，而引起衄血、吐血、便血等。

3. 情志过极

情志过极，火动于内，气逆于上，迫血妄行，而成血证。

4. 劳倦过度

忧思体劳过度伤脾，脾不统血，劳倦伤神，神劳伤心，心气不足，血行不畅，瘀血阻滞，以致血液外溢而形成衄血、吐血、便血、紫斑；若日久伤及阴分，则虚火迫血妄行，而致衄血、尿血、紫斑。

5. 久病或热病之后

久病或热病之后，阴津伤耗，阴虚火旺，迫血妄行而出血；久病或热病耗伤正气，气虚失于摄血而致出血；久病入络，血行不畅，瘀血内生，瘀血不去，血不循经而致出血。

【辨证论治】

一、鼻衄

鼻中出血，称为鼻衄。鼻衄以火热迫血妄行而致者多见。

1. 热邪犯肺

症状：鼻燥衄血，口唇干燥，喜饮，或兼有发热，咳嗽痰少，舌质红，苔薄，脉数。

治法：清泄肺热，凉血止血。

代表方：桑菊饮加减。

常用药：桑叶、薄荷、连翘辛凉轻透，宣散风热；桔梗、杏仁宣降肺气，利咽止咳；茅根清热凉血。

2. 胃热炽盛

症状：鼻衄，或齿衄，血色鲜红，口渴喜凉，口鼻干燥，口气臭秽，心烦气急，便秘，舌红苔黄，脉数。

治法：清胃泻火，凉血止血。

代表方：玉女煎加减，

常用药：石膏、知母清胃泻火；地黄、麦冬养阴清热；牛膝引血下行。

3. 肝火上炎

症状：鼻衄，头胀痛或跳痛，头晕目眩，耳鸣，心烦气急，两目红赤，口苦，舌红，脉弦数。

治法：清肝泻火，凉血止血。

代表方：龙胆泻肝汤加减。

常用药：龙胆草、柴胡、栀子、黄芩清肝泻火；木通、泽泻、车前子清利湿热；生地、当归、甘草滋阴养血。

4. 气血亏虚

症状：鼻衄，齿衄，肌衄，气短神疲，倦怠乏力，面色㿠白，头晕，耳鸣，心悸，失眠多梦，舌质淡，脉细无力。

治法：补气摄血。

代表方：归脾汤加减。

常用药：人参、黄芪补养气血；白术、茯苓、远志健脾养心，益气摄血。

二、齿衄

齿龈出血称为齿衄，又称为牙衄。齿衄主要责之于胃和肾。

1. 胃火炽盛

症状：齿衄，血色鲜红，牙龈肿痛，头痛，口臭，舌红，苔黄，脉洪数。

治法：清胃泻火，凉血止血

代表方：清胃散合泻心汤加减。

常用药：生地、丹皮、水牛角清热凉血；黄连、连翘、生石膏清热泻火。

2. 阴虚火旺

症状：齿衄，血色淡红，烦劳加重，齿摇不坚，伴见手足心热，烦躁，舌红苔少，脉细数。

治法：滋阴降火，凉血止血。

代表方：滋水清肝饮合茜根散加减。

常用药：熟地、山药、山萸肉滋阴补肾；茜根、黄芩、侧柏叶凉血止血。

三、咳血

血由肺内而来，经气道咳出，或痰中带有血丝，或痰血相兼，或纯血鲜红，间夹泡沫，均称为咳血。

1. 燥热伤肺

症状：喉痒干咳，痰中带血，口鼻干燥，或有身热，舌红，少津，苔薄黄，脉数。

治法：清热润肺，宁络止血。

代表方：桑杏汤加减。

常用药：桑叶、栀子、淡豆豉清宣肺热；沙参、梨皮养阴清热；杏仁、贝母润肺化痰止咳。

2. 肝火犯肺

症状：咳嗽阵作，痰中带血或纯血鲜红，急躁易怒，胸胁胀满，口苦，舌质红，苔薄黄，脉弦数。

治法：清肝泻肺，凉血止血。

代表方：泻白散合黛蛤散加减。

常用药：桑白皮、地骨皮清泻肺热化痰；黛蛤散清肝凉血。

3. 阴虚肺热

症状：咳嗽声低，痰中带血，或反复咳血，血色鲜红，口燥咽干，五心烦热，颧红，潮热盗汗，舌红，脉细数。

治法：滋阴润肺，宁络止血。

代表方：百合固金丸加减。

常用药：百合、麦冬、玄参、生地、熟地滋阴清热，养肺生津；当归、白芍柔润养血；贝母、甘草肃肺化痰止咳。

四、吐血

血由胃来，经食道呕吐而出，血红或紫暗，常夹有食物残渣，称为吐血，亦称为呕血。

1. 胃热壅盛

症状：胃脘胀痛，吐红色或紫暗色血，常夹有食物，伴口臭，大便不通，或大便色黑，舌红，苔黄腻，脉滑数。

治法：清胃泻火，化瘀止血。

代表方：泻心汤合十灰散加减。

常用药：黄芩、黄连、大黄苦寒泻火；十灰散凉血止血，兼能化瘀。

2. 肝火犯胃

症状：吐红或紫暗色血，胸胁胀痛，急躁易怒，口苦，失眠多梦，舌质红绛，脉弦数。

治法：泻肝清胃，凉血止血。

代表方：龙胆泻肝汤加减。

常用药：龙胆草、栀子、黄芩等泻肝清热；当归、生地凉血止血。

3. 气虚血溢

症状：吐血反复发作，时轻时重，血色暗淡，倦怠乏力，胸闷气短，心慌，面色苍白，舌质淡，脉细弱。

治法：健脾益气，摄血。

代表方：归脾汤加减。

常用药：人参、黄芪补益中气；白术、茯苓健脾以助气血生化之源。

五、便血

血从肛门排出体外，或单纯下血，或与粪便混杂而下，称为便血。便血由胃肠之脉络受损所致，临床上主要有肠道湿热及脾胃虚寒两类。

1. 肠道湿热

症状：便血鲜红，大便黏腻不爽，或稀溏臭秽，或有腹痛，口苦，肛门灼热，舌苔黄腻，脉濡数。

治法：清化湿热，凉血止血。

代表方：地榆散或槐角丸加减。

常用药：地榆、茜草、槐角凉血止血；栀子、黄芩、黄连清热燥湿，泻火解毒；茯苓淡渗利湿；防风、枳壳、当归疏风利气活血。

2. 脾胃虚寒

症状：便血紫暗，甚则黑色，腹部冷痛，喜温喜按，面色少华，神疲乏力，便溏，舌质淡，脉细。

治法：健脾温中，养血止血。

代表方：黄土汤加减。

常用药：灶心土温中止血；白术、附子、甘草温中健脾；阿胶、地黄养血止血。

六、尿血

尿血指尿中带血，或血从尿道排出的病证。

1. 下焦热盛

症状：小便黄赤灼热，尿血鲜红，心烦口渴，喜冷饮，口舌生疮，失眠多梦，舌红，脉数。

治法：清热泻火，凉血止血。

代表方：小蓟饮子加减。

常用药：小蓟、生地、藕节、蒲黄凉血止血；栀子、竹叶清热泻火；滑石、甘草利水清热，导热下行。

2. 肾虚火旺

症状：小便短赤带血，腰酸耳鸣，乏力，五心烦热，颧红潮热，舌质红，脉细数。

治法：滋阴降火，凉血止血。

代表方：知柏地黄丸加减。

常用药：地黄丸滋补肾阴；知母、黄柏滋阴降火。

3. 脾不统血

症状：久病尿血，气短声低，面色无华，短气懒言，倦怠乏力，或兼齿衄、肌衄，舌质淡，脉细弱。

治法：补脾摄血。

代表方：归脾汤加减。

常用药：人参、黄芪、白术、茯苓益气升提，补气摄血。

4. 肾气不固

症状：久病尿血，色淡红，头晕耳鸣，腰膝酸冷无力，舌质淡，脉沉弱。

治法：补益肾气，固摄止血。

代表方：无比山药丸加减。

常用药：熟地、山药、山茱萸、怀牛膝补肾益精；肉苁蓉、菟丝子、杜仲、巴戟天温肾助阳；五味子、赤石脂益气固涩。

七、紫斑

血液溢出于肌肤之间，皮肤出现青紫斑点或斑块，称为紫斑，亦有称为肌衄及葡萄疫者。

1. 血热妄行

症状：皮肤出现青紫斑点或斑块，或伴发其他血症，或有发热，口渴饮冷，便秘，舌红，苔黄，脉弦数。

治法：清热解毒，凉血止血。

代表方：犀角地黄汤加减。

常用药：水牛角、地黄清热解毒，滋阴凉血；丹皮、赤芍清热凉血，活血散瘀。

2. 阴虚火旺

症状：皮肤青紫斑点或斑块时发时止，伴见有五心烦热，潮热盗汗，舌质红，苔少，脉细数。

治法：滋阴降火，宁络止血。

代表方：茜根散加减。

常用药：茜草根、侧柏叶、黄芩清热凉血止血；生地、阿胶滋阴养血止血。

3. 气不摄血

症状：久病不愈，肌衄反复发生，倦怠懒言，头晕目眩，面色不华，不思饮食，舌质淡，脉细弱。

治法：补气摄血。

代表方：归脾汤加减。

常用药：人参、黄芪、升麻、荆芥炭补益中气，升提摄血；白术、当归、茯苓、龙眼肉健脾补血，以资气血生化之源。

【临证备要】

血证种类、证型繁多，首先当分清虚实，其次应分清所在脏腑部位，最后应当结合不同部位的出血予以对症用药治疗。

1. 首分虚实

血证之虚证，多见于气虚失于固摄血溢脉外以及阴虚火旺迫血妄行两种类型。气虚失于固摄当以益气为主要治疗手段，并且结合出血部位，上补心肺之气，中健脾胃之气，下强肾中元气，方选归脾汤、无比山药丸等。阴虚火旺，迫血妄行者，当用滋阴清热、和营凉血之法，方选茜根散、知柏地黄丸等。治疗血证属虚者，益气应同时配合理气，气顺更助益气，滋阴不忘顾阳，使阴阳相生。血证之实证，当责之实火与瘀血。火热熏灼，扰乱血室，迫血妄行，治当清热凉血，酌加清透、辛散之品，方选犀角地黄汤、小蓟饮子等。瘀血所致血证，以瘀血阻滞血脉，血不循常道，溢于脉外，治当活血行气，以疏通瘀滞之气机。

2. 次分脏腑

血证所涉及的脏腑包括肺、胃、肝、脾、肾。肺胃多病实，脾肾多病虚，实者泻之，清肺胃之热，虚者补之，益脾肾之气。肝者，体阴而用阳，对本虚标实之候，宜滋其肝体，折其肝用，生地、当归、白芍以补肝体，柴胡、栀子、黄芩以清泻肝热，陈皮、川楝子以疏理肝气。

3. 结合出血部位对症用药

血证包括鼻衄、齿衄、咳血、吐血、便血、尿血、紫斑七个病证，涉及的出血部位较多，在辨证论治的基础上应结合出血部位予以对症治疗，鼻衄时可以酌加川牛膝、白茅根、仙鹤草，急性上消化道出血（吐血和便血）可酌加大黄、白及、三七、地榆等，尿血时可以酌加白茅根、小蓟、琥珀等止血利尿。

痴　呆

年老体衰、久病耗损等内因导致髓减脑消，神机失用，以呆傻愚笨、智能低下、善忘等为主要临床表现的神志异常称为痴呆。轻证可见神情淡漠，寡言少语，反应迟钝，善忘；重证可见终日不语，或闭门独居，或口中喃喃，言辞颠倒，行为失常，忽笑忽哭，或不欲食，数日不知饥饿等。

【病因病机】

1. 年迈体虚

年老体虚，脏腑功能衰退，肝肾阴虚，或肾中精气不足，不能生髓，髓海空虚，神机失用，而成痴呆。

2. 情志所伤

情志不舒，或郁怒伤肝，肝失条达，肝气郁结，肝气乘脾，脾气健运失常，聚湿生痰，蒙蔽清窍，神明被扰，神机失用，而形成痴呆；或痰郁日久化生火热，痰热扰神，则性情烦乱，忽哭忽笑，变化无常。忧思久虑，耗伤脾神，心血暗耗，气血生化乏源，气血不足，脑失所养，神明失用；或大恐伤肾，肾虚精亏，髓海失充，脑失所养，致神明失用，神情失常，发为痴呆。

3. 久病耗损

久病中风、眩晕，或失治误治，日久伤正，五脏之气血阴阳不足，脑髓失养；或久病入络，脑脉痹阻，脑气与脏气不得相接，脑髓失养，发为痴呆。

本病病性多属本虚标实，本虚为阴精、气血亏虚，标实为气、火、痰、瘀内阻于脑。本虚与标实可相互转化，杂合为病。痴呆病位主要在脑，与心、肝、脾、肾功能失调密切相关。

【辨证论治】

1. 髓海不足

症状：智能减退，计算力、记忆力、定向力、判断力明显减退，反应迟钝，词不达意，腰酸耳鸣，齿枯发焦，步履艰难，舌瘦色淡，苔薄白，脉沉细弱。

治法：补肾益髓，填精养神。

代表方：七福饮加减。

常用药：熟地、龟板滋阴补肾；鹿角胶、阿胶、紫河车、猪骨髓补髓填精；石菖蒲、远志、杏仁宣窍化痰。

2. 脾肾两虚

症状：表情呆滞，记忆减退，失认失算，沉默少言，口齿含糊，词不达意，伴腰膝酸软，消瘦，流涎，倦怠懒言，或四肢不温，腹部喜温喜按，五更泄泻，舌质淡白，舌体胖大，苔白，或舌红，苔少或无苔，脉沉细弱，双尺尤甚。

治法：补肾健脾，益气生精。

代表方：还少丹加减。

常用药：熟地、枸杞子、山萸肉滋阴补肾；肉苁蓉、巴戟天、小茴香助命火，补肾气；杜仲、怀牛膝、楮实子补益肝肾；党参、白术、茯苓、山药、大枣益气健脾。

3. 痰浊蒙窍

症状：表情呆钝，智力减退，或喜怒无常，喃喃自语，或终日无语，伴食欲不振，胃脘胀痛，痞满，流涎，头重如裹，舌质淡，苔白腻，脉滑。

治法：豁痰开窍，健脾化浊。

代表方：涤痰汤加减。

常用药：半夏、陈皮、茯苓、枳实、竹茹理气化痰，和胃降逆；石菖蒲、远志、郁金开窍化浊。

4. 瘀血内阻

症状：反应迟钝，言语不利，善惊易恐，健忘，或思维异常，行为古怪，伴肌肤甲错，口干，欲漱不欲饮，舌质暗，或有瘀点瘀斑，脉细涩。

治法：活血化瘀，开窍醒脑。

代表方：通窍活血汤加减。

常用药：麝香开窍活血，散结通络；当归、桃仁、红花、赤芍、川芎、丹参活血化瘀。

【临证备要】

1. 首辨虚实

杜老认为，痴呆病多见于年迈体虚的老年人，病性以虚为本，病位在脑，与心、肝、肾有关。临证首先应辨别虚实，虚者当补，根据患者不同的病机，分别选用补肾益髓、健脾补肾之法。杜老认为，痴呆实证也以虚为本，多由于脾虚不健，痰浊内生，气行不畅，痰随气流窜，堵塞清窍，或水不涵木，肝阴失养，肝阳亢盛，则上冲清窍，发为痴呆实证，此实系虚中夹实证。

2. 培补肝肾

在治疗上，杜老秉承"乙癸同源""肝藏魂"及"肾主骨生髓"的古训，提出痴呆重在培补肝肾，滋水涵木。临证常用地黄饮子加减化裁，屡屡效验。针对患者病程漫长，常在此方基础上，佐加疏风药，如羌活、白芷、葛根等之类，一则引肾中之精气上提，充养脑髓，二则交通心肾，宁心开智。

3. 佐使之法

针对患者兼有虚证、痰饮、瘀血等病机，酌情运用补气、活血、化痰之法。在运用补气之法时，杜老常教诲，补气、活血、化痰均应少佐理气之品，以期补气而不气滞，气得行则血畅运，气流息则痰消散。

痫　病

情志失调、先天因素及脑部外伤导致气机逆乱，以发作性精神恍惚，甚则突然仆倒，昏不知人，口吐涎沫，两目上视，四肢抽搐，或口中如作猪羊叫声，移时苏醒为主要表现的发作性神志异常，称为痫证，又名癫痫、羊痫风。

【病因病机】

1. 七情失调

受惊大恐，气机逆乱，或病久损伤脏腑，肝肾受损，阴不敛阳，而生热生风。或忧思伤脾，脾运不健，聚湿生痰，痰随气机上逆，蒙蔽心神，发为本病。

2. 先天因素

先天不足，母体精气耗伤，使胎儿的发育产生异常，出生后易发生痫证。年幼时遭受惊恐，气机逆乱，更易发为本病。

3. 脑部外伤

出生时难产，或后天养育不慎，跌仆损伤，导致颅脑受伤，神志逆乱，气血瘀阻，络脉不和，发为癫痫。

此外，或外感或内伤，积湿生痰，痰随感触之邪上扰，闭塞心窍，壅塞经络，亦可发为痫证。

【辨证论治】

1. 风痰闭阻

症状：常在眩晕、胸闷等症之后出现。发时突然跌倒，意识不清，四肢抽搐，口吐痰涎，或伴尖叫，二便失禁。亦有仅表现为短暂神志不清，或精神恍惚而无抽搐者。舌苔白腻，脉多弦滑。

治法：涤痰息风，开窍定痫。

代表方：定痫丸加减。

常用药：竹沥、菖蒲、胆星、半夏豁痰开窍；天麻、全蝎、僵蚕平肝息风镇痉；琥珀、辰砂、茯神、远志镇心安神。

2. 痰火内盛

症状：发作时昏仆抽搐，口吐涎沫，喉中叫吼，平素情绪急躁，烦躁不寐，咳痰不利，口苦，大便不通，舌红，苔黄腻，脉弦滑数。

治法：清肝泻火，化痰开窍。

代表方：龙胆泻肝汤合涤痰汤加减。

常用药：龙胆草、生地泻肝清热；半夏、南星、枳实、菖蒲涤痰开窍。

3. 心肾亏虚

症状：癫痫反复发作日久，善忘心悸，倦怠乏力，头晕耳鸣，腰膝酸软，苔薄腻，脉细弱。

治法：补益心肾，健脾化痰。

代表方：大补元煎合六君子汤加减。

常用药：熟地、山药、山萸肉补养肝肾；人参、甘草补益心气；白术、茯苓健脾化痰。

【临证备要】

1. 理顺病机治则

杜老认为，痫证病不外痰火内扰、风痰蒙蔽清窍两大原因。风多源自肝火亢盛或肝肾阴虚，痰多为火邪炼津而成，或为脾肾不足所致。本病多由骤惊、跌仆加之先天失养而致，实证居多，日久虚实夹杂。实证治疗多责之肝，虚证多责之脾肾。治疗时要注重治痰，一般化痰多用陈皮、半夏、胆星、远志等，但不宜长期使用，以防温燥之品伤阴。补肾养肝多用熟地、山药、山萸肉，益气健脾多用白术、茯苓、太子参、扁豆、山药。

2. 分清标本缓急

治疗当依标本缓急而有所区别。发作期要以豁痰息风通络为法，抽搐加用平肝药。中医治疗时常以理气化痰、平肝息风为主，常用导痰汤加天麻、钩藤、僵蚕、全蝎等。因为西医治疗痫证患者常应用大量镇静药，长期使用则使中枢受到抑制，全身功能受影响，导致淡漠，反应迟钝，循环受影响，四肢冰凉。且每次发作均会耗气伤阳，反复发作后也常见上述症状加重。在中医辨证而言属于阳气不足，治疗时可予温化，用桂枝甘草龙骨牡蛎汤，并可酌加参、术以益气，阳虚甚可佐以附、姜等以温阳。休止期宜以健脾化痰、补益肝肾、养心安神为主。兼脾虚多用六君子汤化裁以健脾化痰，肝火盛者常用龙胆泻肝汤合涤痰汤加减，肝肾阴虚证可用大补元煎滋养肝肾。

呕　吐

呕吐是指胃失和降，气逆于上，迫使胃内容物从口中吐出的一种病证。呕与吐有所不同，有物有声谓之呕，有物无声谓之吐，无物有声谓之干呕。但呕与吐常同时发生，很难完全区分，故并称为呕吐。

【病因病机】

1. 外邪犯胃

风寒暑湿燥火之邪外侵，邪客胃腑，或秽浊之气壅滞中焦，均可导致胃腑通降失司，胃气不降，上逆作呕。

2. 饮食失调

饮食不节，暴饮暴食，或过食生冷、辛辣、油腻、肥甘之品，或过饮酒浆，皆可损伤胃腑，使脾胃运化失常，饮食停滞，胃气不能和降，上逆而呕吐。

3. 情志失调

平素急躁郁怒，情志怫逆，木郁伤肝，横逆犯胃，肝胃气滞不降，上逆而成呕吐。亦有忧思日久伤脾，脾失健运，故纳食难化，致胃气上逆而作呕吐。

4. 脾胃虚弱

先天禀赋不足或久病劳倦，皆可使脾胃运化失常，升降失司，饮食物入于胃中不化，上逆而成呕吐。或胃阴不足，胃失润降，上逆为呕吐。

呕吐有虚有实，实者由外邪、饮食、痰饮、气郁犯胃，致胃气上逆，虚者由气虚不运、阳虚不温、阴虚不润而致胃气不降。初病多为实证，病势急迫，邪气较盛，久病为虚或虚实兼夹之证，病势较缓，正气亏虚。但其基本病机是胃失和降，胃气上逆。

【辨证论治】

1. 外邪犯胃证

症状：发病突然，多因受寒引起，突发呕吐，伴发热或不发热，恶寒，或头身疼痛，胸脘腹胀满，不思饮食，舌苔薄白，脉浮紧或浮缓。

治法：解表散寒，和胃降逆。

代表方：藿香正气散加减。

常用药：藿香、苏叶、白芷散寒化湿和脾；半夏、陈皮、厚朴、大腹皮行气降气止呕；茯苓、白术健脾化湿；生姜、大枣和中疏表。

2. 饮食停滞证

症状：呕吐酸腐，脘腹胀满，吐后反快，嗳气厌食，大便秘结或臭秽，舌苔厚腻，脉滑。

治法：消食导滞，和胃降逆。

代表方：保和丸加减。

常用药：山楂、神曲、莱菔子消食下气；陈皮、半夏燥湿理气和胃；茯苓健脾利湿；连翘清热散结止呕。

3. 肝气犯胃证

症状：呕吐泛酸，嗳气频作，胸胁胀满不舒，每因情志刺激而使证情加剧，舌红，苔薄黄，脉弦。

治法：疏肝理气，和胃通降。

代表方：四七汤合左金丸加减。

常用药：厚朴、苏梗理气宽中；半夏、生姜、茯苓降逆和胃止呕；黄连、吴茱萸辛开苦降以止呕；柴胡、白芍、枳实既疏肝养血，又调畅气机。

4. 痰饮内停证

症状：呕吐清水痰涎，脘腹满闷，头眩心悸，口干不欲饮，舌苔白腻，脉弦滑。

治法：温化痰饮，和胃降逆。

代表方：小半夏汤合苓桂术甘汤加减。

常用药：半夏、生姜化饮止呕；茯苓、苍术健脾利湿；陈皮利气燥湿；桂枝、白术温化痰饮，止冲逆；甘草调和诸药。

5. 脾胃虚寒证

症状：久病脾胃气弱，呕吐迁延不愈，得食欲呕，胃纳不佳，大便溏薄，伴神疲劳倦，畏寒肢冷，舌淡胖，苔薄白，脉沉迟或弱。

治法：温中健脾，和胃降逆。

代表方：理中汤加减。

常用药：干姜温中散寒；附子温阳通脉；人参补中益气；白术燥湿健脾；炙甘草扶正调和。

6. 胃阴亏虚证

症状：呕吐反复发作，时时干呕恶心，饥不欲食，口干咽燥，舌红少津，脉细数。

治法：滋阴养胃，降逆止呕。

代表方：麦门冬汤加减。

常用药：麦冬、人参清热滋阴；半夏降逆止呕；甘草、粳米、大枣滋养脾胃，顾护胃气。

【临证备要】

1. 注意通降药的应用

胃以降为顺，呕吐中多现胃气上逆，故应用通降药物必须贯穿始终。若为外邪犯胃，则用藿香、苏叶等祛邪降逆；痰饮内阻，则用半夏、生姜等化饮降逆；食滞内停，当以莱菔子、大腹皮等消导通降；脾虚不运，以党参、旋覆花、代赭石等益气降逆止呕；胃阴不足，可用麦冬、五味子、半夏等滋阴通降。

2. 恰当应用止呕法

呕吐是人体的一种保护性反应，有时亦有祛邪之功，故临证时必须根据病情而定。若为食物药物中毒、饮食积滞或生痈引起，则不可止呕，否则不利于毒邪、腐食、痈脓的排出。若有急性阑尾炎、颅内压升高、尿毒症等原发病时，应当辨清疾病根源进行治疗，切不可单独止呕。

呃　逆

呃逆是指因饮食不节、情志内伤或正气亏虚等使胃气上逆，以致气逆动膈，呃呃连声，声短而频，不能自止的一种病证。

【病因病机】

1. 饮食不节

过食生冷，寒积于中，损伤胃阳，或过食辛热煎炒，胃中蕴热，或进食过快过饱，食滞于胃，中焦气机不通，诸种原因皆可导致胃失和降，气逆动膈致呃。

2. 情志失调

恼怒太过，肝气不得疏泄，横逆胃土，胃失和降，或肝郁化火，肝胃郁热，胃热气逆，或忧思日久，精神抑郁，脾胃气滞不通，均可致气机升降失常，气逆作呃。

3. 正气亏虚

素体不足，或年高体虚，或大病久病之后，损伤正气，胃气虚弱，无论阳虚、阴虚、气弱均可导致胃失和降，膈间气机不利，上逆冲喉动膈而成呃逆。

此外，亦有因风寒外邪犯胃，或痰饮、血瘀留滞胃脘导致脾胃升降功能失常，膈间气机受阻，上逆致呃者。

总之，呃逆的基本病机在于诸多原因导致的胃失和降，胃气上逆动膈。

【辨证论治】

1. 胃寒气逆证

症状：呃逆沉缓有力，得热则减，遇寒愈甚，口淡不渴，面青肢冷，胃脘不适，有过食生冷史，或受寒后发病，舌淡，苔薄白而润，脉迟缓。

治法：温中散寒，降逆止呃。

代表方：丁香散加减。

常用药：丁香、高良姜温胃散寒；柿蒂降逆止呃；炙甘草健脾，调和诸药；生姜温胃散寒，降逆止呕；人参益气养胃。

2. 胃火上逆证

症状：呃逆连连，声音洪亮有力，伴口臭烦渴，喜冷饮，大便秘结，小便短赤，舌红苔黄，脉滑数。

治法：清胃泻火，降逆止呃。

代表方：竹叶石膏汤加减。

常用药：竹叶、石膏清泻胃火；麦冬滋阴降气；半夏降逆和胃；人参、粳米、甘草养胃和中；陈皮、竹茹理气止呃，清泻胃火。

3. 肝气犯胃证

症状：呃逆连作，多因情志抑郁恼怒引起，胸胁胃脘胀满，伴肠鸣矢气，恶心嗳气，舌苔薄，脉弦。

治法：理气解郁，降逆止呃。

代表方：五磨饮子加减。

常用药：旋覆花下气降逆；沉香、乌药、木香行气降气；槟榔破滞行气；枳实、竹茹泄热降逆，止呃呕。

4. 脾胃阳虚证

症状：呃逆声低无力，气短难续，脘腹不适，喜温喜按，伴面色苍白，手足欠温，腰酸乏力，食少便溏，舌淡，边有齿痕，苔白，脉弱。

治法：温中降逆，和胃益气。

代表方：附子理中丸加刀豆、柿蒂、白豆蔻等。

常用药：刀豆、柿蒂、丁香温中降逆止呃；附子、炮姜暖中散寒；党参、白术健脾益气；炙甘草调和诸药。

5. 胃阴不足证

症状：呃声急促，咽干口燥，烦渴食少，大便干结，舌红少苔，脉细数。

治法：益气养阴，和胃止呃。

代表方：益胃汤合橘皮竹茹汤加减。

常用药：生地、麦冬、沙参甘寒滋阴生津；橘皮、竹茹、枇杷叶降逆顺气。

【临证备要】

1. 开宣肺气治疗呃逆

呃逆多属于胃失和降，胃气上逆所致，但临床亦可见到肺气失宣，上焦清阳郁滞，气反上逆的病证。呃逆除呃声连连外，多伴有胸脘痞闷，或经降逆法治疗无效，可采用宣肺降气之法。常用药物有枇杷叶、苏叶、桑叶、淡豆豉、苏梗等，同时可配用苏子、杏仁等降肺气之品，以使升降相应。

2. 对呃逆预后转归的判断

偶发呃逆病情多轻属实，易于治疗，且治愈后不易复发。若失治误治，反复发作不愈，多兼夹气滞、血瘀、痰阻、寒凝，治疗取效较缓，且必须注意饮食起居调摄，舒畅情志，饮食不可过热、过冷、过饱，禁烟酒和刺激性食品。危重病中出现顽固性呃逆，多属病情恶化表现。

胃　痛

胃痛是由于外感邪气，内伤饮食情志，脏腑功能失调等导致气机郁滞，胃失所养，以上腹胃脘部近歧骨处疼痛为主症的病证，又称胃脘痛。

【病因病机】

1. 外邪犯胃

外邪之中以寒邪最易犯胃，夏暑之季，暑热、湿浊之邪也间有之。邪气客胃，致使气机壅滞，胃气不和，不通则痛。寒主凝滞，多见绞痛；暑热急迫，常致灼痛；湿浊黏腻，常见闷痛。

2. 饮食伤胃

胃主受纳腐熟水谷，其气以和降为顺，故胃痛的发生与饮食不节关系最为密切。若饮食不节，暴饮暴食，损伤脾胃，内生食滞，致使胃气失和，气机阻滞而痛；或五味过极，辛辣无度，或恣食肥甘厚味，或嗜饮酒浆，或服用伤胃药物，均可伤脾碍胃，阻滞气机，以致胃痛。

3. 情志不畅

忧思恼怒，情志不遂，肝失疏泄，气机阻滞，横逆乘脾犯胃，脾胃纳运失常，气机郁滞而发胃痛。肝郁日久，可化火生热，邪热犯胃，肝胃郁热，可致胃脘灼热而痛；若肝失疏泄，气机不畅，气滞日久，血脉凝滞，或久痛入络，胃络受阻，均可导致瘀血内停，发生胃痛。

4. 脾胃虚弱

若素体不足，或劳倦过度，或饮食所伤，或过服寒凉药物，或久病脾胃受损，均可引起脾胃虚弱，中焦虚寒，胃失温养，发生胃痛。若是热病伤阴，或胃热火郁，灼伤胃阴，或久服香燥理气之品，耗伤胃阴，胃失濡养，也可引起胃痛。

总之，本病的基本病机为胃气失和，气机不利，胃失濡养。

【辨证论治】

1. 寒邪客胃证

症状：胃痛暴作，恶寒喜暖，得温痛减，遇寒加重，口淡不渴，或喜热饮，苔薄白，脉弦紧。

治法：温胃散寒，理气止痛。

代表方：香苏散合良附丸加减。

常用药：高良姜、吴茱萸温胃散寒；香附、苏梗、乌药、陈皮、木香行气止痛。

2. 饮食伤胃证

症状：胃脘疼痛，胀满不消，疼痛拒按，得食更甚，嗳腐吞酸，或呕吐不消化食物，其味腐臭，吐后痛减，不思饮食或厌食，大便不爽，得矢气及便后稍舒，舌苔厚腻，脉滑有力。

治法：消食导滞，和胃止痛。

代表方：保和丸加减。

常用药：神曲、山楂、莱菔子消食导滞；茯苓、半夏、陈皮和胃化湿；连翘散结清热；鸡内金、香橼皮、大腹皮消积导滞，行气除胀；瓦楞子、海螵蛸制酸散结。

3. 肝气犯胃证

症状：胃脘胀痛，痛连两胁，遇烦恼郁怒则痛作或痛甚，嗳气、矢气则稍舒，胸闷嗳气，喜长叹息，大便不畅，苔薄白，脉弦。

治法：疏肝理气，和胃止痛。

代表方：柴胡疏肝散加减。

常用药：柴胡、芍药、川芎、郁金、香附疏肝解郁；陈皮、枳壳、佛手、甘草理气和中。

4. 湿热中阻证

症状：胃脘疼痛，痛势急迫，脘闷灼热，口干口苦，口渴而不欲饮，纳呆恶心，小便色黄，大便不畅，舌红，苔黄腻，脉滑数。

治法：清化湿热，理气和胃。

代表方：清中汤加减。

常用药：黄连、栀子清热燥湿；制半夏、茯苓、草豆蔻祛湿健脾；陈皮、甘草理气和中；加淡豆豉取栀子豉汤意，清热散郁除烦。

5. 瘀血停胃证

症状：胃脘疼痛，痛如针刺刀割，痛有定处，按之痛甚，食后加剧，入夜尤甚，或见吐血、黑便，舌质紫暗或有瘀斑，脉涩。

治法：活血化瘀，和胃止痛。

代表方：失笑散合丹参饮加减。

常用药：生蒲黄、炒五灵脂、丹参活血散瘀止痛；檀香、砂仁行气和胃；制刺猬皮、九香虫化瘀活血止痛。

6. 胃阴亏耗证

症状：胃脘隐隐灼痛，似饥而不欲食，口燥咽干，口渴思饮，五心烦热，消瘦乏力，大便干结，舌红少津或光剥无苔，脉细数。

治法：养阴益胃，和中止痛。

代表方：一贯煎合芍药甘草汤加减。

常用药：沙参、麦冬、生地、枸杞子养阴益胃；当归养血活血；川楝子理气止痛。芍药、甘草缓急止痛。

7. 脾胃虚寒证

症状：胃痛隐隐，绵绵不休，喜温喜按，空腹痛甚，得食则缓，劳累或食冷或受凉后疼痛发作或加重，泛吐清水，食少，神疲乏力，手足不温，大便溏薄，舌淡苔白，脉虚弱或迟缓。

治法：温中健脾，和胃止痛。

代表方：黄芪建中汤加减。

常用药：黄芪补中益气；桂枝、生姜温脾散寒；芍药、炙甘草、饴糖、大枣缓急止痛。伴虚寒性出血症状，可去桂枝、生姜，改用炮姜炭、阿胶；胃寒肢冷者加熟附片；脘满反酸者减饴糖，加姜半夏、黄连、乌贼骨。

【临证备要】

1. 运用通降药治疗胃痛

根据"胃宜降则和，六腑以通为补"的原则，在胃痛的治疗中，要重视通降法的运用。对气滞型、血瘀型胃痛宜理气通降，活血通降。如伴有便秘腹胀，舌苔黄厚腻，腑行不畅的表现，宜加瓜蒌、枳壳，甚者用大黄黄连泻心汤，以增强清热通腑的作用。有时即使出现了虚象，也不可早补或用峻补。如血瘀疼痛控制后，常表现乏力、纳呆、便溏等虚象，需补时，可用香砂六君子一类通补兼施的方法，以避免补而生滞，病情反复。此外，在胃痛虚证治疗中应用陈皮、香附、金铃子、元胡等，也是补通并用之法。

2. 燥润药在胃痛治疗中的运用

脾喜燥恶湿，胃喜润恶燥。脾属阴，阳气容易不足，而脾的运化又需脾阳（气）充盛，所以脾喜燥，就是脾阳当健。湿为阴邪，最易困脾，所以脾不喜湿。胃属阳，津液不足，而胃的受纳和腐熟功能，又需胃津的充足，所谓胃喜润，就是胃阴要足。燥为阳邪，最易伤阴，故胃不宜燥。治疗胃痛时选用香附、苏梗、陈皮、香橼皮、佛手、金铃子、元胡、鸡内金、砂仁等不燥不腻、不寒不热之品，有利于调和脾胃，消胀止痛，可避免胃燥津伤和湿邪困脾的不良后果。只有在胃阴不足和脾虚湿困的情况下，才宜用滋润胃阴药和燥脾祛湿药。

3. 运用芳香、清化药治疗胃痛

在胃痛的病理演变过程中，常伴有胃脘痞闷、身重倦怠、口中黏腻不爽或口臭、舌苔白腻或黄腻、脉濡等湿邪困脾或湿热中阻等证候，此时需及早芳化和清化。芳化即芳香化湿，常用药为藿香、佩兰、苍术、厚朴等。清化即清化湿热，常用药为芦根、薏苡仁、黄芩、滑石、茯苓、通草等。湿去热退，脾阳得振，胃气得复。

痞 满

痞满是由于中焦气机阻滞，升降失常，出现以胸腹痞闷胀满不舒为主症的病证。一般触之无形，按之柔软，压之不痛。按部位分有胸痞、心下痞等。心下即胃脘部，故心下痞又可称胃痞，本节主要讨论胃痞，该病是脾胃病中较为常见的病证。

【病因病机】

1. 表邪入里

外邪侵袭肌表，治疗不得其法，滥施攻里泻下，脾胃受损，外邪乘虚内陷入里，结于胃脘，阻塞中焦气机，升降失司，遂成痞满。如《伤寒论》云："脉浮而紧，而复下之，紧反入里，则作痞，按之自濡，但气痞耳。"

2. 食滞中阻

暴饮暴食，或恣食生冷，或过食肥甘，或嗜酒无度，损伤脾胃，纳运无力，食滞内停，胃失和降，痞塞不通，发生痞满。如

《类证治裁·痞满》云："饮食寒凉，伤胃致痞者，温中化滞。"

3. 痰湿阻滞

脾胃失健，不能运化水湿，湿聚生痰，壅塞中焦，清阳不升，浊阴不降，而成痞满。如《兰室秘藏·中满腹胀》曰："脾湿有余，腹满食不化。"

4. 情志失调

忧思太过则伤脾，恼怒太过多伤肝，肝脾气机郁滞，升降失常，引发痞满。它如悲忧气郁，惊恐气乱，均可导致气机逆乱，升降不利而痞满。如《景岳全书·痞满》云："怒气暴伤，肝气未平而痞。"

5. 脾胃虚弱

素体脾胃虚弱，中气不足，或饮食劳倦，饥饱失常，损伤脾胃，或久病损及脾胃，纳运失职，升降失调，胃气壅塞，而生痞满。如《兰室秘藏·中满腹胀》曰："或多食寒凉，及脾胃久虚之人，胃中寒则胀满，或脏寒生满病。"

总之，本病的基本病机为中焦气机不利，升降失常。

【辨证论治】

1. 邪热内陷证

症状：胃脘痞满，灼热急迫，按之满甚，心中烦热，渴喜饮冷，身热汗出，大便干结，小便短赤，舌红苔黄，脉数。

治法：泻热消痞，和胃开结。

代表方：大黄黄连泻心汤加减。

常用药：大黄泻热消痞开结；黄连、黄芩苦降泻热和阳；枳实、厚朴、木香行气消痞。

2. 饮食停滞证

症状：脘腹痞闷而胀，按之尤甚，嗳腐吞酸，恶心呕吐，不思饮食，或大便不调，矢气频作，臭如败卵，舌苔厚腻，脉弦滑。

治法：消食和胃，行气消痞。

代表方：保和丸加减。

常用药：山楂、神曲、莱菔子消食导滞，行气除胀；半夏、陈皮和胃化湿，行气消痞；茯苓健脾渗湿，和中止泻；连翘清热散结；谷麦芽化食消积，生发胃气。

3. 痰湿内阻证

症状：脘腹痞闷不舒，胸膈满闷，头重如裹，身重肢倦，恶心呕吐，不思饮食，口淡不渴，小便不利，舌体胖大，边有齿痕，苔白厚腻，脉沉滑。

治法：除湿化痰，理气宽中。

代表方：二陈汤合平胃散加减。

常用药：制半夏、苍术、藿香燥湿化痰；陈皮、厚朴理气消胀；茯苓、甘草健脾和胃；大腹皮、薏苡仁、木瓜行气除湿，宣痹通络。

4. 肝郁气滞证

症状：胃脘痞满闷塞，脘腹不舒，胸胁胀满，心烦易怒，喜太息，恶心嗳气，大便不爽，常因情志因素而加重，苔薄白，脉弦。

治法：疏肝解郁，理气消痞。

代表方：越鞠丸加减。

常用药：香附、川芎疏肝散结，行气活血；苍术、神曲燥湿健脾，消食除痞；栀子泻火解郁。

5. 脾胃虚弱证

症状：胃脘痞闷，时轻时重，喜温喜按，纳呆便溏，身倦乏力，少气懒言，舌质淡，苔薄白，脉沉弱。

治法：健脾益气，升清降浊。

代表方：补中益气汤加减。

常用药：人参、黄芪、白术、甘草补中益气；升麻、柴胡升举阳气；当归养血和营以助脾；陈皮理气消痞。

【临证备要】

1. 主用通降，慎用开破

痞满无论虚实，总由中焦气机不利，升降失常所致，故治疗须着眼于一个"通"字。"六腑以通为用"，通则气机才能顺畅，胃气才能和降，才有助于祛除其他病邪，补药才能达于病所，所以无论补泻，调气通降药总要配伍运用。而应用通降调气药，又要分上焦、中焦、下焦和气滞所属脏腑，还要区别药性的寒热温凉。痞满在上焦，则用柴胡、郁金、降香、绿萼梅、八月札、路路通等；痞满在中焦，则用陈皮、香橼皮、佛手、枳壳等；痞满在下焦，多选乌药、槟榔、川楝子、小茴香等。病在肝经，多取柴胡、娑罗子等；病在脾胃经，则选陈皮、香橼皮、大腹皮等。若需温而行之，多取木香、砂仁、乌药、陈皮；若要凉而行之，则选枳实、川楝子等。

2. 补法宜慎用

补药多属甘味，可生满壅湿，阻滞气机，使药物不能达于病所，故痞满必须慎用补法。实证忌用补法，虚实夹杂者，一定要权衡虚实多寡，缓急轻重。若七分实三分虚，则先用疏理，邪去满消再行补；若三分实七分虚，则攻补兼施，做到补而不碍气机，调气而不伤正。用补一般宜清补，而不宜峻补壅补，如参用太子参或党参，芪用生黄芪。若属阴血虚者，则用沙参、麦冬、丹参等清补，而不宜用熟地、当归、元参之类腻补。有些痞满，虽全由虚证引起，但既见胀满，胀本身属实邪，治疗不能只补不通，临床每用升降补疏结合，在补药中加入通降之品，可获良效。

腹　痛

腹痛是指因感受外邪、饮食所伤、情志失调及素体阳虚等使脏腑气机阻滞，气血运行不畅，经脉痹阻或脏腑经脉失养导致的，以胃脘以下、耻骨毛际以上部位发生疼痛为主症的病证。

【病因病机】

1. 外感时邪

外感风、寒、暑、热、湿邪，侵入腹中，均可引起腹痛。伤于风寒则寒凝气滞，经脉受阻，不通则痛。伤于暑热，或寒邪不解，郁而化热，或湿热壅滞，可致气机阻滞，腑气不通，而见腹痛。

2. 饮食不节

暴饮暴食，饮食停滞，纳运无力，或过食肥甘厚腻或辛辣，酿生湿热，蕴蓄胃肠，或恣食生冷，寒湿内停，中阳受损，均可损伤脾胃，腑气通降不利而发生腹痛。它如饮食不洁，肠虫滋生，攻动窜扰，腑气不通，亦致腹痛。

3. 情志失调

情志不遂，则肝失条达，气机不畅，阻滞不通而痛作。若气滞日久，血行不畅，瘀血内生，亦发腹痛。

4. 阳气素虚

素体脾阳亏虚，虚寒中生，渐致气血生成不足，脾阳虚而不能温养，出现腹痛，甚至病久肾阳不足，相火失于温煦，脏腑虚寒，腹痛日久不愈。

此外，跌仆损伤，络脉瘀阻，或腹部术后，血络受损，亦可形成腹中血瘀，中焦气机升降不利，不通则痛。

总之，本病的基本病机为脏腑气机阻滞，气血运行不畅，经脉痹阻，不通则痛，或脏腑经脉失养，不荣而痛。

【辨证论治】

1. 寒邪内阻证

症状：腹痛拘急，遇寒痛甚，得温痛减，恶寒身蜷，手足不温，口淡不渴，小便清长，大便清稀或秘结，舌质淡，苔白腻，脉沉紧。

治法：散寒温里，理气止痛。

代表方：良附丸合正气天香散加减。

常用药：高良姜、干姜、紫苏温中散寒；乌药、香附、陈皮理气止痛；沉香、蔻仁、元胡理气散寒止痛。

2. 湿热壅滞证

症状：腹部胀痛，痞满拒按，胸闷不舒，烦渴引饮，潮热汗出，大便秘结，或溏滞不爽，小便短黄，舌质红，苔黄燥或黄腻，脉滑数。

治法：泄热通腑，行气导滞。

代表方：大承气汤加减。

常用药：大黄苦寒泄热，攻下燥屎；元明粉泻热通腑，软坚散结；厚朴、枳实下气导滞，消痞除满。

3. 饮食积滞证

症状：腹部胀满，疼痛拒按，嗳腐吞酸，恶食呕恶，痛而欲泻，泻后痛减，粪便奇臭，或大便秘结，舌苔厚腻，脉滑。

治法：消食导滞，理气止痛。

代表方：枳实导滞丸加减。

常用药：大黄、枳实、神曲消食导滞；黄芩、黄连、泽泻清热化湿；白术、茯苓健脾助运；半夏、全瓜蒌、莱菔子降逆化痰通腑。

4. 肝郁气滞证

症状：腹痛胀闷，痛无定处，痛引少腹，或兼痛窜两胁，时作时止，得嗳气或矢气则舒，遇忧思恼怒则剧，舌质红，苔薄白，脉弦。

治法：疏肝解郁，理气止痛。

代表方：柴胡疏肝散加减。

常用药：柴胡、枳壳、香附、陈皮疏肝理气；芍药、甘草缓急止痛；川芎行气活血；八月札、绿萼梅理气止痛。

5. 瘀血内停证

症状：少腹疼痛，痛势较剧，痛如针刺，痛处固定，甚则腹有包块，经久不愈，舌质紫暗，脉细涩。

治法：活血化瘀，和络止痛。

代表方：少腹逐瘀汤加减。

常用药：当归、川芎、赤芍养血活血；延胡索、蒲黄、五灵脂、没药化瘀止痛；小茴香、肉桂、干姜温经止痛。

6. 中虚脏寒证

症状：腹痛绵绵，时作时止，喜温喜按，饥饿劳累后加重，得食休息后减轻，形寒肢冷，神疲乏力，气短懒言，胃纳不佳，面色无华，大便溏薄，舌质淡，苔薄白，脉沉细。

治法：温中补虚，缓急止痛。

代表方：小建中汤加减。

常用药：饴糖温中补虚；白芍、甘草养阴和营，缓急止痛；桂枝温阳化气，通血脉；生姜、大枣温中补虚；且生姜合桂枝、饴糖、甘草辛甘化阳，大枣、饴糖、甘草合白芍酸甘化阴。全方可收调补阴阳、温中补虚、缓急止痛之功。

【临证备要】

1. 温通之法治疗腹痛

温通法是以辛温或辛热药为主体，配合其他药物，借能动能通之力，以收通则不痛之效的治疗方法。温通法每需与它药合用。一是与理气药为伍，如良附丸中高良姜与香附同用，用于寒凝而致气滞引起的腹痛。二是与养阴补血药相合，如当归四逆汤中桂枝、细辛与当归、白芍同用，小建中汤中桂枝与白芍同用等。三是与活血祛瘀药配用，如少腹逐瘀汤，在活血化瘀的同时使用小茴香、干姜、肉桂等辛香温热之品，以化解滞留于少腹的瘀血。四是与补气药相配，如附子理中汤，既用党参、白术，又用附子、干姜，对中虚脏寒的腹痛切中病机。五是与甘缓药同用，常用甘草、大枣、饴糖等味甘之品，一方面制约辛燥温热太过，使其温通而不燥烈，另一方面甘药在温热药的推动下，缓急止痛而不碍邪。

2. 清热通腑法治疗急性热证腹痛

清热通腑法以清热解毒药（如银花、黄连、黄芩等）与通腑药（如大黄、槟榔、枳实、芒硝等）为主体，以通则不痛为法，现代用来治疗急腹症，常取得良好效果。对于不完全性肠梗阻患者，可予调胃承气汤加减，加用木香、槟榔等理气之品，收理气通腑之效。本法应用，中病即止，不可过用，以免伤阴太过。对虚证腹痛不可妄用清热通腑法，以免损耗正气，使虚者更虚。

泄　泻

泄泻是由感受外邪、饮食所伤、情志失调、病后体虚、禀赋不足等引起肠道传导功能失常，以排便次数增多，粪质稀溏，或完谷不化，甚至泻出如水样为主要表现的病证，古人将大便溏薄而势缓者称为泄，大便清稀如水而势急者称为泻，现临床一般统称泄泻。

【病因病机】

1. 感受外邪

外感寒湿暑热之邪均可引起泄泻，其中以湿邪最为多见。湿邪易困脾土，寒邪和暑热之邪，既可侵袭皮毛肺卫，从表入里，使脾胃升降失常，亦能夹湿邪为患，直接损伤脾胃，导致运化失常，清浊不分，引起泄泻。

2. 饮食所伤

误食馊腐不洁之物，使脾胃受伤，或饮食过量，停滞不化，或过食肥甘辛辣，致湿热内蕴，或饮食生冷，寒气伤中，均能化生寒、湿、热、食滞之邪，使脾运失职，升降失调，清浊不分，发生泄泻。

3. 情志失调

忧郁恼怒，精神紧张，易致肝气郁结，木郁不达，横逆犯脾，或忧思伤脾，土虚木乘，均可致脾失健运，气机升降失常，而致本病。

4. 病后体虚

久病失治，脾胃受损，日久伤肾，脾失温煦，运化失职，水谷不化，积谷为滞，湿滞内生，而成泄泻。

5. 禀赋不足

由于先天不足，禀赋虚弱，或素体脾胃虚弱，不能受纳运化某些食物，易致泄泻。

总之，本病的基本病机变化为脾病与湿盛，致肠道传导功能失司而发生泄泻。

【辨证论治】

一、暴泻

1. 寒湿内盛证

症状：泄泻清稀，甚至如水样，腹痛肠鸣，脘闷食少，或兼外感风寒，则恶寒，发热，头痛，肢体酸痛，舌苔白腻，脉濡缓。

治法：芳香化湿，解表散寒。

代表方：藿香正气散加减。

常用药：藿香散寒化湿，芳香化浊；紫苏、白芷、桔梗解表散寒，疏利气机；木香理气止痛；厚朴、大腹皮理气消满；茯苓、半夏、苍术、陈皮健脾祛湿，和中止呕。

2. 湿热伤中证

症状：泄泻腹痛，泻下急迫，或泻而不爽，粪色黄褐，气味臭秽，肛门灼热，身热烦渴，小便短赤，舌质红，苔黄腻，脉滑数或濡数。

治法：清热燥湿，分利止泻。

代表方：葛根芩连汤加减。

常用药：葛根解肌清热，升清止泻；黄芩、黄连苦寒清热燥湿；木香顺气畅中；甘草甘缓和中；车前草、茯苓清热除湿，利水止泻。

3. 食滞肠胃证

症状：腹痛肠鸣，泻下粪便臭如败卵，脘腹胀满，泻后痛减，嗳腐吞酸，不思饮食，舌苔垢浊或厚腻，脉滑。

治法：消食导滞，和中止泻。

代表方：保和丸加减。

常用药：神曲、山楂、莱菔子消食和胃；半夏、陈皮和胃降逆；茯苓健脾祛湿；连翘清解郁热。

二、久泻

1. 脾胃虚弱证

症状：大便时溏时泻，迁延反复，食少，食后脘闷不适，稍进油腻之物，则便次明显增多，面色萎黄，神疲倦怠，舌质淡，苔薄白，脉细弱。

治法：健脾益气，化湿止泻。

代表方：参苓白术散加减。

常用药：人参、白术、茯苓、甘草健脾益气；砂仁、桔梗、陈皮、薏苡仁、山药、扁豆、莲子肉理气理脾化湿。

2. 肾阳虚衰证

症状：黎明之前，脐腹作痛，肠鸣即泻，完谷不化，泻后则安，腹部喜温，形寒肢冷，腰膝酸软，舌淡苔白，脉沉细。

治法：温肾健脾，固涩止泻。

代表方：四神丸加减。

常用药：补骨脂温补肾阳，固涩止泻；肉豆蔻、吴茱萸温中散寒；五味子收敛止泻；附子、炮姜温脾散寒。

3. 肝气乘脾证

症状：泄泻肠鸣，腹痛攻窜，伴有胸胁胀痛，嗳气食少，每因抑郁恼怒或情绪紧张而发，舌淡红，脉弦。

治法：抑肝扶脾。

代表方：痛泻要方加减。

常用药：白芍养血柔肝；白术健脾补虚；陈皮理气醒脾；防风散风舒脾，升清止泻。

【临证备要】

1. 灵活运用健脾与运脾

湿是泄泻主要病理因素，临床治疗久泻应注意两个方面：①健脾化湿：脾虚失健则运化失常，湿邪内生，治当健脾以化湿，方如参苓白术散、四君子汤之类。②运脾化湿：脾为湿困，则气化遏阻，清浊不分，此时应当运脾化湿为务。运脾者，燥湿之谓，即芳香化湿、燥能胜湿之意，药如苍术、厚朴、藿香、白豆蔻者是也。临床因脾虚致泻者健脾，因湿邪困脾致泻者运脾，两者灵活运用最为关键。脾为湿困，中气下陷，则需振兴脾气，宜加入升阳药，使气机流畅，恢复转枢。如升麻、柴胡、羌活、防风、葛根之类，少少与之，轻可去实，若用量大，疏泄太过，则反而泄泻更甚。

2. 久泻不可利小便

治泻不利小便非其治也，这是指泄泻来势急骤，水湿聚于肠道，洞泻而下，唯有分利水湿，从前阴分利，利小便而实大便，故适用于暴泻。久泻多为脾虚失用或脏腑失调所致，水湿乃久积而成，非顷刻之病变，轻者宜芳香化之，重者宜苦温燥之，若利小便则更伤正气。

3. 不可轻用补涩法

暴泻不可骤涩众人皆知，恐闭门留寇也。久泻虽缠绵时日，但只要湿邪未尽，或夹寒、热、痰、郁、食等病变，万万不可补涩，急于求成。若夹它邪，恐"炉烟虽熄，灰中有火"，则变证接踵而至。

痢 疾

痢疾是因外感时行疫毒，内伤饮食而致邪蕴肠腑，气血壅滞，传导失司，以腹痛、里急后重、痢下赤白黏冻为主要临床表现的病证，是夏秋季常见的肠道传染病。

【病因病机】

1. 外感时邪

本病多由感受时令之邪而发病，感邪的性质有三：一为疫毒之邪，内侵胃肠，发病急骤，形成疫毒痢；二为湿热之邪，湿郁热蒸，肠胃气机阻滞，发生湿热痢；三为夏暑感寒伤湿，寒湿伤中，胃肠不和，气血壅滞，发生寒湿痢。

2. 饮食不节

平素饮食过于肥甘厚腻或食用馊腐不洁的食物，酿生湿热，或夏月恣食生冷瓜果，损伤脾胃，中阳受困，湿热或寒湿、食积之邪内蕴，肠中气机壅阻，气滞血瘀，与肠中腐浊相搏结，化为脓血，而致本病。

由于感邪有湿热、寒湿之异，体质有阴阳盛衰之不同，治疗有正确与否，故临床表现各有差异。病邪以湿热为主，或为阳盛之体受邪，邪从热化则为湿热痢。病邪因疫毒太盛，则为疫毒痢。病邪以寒湿为主，或阳虚之体受邪，邪从寒化则为寒湿痢。热伤阴，寒伤阳，下痢脓血必耗伤正气。寒湿痢日久伤阳，或过用寒凉药物，或阳虚之体再感寒湿之邪，则病虚寒痢。湿热痢日久伤阴，或素体阴虚再感湿热之邪，则病阴虚痢。或体质素虚，或治疗不彻底，或收涩过早，致正虚邪恋，虚实互见，寒热错杂，使病情迁延难愈，为时发时止的休息痢。若影响胃失和降而不能进食，则为噤口痢。

【辨证论治】

1. 湿热痢

症状：腹痛或伴发热，里急后重，痢下赤白脓血，黏稠如胶冻，腥臭，肛门灼热，小便短赤，舌苔黄腻，脉滑数。

治法：清肠化湿，调气和血。

代表方：芍药汤加减。

常用药：黄芩、黄连清热燥湿，解毒止痢；大黄、槟榔荡热去滞，通因通用；木香、槟榔调气行滞；当归、芍药、甘草行血和营，缓急止痛；少佐肉桂辛温通结；葛根清热止痢。

2. 疫毒痢

症状：发病急骤，腹痛剧烈，里急后重，下痢频繁，痢下鲜紫脓血，恶心呕吐，壮热口渴，头痛烦躁，甚则神昏惊厥，舌质红绛，苔黄燥，脉滑数或微细欲绝。

治法：清热解毒，凉血除积。

代表方：白头翁汤合芍药汤加减。

常用药：白头翁、黄连、黄柏、秦皮清热化湿，凉血解毒；当归、芍药、甘草调营行血；木香、槟榔行气导滞；金银花、丹皮、地榆、穿心莲、马齿苋清热解毒。

3. 寒湿痢

症状：腹痛拘急，痢下赤白黏冻，白多赤少，或纯为白冻，里急后重，脘胀腹满，头身困重，舌苔白腻，脉濡缓。

治法：温中燥湿，调气和血。

代表方：不换金正气散加减。

常用药：藿香芳香化湿；苍术、厚朴、法夏运脾燥湿；陈皮、木香、枳实行气导滞；桂枝、炮姜温中散寒；芍药、当归和血。

4. 阴虚痢

症状：痢下赤白，日久不愈，脓血黏稠，或下鲜血，脐下灼痛，虚坐努责，食少，口干心烦，舌红绛少津，苔少或花剥，脉细数。

治法：养阴和营，清肠化湿。

代表方：黄连阿胶汤加减。

常用药：黄连、黄芩、阿胶清热坚阴止痢；芍药、当归、甘草养血合阴，缓急止痛；少佐干姜以制芩、连苦寒太过；生地榆凉血止血而除痢。

5. 虚寒痢

症状：痢下赤白清稀或白色黏冻，无腥臭，甚则滑脱不禁，腹部隐痛，喜按喜温，肛门坠胀，便后更甚，食少神疲，形寒畏冷，四肢不温，腰膝酸软，舌淡，苔薄白，脉沉细而弱。

治法：温补脾肾，收涩固脱。

代表方：桃花汤合真人养脏汤加减。

常用药：人参、白术、干姜、肉桂温肾暖脾；粳米、甘草温中补脾；当归、芍药和血，缓急止痛；木香行气导滞；赤石脂、诃子、罂粟壳、肉豆蔻收涩固脱。

6. 休息痢

症状：下痢时发时止，日久难愈，常因饮食不当、感受外邪或劳累而诱发。发作时，大便次数增多，便中带有赤白黏冻，腹胀食少，倦怠怯冷，舌质淡，苔腻，脉濡软或虚数。

治法：温中清肠，调气化滞。

代表方：连理汤加减。

常用药：人参、白术、干姜、甘草温中健脾；黄连清除肠中余邪；木香、槟榔、枳实调气行滞。

【临证备要】

1. 阿米巴痢疾

对反复发作，迁延日久之休息痢，如阿米巴原虫所致，可在辨证治疗基础上酌加白头翁、石榴皮，亦可用鸦胆子仁 10～15 粒，去壳装胶囊，饭后吞服，一日 3 次，7～10 日为一个疗程。

2. 单验方治疗

对于湿热痢，不少单味中草药均有良好疗效，如马齿苋、小凤尾草等，可在辨证遣方时加用上述 1～2 味药物，或以单味药30g 煎服。黄连作为治痢专药，因性味苦寒，其用量、疗程均应适度，以免日久苦寒伤胃。

3. 灌肠疗法

慢性病例因反复发作，较难治愈，可在内服中药基础上，使用中药保留灌肠。黄连、黄柏、白头翁、大黄等煎成 100mL，保留灌肠，适用于慢性溃疡性结肠炎、慢性细菌性痢疾。

便　秘

便秘是指大肠传导功能失常，导致大便秘结，排便周期延长，或周期不长，但粪质干结，排便艰难，或粪质不硬，虽有便意，但便出不畅的病证。

【病因病机】

1. 胃肠积热

素体阳盛，或饮酒过多，或过食辛辣厚味，或误服温燥之药而致热毒内盛，或热病之后，余热留恋，或肺热移于大肠，均可导致胃肠积热，耗伤津液，以致肠道干涩燥结，形成热结。

2. 气机郁滞

因忧愁思虑过度，或久坐不动，或跌打损伤，伤及胃肠，或虫积肠道，或肺失肃降，腑气不通，均可导致大肠气机郁滞，传到失职，糟粕内停，而形成便秘。

3. 血少阴亏

病后、产后及年老体弱之人，气血亏虚，或过用汗、利、燥热之剂，损伤阴津，或劳役过度，出汗过多，或房事劳倦损伤气血阴津，或素患消渴，阴津亏耗，气虚则大肠传导无力，血亏阴虚则肠道干涩，导致大便干结，排除困难。

4. 阴寒凝滞

恣食寒凉生冷，或过用苦寒药物，伐伤阳气，或年老体弱，真阳不足，或脾肾阳气虚弱，温煦无权，不能蒸化津液，使之阴寒内结，糟粕不行，凝结肠道而成冷秘。

综上所述，便秘病因不外热、实、冷、虚四个方面。便秘的病位主要在大肠，病机为大肠传导功能失常，并且与肺、脾、肾的关系十分密切。肺与大肠相表里，肺燥肺热移于大肠，导致大肠传导失职而形成便秘；脾主运化，脾虚运化失常，糟粕内停而致便秘；肾主五液，司二便，肾精亏耗则肠道干涩，肾阳不足，命门火衰，阴寒凝结，传导失常，亦形成便秘。

【辨证论治】

1. 胃肠积热

症状：大便干结，腹中胀满，口干口臭，面红身热，心烦不安，多汗，时欲饮冷，小便短赤，舌质红干，苔黄燥，或焦黄起芒刺，脉滑数或弦数。

治法：泻热导滞，润肠通便。

代表方：麻子仁丸加减。

常用药：火麻仁、大黄、杏仁、白芍、枳实、厚朴清热导滞通便；花粉、知母滋阴清火通便。

2. 气机郁滞

症状：大便干结，欲便不出，腹中胀满，胸胁满闷，嗳气呃逆，食欲不振，肠鸣矢气，便后不畅，舌苔薄白，或薄黄，或薄腻，脉弦数，或弦缓，或弦紧。

治法：顺气导滞，降逆通便。

代表方：六磨汤加减。

常用药：木香、乌药、沉香、大黄、槟榔、枳实顺气导滞通便。

3. 气虚便秘

症状：虽有便意，临厕努挣乏力，难以排出，便后乏力，汗出气短，面白神疲，肢倦懒言，舌淡胖，舌边有齿痕，苔薄白，脉细弱。

治法：补气健脾，润肠通便。

代表方：黄芪汤加减。

常用药：黄芪、火麻仁、白蜜、陈皮、升麻、柴胡、桔梗补气健脾润肠；生白术益气健脾。

4. 血虚便秘

症状：大便干结，努挣难下，面色苍白，头晕目眩，心悸气短，失眠健忘，或口干心烦，潮热盗汗，耳鸣，腰膝酸软，舌质淡，苔白，或舌质红，少苔，脉细或细数。

治法：养血润燥，滋阴通便。

代表方：润肠丸加减。

常用药：当归、生地、麻仁、桃仁、枳壳、玉竹、知母养血润燥，滋阴通便；生首乌、郁李仁润肠通便。

5. 阳虚便秘

症状：大便艰涩，排出困难，面色㿠白，四肢不温，喜热怕冷，小便清长，或腹中冷痛，拘急拒按，或腰膝酸冷，舌质淡，苔白，或薄腻，脉沉迟，或沉弦。

治法：温阳通便。

代表方：济川煎加减。

常用药：当归、牛膝、枳壳、升麻、泽泻调气血、理气机；肉桂、黄芪、党参益气温阳；肉苁蓉、锁阳温肾通便。

【临证备要】

老年人便秘是常见病，治疗颇为棘手。便秘也是老年人心脑血管疾病发生意外的隐患，因而应用下法，保持大便通畅，是老年人保健康复的重要措施。老年人便秘以肾虚为多，其临床特征为：①大便不甚干或初头硬；②临厕努挣不下或下而不净；③常伴腰痛、畏寒、夜尿频多等症；④脉沉弦或弦硬。治疗此类便秘，应使用通补兼施法，因老年人便秘与热结腑实、肠道传导障碍的便秘不同，它是人体衰老的局部反映，是肾阳不足、肠道传导无力所致。临床多用济川煎化裁，效果颇佳。方中肉苁蓉重用20g温肾助阳，润肠通便；当归养血活血润肠，牛膝补肾强腰，性善下行，二药合助肉苁蓉润肠通便之力；升麻配枳壳，有升有降，使气机升降复常；泽泻渗利以泄浊气，为辅佐药。本方药少力专，配伍精妙。老年习惯性便秘病人，以此方配成蜜丸，久服颇效。

胁　痛

胁痛是以一侧或两侧胁肋部疼痛为主要表现的病证。胁痛主要与肝胆疾病有关，多由肝气郁结、瘀血、痰火等引起。

【病因病机】

1. 情志失调

暴怒伤肝，或抑郁忧思，均可使肝失条达，疏泄不利，气阻络痹，发为胁痛。

2. 饮食所伤

饮食不节，过食肥甘，损伤脾胃，酿生湿热，郁于肝胆，肝胆失于疏泄，发为胁痛。

3. 外感湿热

湿热之邪外袭，郁结少阳，枢机不利，肝胆经气失于疏泄，脉络不通，而致胁痛。

4. 跌仆损伤

跌仆外伤，或强力负重，致使胁络受伤，瘀血停留，发为胁痛。

5. 劳欲久病

久病耗伤，劳欲过度，使精血亏损，肝阴不足，血不养肝，脉络失养，拘急而痛。

总之，本病的基本病机为肝络失和，实证为肝郁气滞，瘀血停留，湿热蕴结，"不通则痛"，虚证为阴血不足，肝络失养，"不荣则痛"。

【辨证论治】

1. 肝郁气滞证

症状：胁肋胀痛，走窜不定，疼痛多与情绪变化有关，胸闷腹胀，嗳气频作，食欲不振，舌苔薄白，脉弦。

治法：疏肝理气。

代表方：柴胡疏肝散加减。

常用药：柴胡、香附、枳壳、陈皮疏肝理气，解郁止痛；白芍、甘草养血柔肝，缓急止痛；川芎活血通络；川楝子、延胡索、郁金行气止痛；香橼、佛手理气止痛，健脾化痰。

2. 肝胆湿热证

症状：胁肋胀痛或灼痛，胸闷纳呆，恶心呕吐，口苦口黏，小便黄赤，大便黏滞不爽，或兼有身热恶寒，身目发黄，舌红，苔黄腻，脉弦滑数。

治法：清热利湿。

代表方：龙胆泻肝汤加减。

常用药：龙胆草清泻肝胆湿热；山栀、黄芩清热泻火；泽泻、车前子清热利湿；枳壳、郁金疏肝行气；生地、当归养血活血止痛。

3. 瘀血阻络证

症状：胁肋刺痛，痛有定处，入夜尤甚，胁肋下或见癥块，舌质紫暗，脉沉涩。

治法：活血通络。

代表方：旋覆花汤加减。

常用药：茜草、郁金、桃仁、当归活血通络；旋覆花、川楝子、延胡索理气止痛；丹参、乳香、没药取活络效灵丹意，化瘀止痛。

4. 肝络失养证

症状：胁肋隐痛，绵绵不止，劳累后加重，头晕目眩，心烦，口燥咽干，舌红少苔，脉弦细数。

治法：养阴柔肝。

代表方：一贯煎加减。

常用药：生地、枸杞子、黄精滋补肝肾；沙参、麦冬、当归、白芍养阴柔肝；川楝子、延胡索疏肝理气止痛；乌梅、生甘草酸甘化津，和络止痛。

【临证备要】

1. 治疗胁痛宜疏肝柔肝兼顾

胁痛病机以肝经气郁为关键，故胁痛治法多以疏肝解郁为主。然肝易化火伤阴，疏肝理气药又多辛温香燥，易于耗伤肝阴，甚至助热化火。故应用疏肝理气药时，要尽量选用轻灵平和之品，如香附、苏梗、佛手、梅花等，并配合清热养阴、酸柔缓肝之品，如白芍、生地、丹皮、栀子、蒺藜等，疏肝与柔肝兼顾。若肝经气火上逆，则应选用抑肝降逆之品，如旋覆花、代赭石、法半夏之属。若属虚证肝阴不足，则应以柔肝之法为主，佐以少许疏肝之品。

2. 治疗胁痛应以祛邪为主，佐以扶正

胁痛之初，多属肝气郁结，可选用柴胡、郁金、香附、川楝子等；病情进展，属肝胆湿热者，可选用龙胆草、山栀、酒大黄、茵陈等；属血瘀阻络者，可选用丹参、赤芍、桃仁、红花、三七粉、生蒲黄等。病程日久，兼有肝肾阴虚表现者，可佐以生地、白芍、山萸肉、枸杞子等养阴扶正之品。

3. 治疗胁痛可应用针对性药物

如病毒性肝炎，可选用柴胡、金钱草、大黄、虎杖、石榴皮、山楂、五味子等能够抑制病毒或改善肝功能的药物；如胆石

症，可选用鸡内金、金钱草、海金沙等具有排石效果的药物。

黄　疸

黄疸是以目黄、身黄、小便黄为主症的一种病证，其中尤以目睛黄染为特征。多因外感湿热、疫毒或寒湿，内伤饮食、劳倦，以致肝、胆、脾、胃功能失调，湿热蕴蒸或寒湿阻遏，气机郁滞，胆失疏泄，胆液不循常道而外溢，发为黄疸。

【病因病机】

1. 外感时邪

夏秋季节暑湿、湿热之邪，由表入里，困阻中焦，湿热交蒸，不得泄越，而致发病。若湿热夹时邪疫毒伤人，则发病急骤，且可相互染易，出现热毒炽盛，内及营血的急黄重症。

2. 饮食所伤

饮食不节或不洁，饥饱失常，或嗜酒过度，过食肥甘厚腻辛辣，均可损伤脾胃，脾失健运，酿生湿浊，阻滞气机，郁而化热，湿热熏蒸，胆液外溢而发黄。

3. 脾胃虚寒

素体脾阳亏虚，寒从中生，或劳伤、病后脾阳受损，寒湿内生，困阻中焦，壅塞肝胆，致使胆液不循常道，外溢肌肤，而为黄疸。

4. 积聚转化

癥瘕积聚日久，致使瘀血阻滞，湿热残留，日久损肝伤脾，阻滞胆道，胆液泛溢肌肤，也可产生黄疸。

此外，亦有因砂石、虫体瘀阻胆道而致黄疸者。

总之，黄疸的病机关键是湿，基本病机为湿邪困遏脾胃，壅塞肝胆，疏泄失常，胆汁外溢肌肤。

【辨证论治】

一、阳黄

1. 热重于湿证

症状：身目俱黄，其色鲜明，发热，口渴，心烦，脘腹胀满，恶心欲吐，口干口苦，小便短赤，大便秘结，舌苔黄腻，脉弦数。

治法：清热利湿，佐以泻下。

代表方：茵陈蒿汤加味。

常用药：茵陈清热利湿退黄；栀子、黄柏、大黄清热泻下；茯苓、车前子、滑石利湿清热。

黄疸兼有寒热、身痛、无汗等表证者用麻黄连翘赤小豆汤清热利湿解表。

2. 湿重于热证

症状：身目俱黄，但其色不甚鲜明，身热不扬，渴不多饮，头身困重，胸闷脘痞，恶心呕吐，食欲不振，小便短黄，大便溏垢不爽，舌苔白腻略黄或黄白相兼，脉弦滑或濡缓。

治法：利湿化浊，佐以清热。

代表方：茵陈五苓散合甘露消毒丹加减。

常用药：茵陈、茯苓、猪苓、泽泻利湿清热；白术、陈皮健脾除湿；藿香、白蔻仁芳香化浊，宣畅气机；半夏、枳实、竹茹降逆和胃止呕。

3. 胆热郁结证

症状：身目俱黄，其色鲜明，上腹部或右胁胀痛，痛引肩背，身热不退，或寒热往来，恶心呕吐，口干口苦，小便短赤，大便秘结，舌红苔黄，脉弦滑数。

治法：疏肝利胆，泄热退黄。

代表方：大柴胡汤加减。

常用药：柴胡、黄芩疏肝利胆，和解少阳；大黄、枳实通腑泄热；茵陈、山栀、金钱草清热利湿退黄；白芍缓急止痛；川楝子、元胡行气通络止痛。

二、急黄

1. 疫毒炽盛证

症状：起病急骤，黄疸迅速加深，色黄如金，高热烦渴，腹满胁痛，呕吐频作，小便短少，大便秘结，舌红，苔黄燥，脉弦数或洪大。

治法：清热解毒，泻火退黄。

代表方：茵陈蒿汤、黄连解毒汤合五味消毒饮加减。

常用药：茵陈清热利湿退黄；大黄通腑泄热；黄芩、黄连、黄柏、栀子清上、中、下三焦之火；金银花、蒲公英清热解毒。

2. 热毒内陷证

症状：起病急骤，身黄如金，病情变化迅速，高热烦躁，甚则狂乱不安，肢体抽搐，或神昏谵语，或神情恍惚，或见衄血、便血、肌肤瘀斑，舌质红绛，舌苔秽浊，脉弦细数。

治法：清热解毒，凉血开窍。

代表方：犀角散加减。

常用药：水牛角、黄连、栀子、升麻清热凉营解毒；茵陈清热利湿退黄；生地、玄参、石斛、丹皮清热解毒，养阴凉血。

清开灵具有清热解毒开窍作用，且可静脉滴注，取效迅速。

三、阴黄

1. 寒湿阻遏证

症状：身目俱黄，其色晦暗如烟熏，神疲畏寒，脘腹胀闷，食欲不振，口淡不渴，大便溏薄，舌淡苔白腻，脉沉迟或濡缓。

治法：温中化湿，健脾和胃。

代表方：茵陈术附汤加减。

常用药：茵陈清热利湿退黄；附子、干姜温中散寒；白术、甘草甘温健脾；茯苓、泽泻淡渗利湿。

2. 肝郁血瘀证

症状：身目俱黄，其色晦暗，面色黧黑，胁下癥块胀痛，皮肤可见赤纹丝缕，舌质紫暗，或见瘀斑，脉弦细涩。

治法：疏肝解郁，活血化瘀。

代表方：鳖甲煎丸加减。

常用药：鳖甲化癥消积；大黄、丹皮、桃仁、赤芍活血祛瘀；土鳖虫、蜣螂、蜂房消积破坚；瞿麦、石韦利水祛湿；柴胡、桂枝、厚朴、干姜、黄芩疏理气机，散寒清热。

3. 脾虚湿滞证

症状：面目及肌肤淡黄，甚则晦暗不泽，心悸气短，周身乏力，纳呆便溏，舌淡苔薄，脉濡细。

治法：健脾养血，利湿退黄。

代表方：黄芪建中汤加减。

常用药：黄芪、白术、桂枝、生姜益气温中；当归、白芍、甘草、大枣补养气血；茵陈、茯苓利湿退黄。

【临证备要】

1. 利湿之法治疗黄疸

利湿法是用利水渗湿药使湿邪从小便排出的治疗方法。黄疸病因虽多，但总以湿邪为主，如《金匮要略》云："黄家所得，从湿得之。"故其治法为"但利其小便"，使邪有出路，湿去黄退。临床辨证治疗，须以阴阳为纲，阳黄者以湿热为主，当清热利湿，必要时配合通利腑气；阴黄者以寒湿为主，当温中化湿，必要时配合疏肝活血。利湿退黄的药物，首推茵陈，其为治黄疸之要药。淡渗利湿，选用茯苓、薏苡仁、猪苓、泽泻、车前子、白蔻仁等，且可用分利二便之法，加入大黄、瓜蒌、决明子、莱菔子等通腑之品。最后辨证选药，加入清热泻火、温中散寒或行气活血之品。

2. 综合检查明根源

黄疸可出现于多种疾病中，临床诊治时应结合现代医学技术成果，进行相关实验室检查，以分清溶血性黄疸、肝细胞性黄疽、梗阻性黄疸等不同的病理类型，明确引起黄疸的原发病，从而采取相应的治疗措施。

鼓　胀

鼓胀是指因黄疸、胁痛及积聚久治不愈，酒食不节，情志不调，虫毒感染等，导致肝、脾、肾三脏受伤，疏泄运化失常，气血交阻，致水气内停，以腹大如鼓、皮色苍黄、脉络暴露为主症的病证。

【病因病机】

1. 黄疸、胁痛及积聚久治不愈

黄疸多由寒湿或湿热阻滞中焦，肝胆疏泄功能失常，气机不畅，日久影响脾肾，导致肝、脾、肾功能失调，水液内停，气、血、水互结，形成鼓胀。

胁痛与肝密切相关，肝失疏泄，气机不畅，肝木克土，脾运失健，水湿内生，久治不愈，累及肾脏，最终导致肝、脾、肾功能失调，导致气、血、水互结，形成鼓胀。

积聚与肝脾功能障碍密切相关，气机阻滞，瘀血内停，痰湿内聚，日久均可累及肾，肾失开阖，水液内停，最终气、血、水互结，形成鼓胀。

2. 酒食不节

饮酒太过，过食肥甘厚腻，脾胃受伤，运化水谷失常，反而酿生痰湿，土壅木郁，影响肝胆疏泄，导致胆液不循常道而外溢，发为黄疸。痰湿内生，阻滞气机，气血失和，气血痰湿内阻，日久形成鼓胀。

3. 情志不调

情志不遂，则肝失条达，气机不利，血液运行不畅，肝络失和，导致胁痛，日久肝脾俱伤，水液运化失调，化生水湿，形成鼓胀。

4. 虫毒感染

多因血吸虫感染，虫毒阻塞脉络，脉道不通，久延失治，肝脾两伤，形成癥积；气滞络瘀，水液停聚，乃成鼓胀。

总之，本病的基本病机为肝、脾、肾功能失调，气、血、水互结，气滞、血瘀、水停常互为因果。

【辨证论治】

1. 气滞湿阻证

症状：腹胀按之不坚，胁下胀满或疼痛，饮食减少，食后胀甚，得嗳气、矢气稍减，小便短少，舌苔薄白腻，脉弦。

治法：疏肝理气，运脾利湿。

代表方：柴胡疏肝散合胃苓汤加减。

常用药：柴胡、香附、郁金、青皮、川芎、白芍、苍术、厚朴、陈皮、茯苓、猪苓疏肝理气，运脾利湿。

2. 水湿困脾证

症状：腹大胀满，按之如囊裹水，甚则颜面微浮，下肢浮肿，脘腹痞胀，得热则舒，精神困倦，怯寒懒动，小便少，大便溏，舌苔白腻，脉缓。

治法：温中健脾，行气利水。

代表方：实脾饮加减。

常用药：白术、苍术、附子、干姜、厚朴、木香、草果、陈皮、茯苓、泽泻温中健脾，行气利水。

3. 水热蕴结证

症状：腹大坚满，脘腹胀急，烦热口苦，渴不欲饮，或有面目皮肤发黄，小便赤涩，大便秘结或溏垢，舌边尖红，苔黄腻或兼灰黑，脉弦数。

治法：清热利湿，攻下逐水。

代表方：中满分消丸合茵陈蒿汤加减。

常用药：茵陈、金钱草、山栀、黄柏、苍术、厚朴、砂仁、大黄、猪苓、泽泻、车前子、滑石清热利湿，攻下逐水。

4. 瘀结水留证

症状：脘腹坚满，青筋显露，胁下癥结痛如针刺，面色晦暗黧黑，或见赤丝血缕，面颈胸臂出现血痣或蟹爪纹，口干不欲饮水，或见大便色黑，舌质紫暗，或有紫斑，脉细涩。

治法：活血化瘀，行气利水。

代表方：调营饮加减。

常用药：当归、赤芍、桃仁、三棱、莪术、鳖甲、大腹皮、马鞭草、益母草、泽兰、泽泻、赤茯苓活血化瘀，行气利水。

5. 阳虚水盛证

症状：腹大胀满，形似蛙腹，朝宽暮急，面色苍黄，或呈㿠白，脘闷纳呆，神倦怯寒，肢冷浮肿，小便短少不利，舌胖质紫苔白，脉沉细无力。

治法：温补脾肾，化气利水。

代表方：附子理苓汤或济生肾气丸加减。

常用药：附子、干姜、人参、白术、鹿角片、茯苓、泽泻、陈葫芦、车前子温补脾肾，化气利水。

6. 阴虚水停证

症状：腹大胀满，或见青筋暴露，面色晦滞，唇紫，口干而燥，心烦失眠，时或鼻衄，牙龈出血，小便短少，舌质红绛少津，苔少或光剥，脉弦细数。

治法：滋肾柔肝，养阴利水。

代表方：六味地黄丸合一贯煎加减。

常用药：沙参、麦冬、生地、山萸肉、枸杞子、楮实子、猪苓、茯苓、泽泻、玉米须滋肾柔肝，养阴利水。

【临证备要】

1. 鼓胀宜分期治疗

根据病程、病情和病势，鼓胀可以分为早、中、晚三期治疗。早期正气尚不虚，以气滞湿阻为主，治疗应以行气化湿药物为主，可以适当加用活血、软坚、逐水药物，如三棱、莪术、丹参、鳖甲、牡蛎、二丑等；中期正虚邪盛，应以攻补兼施为主，扶正以益气药物为主，如黄芪、党参、白术、茯苓、黄精、山萸肉等，祛邪以行气、活血、利水药物为主，如莪术、山甲珠、当归、赤白芍、大黄、泽兰、刘寄奴、陈皮、大腹皮等；晚期应以扶正为主，阳虚者注重脾肾阳气，可以选用附子、人参、干姜、肉桂、鹿角胶等，阴虚者较难治疗，选用石斛、山萸肉、枸杞子、女贞子、旱莲草等。治疗过程中要始终注意顾护脾胃。

2. 鼓胀并发症治疗

鼓胀病机复杂，常可出现昏迷、出血等并发症。昏迷者分为湿热、痰湿、腑实证。湿热者可以用局方至宝丹清热凉开透窍，或用醒脑静注射液、清开灵注射液静滴治疗，痰湿者可以用苏合香丸鼻饲温开透窍，腑实证可以采用大承气汤加乌梅鼻饲或灌肠治疗，可以达到开窍的目的。鼓胀合并出血一般量较多，应中西医结合治疗，出现汗出肢冷时可选用生脉注射液、参麦注射液益气固脱治疗，在恢复期可以采用大黄、三七粉、白及粉口服，或用鲜生地煎汤灌肠，可凉血、止血、散瘀。

3. 鼓胀饮食调摄

一般宜进低盐、清淡、富含营养且易消化之食物。应适量增加牛肉、鱼肉等食物摄入，减少豆制品的摄入，当出现烦躁不安、睡眠颠倒时应禁止摄入豆制品。鼓胀合并出血者，经过治疗后，应避免过热、过凉及粗糙食物摄入。下肢肿甚，小便量少时，则应忌盐。宜调节情志，怡情养性，安心休养，避免过劳。加强护理，注意冷暖，防止正虚邪袭。如感受外邪，应及时治疗。

积　聚

积聚是指因感受寒邪、情志失调、饮食所伤、久病不愈所致正气亏虚，脏腑失和，气滞、血瘀、痰浊蕴结于腹，腹内结块，或胀或痛为主要临床特征的病证。

【病因病机】

1. 外感寒邪

外感寒邪，脾阳不足，水液运化失常，形成痰湿，阻滞脏腑气机运行，形成聚证；气机不畅日久影响血液运行，导致瘀血内阻，痰湿瘀血搏结，形成积证。

2. 情志失调

情志不调，肝气郁结，脏腑气机运行不畅，气聚而不散，而成聚证；气滞日久则血液运行不畅，瘀血内停，脉络阻滞，而成积证。

3. 饮食所伤

饥饱失常，过食肥甘厚腻，导致脾胃失于健运，饮食水谷不能正常转化为精微物质，反而化生为痰湿水液，内阻气机，形成聚证，日久影响血运，导致积证。

4. 病后所致

黄疸、胁痛、疟疾或血吸虫感染日久未愈，湿热邪毒留恋，气血运行不畅，形成脉络瘀阻，形成积证。

积聚的病因虽可以由以上多种原因引起，病机包括脾阳不足、肝气郁结、痰湿停聚等多方面，但是积聚的基本病机为气滞血瘀，与肝脾密切相关。

【辨证论治】

一、聚证

1. 肝气郁结证

症状：腹中结块柔软，时聚时散，攻窜胀痛，脘胁胀闷不适，常随情绪波动，舌苔薄，脉弦。

治法：疏肝解郁，行气散结。

代表方：逍遥散合木香顺气散加减。

常用药：柴胡、当归、白芍、甘草、生姜、薄荷、香附、青皮、枳壳、郁金、乌药疏肝解郁，行气散结。

2. 食滞痰阻证

症状：腹胀或痛，腹部时有条索状物聚起，按之胀痛更甚，便秘，纳呆，舌苔腻，脉弦滑。

治法：理气化痰，导滞散结。

代表方：六磨汤加减。

常用药：大黄、槟榔、枳实、沉香、木香、乌药理气导滞散结。

二、积证

1. 气滞血阻证

症状：腹部积块质软不坚，固定不移，胀痛不适，舌苔薄，脉弦。

治法：理气消积，活血散瘀。

代表方：柴胡疏肝散合失笑散加减。

常用药：柴胡、青皮、川楝子、丹参、延胡索、蒲黄、五灵脂理气消积化瘀。

2. 瘀血内结证

症状：腹部积块明显，质地较硬，固定不移，隐痛或刺痛，形体消瘦，纳谷减少，面色晦暗黧黑，面颈胸臂或有血痣赤缕，女子可见月事不下，舌质紫或有瘀斑瘀点，脉细涩。

治法：祛瘀软坚，佐以扶正健脾。

代表方：膈下逐瘀汤合六君子汤加减。

常用药：当归、川芎、桃仁、三棱、莪术、石见穿、香附、乌药、陈皮、人参、白术、黄精、甘草、元参、牡蛎活血祛瘀，扶正健脾。

3. 正虚瘀结证

症状：久病体弱，积块坚硬，隐痛或剧痛，饮食大减，肌肉瘦削，神倦乏力，面色萎黄或黧黑，甚则面肢浮肿，舌质淡紫，或光剥无苔，脉细数或弦细。

治法：补益气血，活血化瘀。

代表方：八珍汤合化积丸加减。

常用药：人参、白术、茯苓、甘草、当归、白芍、地黄、川芎、三棱、莪术、阿魏、瓦楞子、五灵脂、香附、槟榔补益气血，活血化瘀。

【临证备要】

1. 积聚应明确病变部位

积聚除按气血虚实辨证外，尚需根据积块部位、脏腑所属综合考虑，结合现代医学检查手段明确积聚的性质，对治疗和估计预后有重要意义。如积块见于剑下胃脘部，多提示病变在胃；积块见于胁下，多为肝脾肿大；积块见于小腹多提示肠道或妇科病变。如属器质性疾病，应结合现代医学治疗，对于功能性疾病，可辨证论治，常可获效。

2. 积聚治疗应顾护正气，慎用攻伐

积聚治疗上始终要注意顾护正气，攻伐药物不可过用。正如《素问·六元正纪大论》所说："大积大聚，其可犯也，衰其大半而止。"聚证以实证居多，但如反复发作，脾气易损，此时需用六君子汤加减，以培脾运中。积证乃日积月累而成，其消亦缓，切不可急功近利。如过用、久用攻伐之品，易损正伤胃；过用破血、逐瘀之品，易损络出血；过用香燥理气之品，则易耗气伤阴积热，加重病情。

眩　晕

眩晕是以头晕眼花为主症的一类病证。眩为眼花，晕指头晕，两者常常并见。轻者闭目可止，重者如坐车船，旋转不定，

不能站立，或伴有恶心呕吐、汗出、面色苍白，严重时可出现突然仆倒。主要病机为清窍失养。

【病因病机】

1. 肝肾阴虚

久病伤肾，或先天禀赋不足，或年老体弱，或房劳过度，或过服温燥壮阳之品，损伤肾阴。肾主藏精，精能生髓，而脑为髓之海。肾阴不足，髓海空虚，脑失所养，而发眩晕。肝肾精血同源，肾精不足，很容易导致肝肾两虚。此外，长期郁闷，情志不遂，暗耗肝阴，气郁化火，火热伤阴，均可导致肝阴不足而发眩晕。

2. 风阳上扰

素体阳盛，或焦虑恼怒，气郁化火，灼伤肝阴，阴不制阳，或肾阴素亏，水不涵木，阴不制阳，均可导致肝阳上亢，阳化风动，风阳上扰清窍，发为眩晕。

3. 气血亏虚

久病不愈，耗伤气血，或失血之后，失于调补，或脾胃虚弱，气血生化无源，均可导致气血两虚。气虚则清阳不升，血虚则脑失所养，均可导致眩晕。

4. 痰浊中阻

脾为生痰之源。饮食失节，劳倦伤脾，脾失健运，导致水谷不能化为精微，反而聚湿生痰，痰浊中阻，则清阳不升，浊阴不降，引起眩晕。

5. 瘀血阻脑

跌仆损伤头部，或久病入络，导致气滞血瘀，或久病损伤正气，气虚则血瘀，或痰浊阻碍气血正常运行，痰凝血瘀。瘀血阻碍脑络，导致气血不能上荣头目，脑失所养，而发眩晕。

此外，外感风邪也可导致眩晕。因颠顶之上，唯风可到。风邪夹杂其他病邪，侵犯脑窍，而致眩晕。

总之，本病的病位在脑窍。基本病机是肝、脾、肾受损，导致气、血、精、髓不足，脑失所养，以虚证居多；或因正虚感受外邪，或正虚内生痰火、瘀血，扰乱清窍所致。

【辨证论治】

1. 肝肾阴虚证

症状：头晕目眩，耳鸣如蝉，病久不已，可伴有健忘、腰膝酸软、两目干涩、口干咽燥、失眠多梦，舌质红，少苔或无苔，脉细数。

治法：滋补肝肾，养阴填精。

代表方：左归丸加减。

常用药：熟地、山茱萸、山药、龟板滋补肝肾之阴；枸杞子、菟丝子补益肝肾，生精补髓；牛膝补肾益精，强筋壮骨，引药下行入肾。若阴虚内热者，加知母、炙鳖甲、黄柏、女贞子、旱莲草；若失眠多梦、健忘者，加阿胶、酸枣仁、柏子仁、丹参；水不涵木，肝阳上亢者，加炙鳖甲、天麻、珍珠母、石决明。

2. 风阳上扰证

症状：眩晕欲仆，耳鸣，头痛而胀，可伴有面红目赤、急躁易怒、腰膝酸软、心悸健忘、失眠多梦，遇劳累或恼怒则加重，舌红，苔薄黄，脉弦细数。

治法：平肝息风，滋阴潜阳。

代表方：天麻钩藤饮加减。

常用药：天麻祛风潜阳，为治疗眩晕之要药；钩藤清热息风降火；石决明镇肝潜阳；黄芩、栀子清肝泻火；牛膝、杜仲、桑寄生补益肝肾；茯神、夜交藤养血安神。阴虚较甚者，加生地、沙参、麦门冬；便秘者，加当归、白芍、玄参；阳化风动者，加羚羊角、生龙骨、生牡蛎、珍珠母。

3. 气血亏虚证

症状：眩晕，动则加重，遇劳则发，可伴有神疲乏力、自汗、面色无华、唇甲色淡、心悸怔忡，舌质淡嫩，苔薄白，脉细弱或细数。

治法：补养气血，健运脾胃。

代表方：归脾汤加减。

常用药：黄芪补气生血，当归养血活血，共达补气生血之功；党参、茯苓、白术健脾安神，脾健则气血生化有源；龙眼肉、酸枣仁、远志养血安神；木香理气悦脾，以防滋腻太过。自汗者，加浮小麦、糯稻根；兼有阳虚者，加干姜、肉桂；血虚重者，加紫河车、熟地、阿胶。

4. 痰浊中阻证

症状：视物旋转，头重如裹，胸脘痞闷，恶心呕吐，纳少神疲，舌质淡胖，边有齿痕，苔白腻，脉弦滑。

治法：燥湿化痰，健脾和胃。

代表方：半夏白术天麻汤加减。

常用药：陈皮、半夏燥湿化痰，和胃降逆；茯苓利水渗湿；白术健脾燥湿；天麻息风而止眩；生姜、甘草、大枣健脾和胃。肢体困重者，加藿香、佩兰、石菖蒲；头部昏沉、嗜睡者，加石菖蒲、郁金、葱白；恶心呕吐重者，加砂仁、白豆蔻。

5. 瘀血阻脑证

症状：眩晕阵作，头痛如针刺，可伴有面色黧黑、口唇紫暗、肌肤甲错、心悸失眠、耳鸣耳聋，或有外伤，或有脑梗死病史，舌质紫暗，或有瘀斑、瘀点，脉涩或细涩。

治法：祛瘀生新，通窍活络。

代表方：通窍活血汤加减。

常用药：赤芍、川芎、桃仁、红花活血化瘀，祛瘀通络；麝香、葱白通阳开窍散结；生姜、黄酒助血行；陈皮、炒枳壳行气开滞。气虚血瘀者，兼见神疲乏力、自汗，可加人参、黄芪；见风而发眩晕者，可加天麻、防风、荆芥。

【临证备要】

1. 眩晕以内伤虚证为主

眩晕的发生主要是慢性内伤性疾病日久不愈，损伤肝肾，导致阴虚不足，阴不制阳，阳化风动，风阳上扰，脑窍失养所致。辨证以内伤为主，治疗以补益肝肾为法，适当兼顾脾胃功能。

2. 眩晕实证以瘀血为主

病久入络。慢性病患者，由于病久不愈，导致血液运行不畅，停着为瘀，瘀血又阻碍气血的正常运行，导致脑失所养而发生眩晕。可以兼有气滞、火热、寒凝，辨证治之。

头　痛

头痛是指经脉绌急或失养，清窍不利所引起的以头部疼痛为主要特征的一种病证。主要因外感六淫、内伤饮食、情志失调，导致外邪闭窍，内伤五脏，经脉痹阻或失养，而发生头痛。

【病因病机】

1. 外感六淫

起居不慎，或冒雨涉水，久居潮湿之地，感受风、寒、暑、湿、燥、热，上犯颠顶，导致头部经脉绌急而发生头痛。然而颠顶之上，唯风可到，头痛主要是风邪所致，往往夹杂其他病邪。风寒为患，寒凝血涩，清阳受阻，经脉不畅，绌急而痛。若夹杂燥热之邪，热扰清窍，壅滞不畅，而致头痛。若夹杂暑湿之邪，暑热扰乱清空，暑湿蒙蔽清窍而头痛。

2. 内伤不足

脑为奇恒之府，为髓之海，五脏六腑之精气皆上注于脑，故内伤头痛与肝、肾、脾三脏关系密切。若年老体弱，或房劳过度，导致肾阴亏虚，水不涵木，肝阳亢盛，上扰清窍而头痛；或因肾精亏虚，肾虚不能养髓，髓海空虚，脑失所养而头痛。若因情志不遂，则肝失条达，气机不畅，气郁化火，肝火上扰清窍而头痛；若气滞日久，血行不畅，气滞瘀血，也可导致头痛。饮食不节，暴饮暴食，过食肥甘厚腻，或过度安逸，导致脾失健运，痰浊内生，痰浊阻滞，清阳不升，浊阴不降，蒙蔽清窍而头痛；或因脾胃功能受损，气血生化无源，脑脉失养而头痛。

此外，跌仆损伤，久病入络，气血瘀阻，脑脉不通，不通则痛，也可导致头痛。

总之，本病的病机有外感和内伤，外感为邪壅经脉，气血不畅，经脉绌急。内伤为脏腑功能失调，肝、脾、肾受损，导致气、血、精、髓不足，脑失所养；或因内伤病邪，气滞血瘀，痰湿蒙蔽，肝火上扰，脑功能失职。

【辨证论治】

1. 风寒头痛证

症状：头痛，痛势较剧，痛连项背，常喜裹头，恶风寒，口淡不渴，无咽痛，舌质淡红，苔薄白，脉浮紧。

治法：疏风散寒。

代表方：川芎茶调散加减。

常用药：川芎上行头部，善于治血中之风，为治疗风寒头痛的要药；荆芥、白芷、细辛、防风、羌活祛风散寒而止痛；薄荷清利头目而止痛；茶叶清上降下，而防止诸药升散太过。

2. 风热头痛证

症状：头痛而胀，痛甚如裂，咽痛，面红，口渴喜饮，或伴有发热恶风，或大便秘结，小便黄赤，舌红，苔薄黄，脉浮数。

治法：祛风清热。

代表方：芎芷石膏汤加减。

常用药：生石膏药性大寒，清热泻火；菊花散风清热，川芎、白芷、羌活、藁本祛风止痛，而寓火郁发之意。火盛者，可加薄荷、黄芩；热盛便结者，加生大黄、芒硝。

3. 风湿头痛证

症状：头痛如裹，痛势绵绵，肢体困重，口淡不渴，或伴有身热不扬，胸闷纳呆，大便溏薄，舌质淡红，苔白腻，脉濡或滑。

治法：祛风胜湿。

代表方：羌活胜湿汤加减。

常用药：羌活、独活、防风祛风胜湿；蔓荆子、川芎、藁本清利头目而止痛。若病发于夏天，兼有湿热者，可加香薷、藿香、佩兰、薄荷。

4. 肝阳上亢证

症状：头胀痛，或抽掣而痛，头痛多在两侧，常伴有头晕目眩、面红目赤、心烦易怒、失眠多梦、口苦胁痛，舌质红，苔薄黄，脉弦或弦细数。

治法：平肝潜阳。

代表方：天麻钩藤饮加减。

常用药：天麻、钩藤、石决明平肝潜阳，息风止痛；牛膝、益母草引血引热下行；黄芩、栀子清肝泻火；茯神、夜交藤安神除烦。阴虚甚者，加生地、女贞子、旱莲草；阳化风动，则加炙鳖甲、炙龟板、生牡蛎。

5. 气虚头痛证

症状：头痛隐隐，时作时止，遇劳加重，可伴有头晕、乏力、气短、自汗等症，舌质淡红或淡胖，边有齿痕，苔薄白，脉细弱。

治法：补气升清。

代表方：顺气和中汤加减。

常用药：人参、黄芪、白术、炙甘草健脾益气，以助生化之源；当归、白芍养血；升麻、柴胡升举阳气；蔓荆子、川芎、细辛祛风止痛。

6. 血虚头痛证

症状：头痛隐隐，缠绵不休，面色萎黄，伴有头晕、乏力、失眠、多梦、心悸，舌质淡，苔薄白，脉细弱或细数。

治法：滋阴养血。

代表方：四物汤加减。

常用药：生地、当归、白芍滋阴养血；蔓荆子、川芎、菊花、黄芩清利头目而止痛；甘草调和诸药。若气血两虚，或气虚不能生血，则重用黄芪，酌加人参、白术、黄精。

7. 肾虚头痛证

症状：头痛且空，痛势不剧，腰膝酸软，头晕耳鸣，健忘遗精，舌质淡胖，苔薄白，脉沉细弱，或舌红少苔，脉细数。

治法：补肾填精。

代表方：大补阴丸加减。

常用药：熟地、山药、山萸肉、枸杞子补肾填精；人参、当归、炙甘草益气养血；杜仲壮腰。偏于肾阳虚者，畏寒肢冷，腰膝冷痛，加鹿角胶、肉桂；偏于肾阴虚者，五心烦热，潮热盗汗，加旱莲草、女贞子、知母、黄柏。可酌加蔓荆子、川芎、天麻等治疗头痛之要药。

8. 痰浊头痛证

症状：头痛昏沉，痛势绵绵，胸脘痞闷，纳呆，恶心呕吐，眩晕，乏力，舌质淡红，苔白腻，脉滑或弦滑。

治法：燥湿化痰，降逆止痛。

代表方：半夏白术天麻汤加减。

常用药：半夏、白术、茯苓、陈皮、生姜燥湿化痰，降逆止呕；天麻平肝息风，为治疗头痛之要药；蔓荆子、川芎祛风止痛。

9. 瘀血头痛证

症状：头痛剧烈，痛如针刺，痛处固定，日轻夜重，或有外伤史，或有慢性头痛病史，或有脑梗死病史，舌质暗红，或舌边尖有瘀斑、瘀点，苔薄白，脉细涩或弦细。

治法：活血化瘀，行气止痛。

代表方：通窍活血汤加减。

常用药：麝香、葱白、生姜、黄酒辛温通窍；桃仁、红花、川芎、赤芍活血化瘀；延胡索、炒枳壳行气止痛。气虚血瘀者，可加人参、黄芪；瘀血重者，可加地龙、蜈蚣、全蝎等通络逐瘀之品。

【临证备要】

1. 祛风之法治疗外感头痛

外感头痛多为风邪兼夹其他病邪致病，祛风为治疗外感头痛的主要方法之一，常根据病邪性质不同，而采用辛温或辛凉解表法治疗。兼有暑湿者，酌加清热化湿祛暑之品。

2. 清肝平肝治疗内伤头痛

火性炎上。内伤头痛以肝火、肝阳上扰清窍为主，故治疗重点是清肝、平肝。清肝药物如黄芩、炒栀子、菊花、薄荷、决明子等，平肝药物如天麻、羚羊角、珍珠母、炙龟板、炙鳖甲等。兼有肾虚者，加生地、枸杞子、续断、当归；兼有血瘀者，加川芎、丹参、赤芍、丹皮；兼有心火者，加黄连、莲子心、炒栀子。治疗内伤头痛以清为主，慎用温药。

郁 病

郁病是由于情志不舒，气机郁滞所引起的一类病证。主要表现为心情抑郁，情绪不宁，易怒善哭，咽中如有异物梗阻，失眠心悸等。

【病因病机】

1. 郁怒气滞

久郁或暴怒，损伤肝气，导致肝失条达，气失疏泄，而致肝气郁结。气郁日久可以化火，气滞又可以导致血瘀。肝郁克脾，或思虑过度，劳倦伤脾，导致脾失健运，聚湿生痰，形成气滞痰郁。湿浊阻滞,或饮食不化,或湿痰化热,可发展至湿郁、痰郁、热郁。

2. 情志不遂

情志不遂,则肝失条达,气机不畅,气机阻滞,抑制脾土,暗耗气血,导致心失所养,神失所藏。此外,肝郁克脾,气血生化无源,或久郁化火,损伤阴血,均可导致虚证。

总之,本病的发生是因郁怒、思虑、悲哀、忧愁所伤,导致肝失疏泄,脾失健运,心神失常,脏腑阴阳气血失调而成。早期多为气滞夹湿痰、食积、热郁、瘀血,为实证;久病由气入血,由实转虚,形成心脾两虚、阴虚火旺等证。

【辨证论治】

1. 肝气郁结证

症状:精神抑郁,情绪不宁,胸胁胀痛,痛无定处,胸闷喜太息,嗳气纳呆,或恶心呕吐,大便溏薄或秘结,女子月经不畅或痛经,舌苔薄白或腻,脉弦。

治法:疏肝理气解郁。

代表方:柴胡疏肝散加减。

常用药:柴胡、炒枳壳、香附疏肝理气解郁;陈皮理气和中;川芎、白芍、甘草活血化瘀止痛;郁金、青皮疏肝解郁。若嗳气、恶心呕吐者,加旋覆花、代赭石、半夏;食积不化者,加焦山楂、炒神曲、鸡内金;若胁痛,或闭经、痛经者,加当归、桃仁、红花。

2. 肝郁化火证

症状:急躁易怒,胸胁胀闷,吐酸嘈杂,口干口苦,大便秘结,头痛目赤,耳鸣,小便短黄,舌质红,苔黄燥,脉弦数。

治法:清肝泻火,解郁和胃。

代表方:丹栀逍遥散合左金丸加减。

常用药:丹栀逍遥散清肝泻火解郁,左金丸泻肝和胃。口干、口苦、大便秘结者，加龙胆草、生大黄；头痛、目赤、耳鸣者，加黄芩、菊花、薄荷、夏枯草。

3. 气滞痰郁证

症状：咽中不适，如有异物梗阻，咽之不下，咯之不出，胸脘痞闷，或胁痛，舌苔白腻，脉弦滑。

治法：化痰利气解郁。

代表方：半夏厚朴汤加减。

常用药：半夏、厚朴、茯苓降逆化痰；紫苏、生姜利气散结；旋覆花、代赭石、香附、陈皮、炒枳壳化痰解郁，和胃降逆。若痰郁化热，口苦、苔黄、脉滑数者，改用温胆汤加瓜蒌皮、黄芩、贝母化痰清热，利气散结。

4. 忧郁伤神证

症状：精神恍惚，心神不宁，悲伤善哭，时时欠伸，舌质淡，苔薄白，脉弦细。

治法：养心安神。

代表方：甘麦大枣汤加减。

常用药：炙甘草、小麦、大枣、养心气而安心神，缓急润燥；枣仁、远志、茯神、柏子仁养心安神。肝郁明显者，加合欢花、郁金、香附。

5. 心脾两虚证

症状：多思善虑，心悸胆怯，失眠健忘，面色无华，头晕目眩，神疲纳少，舌质淡，脉细弱。

治法：健脾养心，补气养血。

代表方：归脾汤加减。

常用药：党参、茯苓、白术、炙甘草补气健脾，使气血生化有源；生黄芪、当归补气生血；酸枣仁、远志、龙眼肉养血安神定志。若肝郁明显者，加郁金、合欢花解郁安神。

6. 阴虚火旺证

症状：心悸，失眠，心烦易怒，眩晕，或腰酸遗精，或女子月经不调，舌质红，脉弦细数。

治法：滋阴清热，镇心安神。

代表方：滋水清肝饮加减。

常用药：六味地黄丸滋阴补肾，壮水制火；柴胡、栀子、丹皮清肝泻火；珍珠母、生龙骨、磁石重镇安神。

【临证备要】

1. 理气是治疗郁病的大法

郁病虽有六郁之分，但以气郁为主，往往是气郁发病在先，后有血郁、痰郁、湿郁、热郁、食郁，故理气是治疗郁病的大法。但理气法又有疏肝行气、和胃降气之别，当区别不同证候而施治。此外，理气药物性多辛燥，易劫伤肝阴肾精，使病情缠绵。因此，大量使用理气药物时，应配合使用当归、白芍、香橼等柔肝润肝之品。

2. 注重心理调节

郁病属于心理调节失调所致的疾病，患者往往有心理方面的问题。应耐心地做思想工作，说服、疏导患者放下生活、工作中烦恼、不愉快的事情，克服对疾病的恐惧心理，树立战胜疾病的信心。同时对患者的家人及同事也要做相关的说服工作，让其多与患者进行情感交流，对患者多理解、多包容，给患者创造良好的养病、治病环境。

中　风

中风是由于阴阳失调，气血逆乱，上犯于脑所引起的以突然昏仆，不省人事，半身不遂，口舌歪斜，或不经昏仆，口舌歪斜，言语不利，偏身麻木为主要表现的一种病证。本病多见于中老年人，四季均可发病，以冬春两季发病为多，是一种发病率高，病死率高，致残率高，严重危害人们健康的疾病。

【病因病机】

1. 正气虚弱，内伤积损

随着年龄增长，人体的正气会逐渐减弱，年老体虚是本病发病的主要原因。年老气虚，加上内伤性慢性疾病损伤人体正气，或房劳伤肾，或久病气血亏虚，或劳倦过度，损伤脾胃，或思虑伤脾，暗耗阴血，均可导致气虚不能推动血液正常运行，产生瘀血；阴血虚则阴不制阳，风阳上越，夹气血痰火上冲于脑，蒙蔽清窍而发病。阳气者，烦劳则张。烦劳过度，易使阳气升张，引动风阳、气血上扰于脑而发病。

2. 情志过极，化风生火

七情失调，肝气郁结，气滞血瘀，瘀阻脑脉，或素体阴虚，水不涵木，又因情志所伤，肝阳暴亢，或五志过极，心火暴盛，风火相扇，血随气逆，上扰元神，神明失用而发病。

3. 饮食不节，痰浊内生

暴饮暴食，过食膏粱厚味，导致脾失健运，聚湿生痰，痰郁化热，或肝阳素旺，木旺乘土，导致脾不健运，内生痰浊，或肝火灼津成痰，痰热互结，肝火夹痰热上蒙清窍，而发为本病。

总之，本病的病理因素为风（肝风）、火（肝火、心火）、痰（风痰、湿痰、痰热）、气（气逆）、虚（阴虚、血虚、气虚）、瘀（血瘀），主要病机是脏腑功能失调，痰浊、瘀血、风火内蕴，气血逆乱，上冲犯脑所致。病变部位在脑，与心、肝、脾、肾密切相关。

【辨证论治】

1. 肝阳暴亢证

症状：半身不遂，肢体强直，口舌歪斜，言语不利，头胀而痛，眩晕，面红目赤，心烦易怒，便秘尿黄，舌质红或绛，苔黄或黄燥，脉弦或弦数。

治法：平肝息风潜阳。

代表方：天麻钩藤饮加减。

常用药：天麻、钩藤平肝息风；生石决明镇肝潜阳；川牛膝引血下行；黄芩、栀子清肝泻火；杜仲、桑寄生补益肝肾；茯神、夜交藤养血安神。阴虚甚者，加山茱萸、生地、何首乌；痰浊阻络者，加胆南星、竹茹、石菖蒲；大便干结者，合用大承气汤。

2. 风痰阻络证

症状：半身不遂，肢体拘急，口舌歪斜，言语不利，肢体麻木，头晕目眩，舌暗红，苔白腻，脉弦滑。

治法：化痰息风通络。

代表方：化痰通络汤加减。

常用药：半夏、白术、茯苓健脾燥湿化痰；胆南星、天竺黄清热化痰；天麻平肝息风；香附、丹参理气活血。眩晕甚者，加钩藤、菊花；瘀血明显者，加全蝎、赤芍、红花；兼有热邪，烦躁不安者，加黄芩、栀子。

3. 痰热腑实证

症状：半身不遂，肢体强直，口舌歪斜，言语不利，腹胀便秘，头晕目眩，口黏痰多，舌红，苔黄腻或黄燥，脉弦滑大。

治法：通腑泄热化痰。

代表方：星蒌承气汤加减。

常用药：胆南星、瓜蒌清热化痰；生大黄、芒硝荡涤肠胃，泄热通腑。痰盛者，加天竺黄、竹沥、川贝母；热盛动风者，加天麻、钩藤、菊花、珍珠母、生石决明；热甚者，加黄芩、栀子；阴伤便秘者，加生地、玄参、麦冬、火麻仁。

4. 气虚血瘀证

症状：半身不遂，肢体瘫软，口舌歪斜，言语不利，面色㿠白，气短乏力，偏身麻木，心悸自汗，舌质黯淡，边有瘀斑，苔薄白或白腻，脉细涩。

治法：补气活血通络。

代表方：补阳还五汤加减。

常用药：黄芪补气，助血液运行；桃仁、红花、当归、赤芍、川芎、地龙养血活血通络。气虚甚者，加人参；心悸失眠者，加炙甘草、酸枣仁、桂枝；肢软无力，半身麻木者，加桑寄生、杜仲、牛膝、天麻；夜尿频数者，加桑螵蛸、金樱子。

5. 阴虚风动证

症状：半身不遂，肢体强直，口舌歪斜，言语不利，五心烦热，肢体麻木，失眠多梦，眩晕耳鸣，舌红或暗红，苔少或无苔，脉弦细或细数。

治法：滋阴潜阳，镇肝息风。

代表方：镇肝息风汤加减。

常用药：生龙骨、生牡蛎、代赭石镇肝潜阳；炙龟板、白芍、玄参、天冬滋阴潜阳息风；牛膝、川楝子引血下行；麦芽、茵陈清肝疏肝。阴虚甚，潮热盗汗者，加黄柏、知母、地骨皮；兼有痰热者，加瓜蒌、胆南星、天竺黄。

6. 风火闭窍证

症状：突然昏仆，不省人事，半身不遂，肢体强直，口舌歪斜，双目斜视或直视，面红目赤，口噤项强，两手握固或抽搐，舌质红或绛，苔黄燥或焦黑，脉弦数。

治法：清热息风，醒脑开窍。

代表方：天麻钩藤饮合紫雪丹或安宫牛黄丸加减。

常用药：天麻钩藤饮平肝息风潜阳，紫雪丹、安宫牛黄丸清热凉血，醒脑开窍。肝火甚者，加龙胆草、夏枯草、黄芩清肝泻火；抽搐者，加僵蚕、蜈蚣、全蝎；夹痰热者，加天竺黄、竹沥、石菖蒲；腹胀便秘者，合用大承气汤。

7. 痰火闭窍证

症状：突然昏仆，不省人事，半身不遂，肢体强直，口舌歪斜，双目斜视或直视，面红目赤，痰鸣气粗，躁扰不宁，大便秘结，舌质红或红绛，苔黄腻或黄厚腻，脉滑数。

治法：清热涤痰，醒脑开窍。

代表方：黄连温胆汤合至宝丹或安宫牛黄丸加减。

常用药：黄连温胆汤清热化痰；至宝丹、安宫牛黄丸清热凉血，醒脑开窍；羚羊角、生石决明镇肝潜阳。火甚者，加黄芩、炒栀子、生石膏；躁扰不宁者，加石菖蒲、郁金、远志、珍珠母；便秘者，合用大承气汤。

8. 痰湿蒙窍证

症状：突然昏仆，不省人事，半身不遂，肢体松懈，口舌歪斜，痰涎壅盛，面白唇暗，四肢不温，舌质暗淡，苔白腻，脉沉滑。

治法：燥湿化痰，醒脑开窍。

代表方：涤痰汤合苏合香丸加减。

常用药：涤痰汤燥湿化痰，豁痰开窍；苏合香丸辛香解郁开窍。兼有瘀血者，加桃仁、红花、川芎；四肢厥冷者，加制附子、干姜、桂枝。

9. 元气衰败证

症状：突然昏仆，不省人事，汗出如珠，目合口张，肢体瘫软，手撒肢冷，气息微弱，面色苍白，二便失禁，舌质淡黯，或舌体卷缩，苔白腻，脉微欲绝。

治法：益气回阳，扶正固脱。

代表方：参附汤加味。

常用药：人参大补元气，制附子温补肾阳，共奏益气回阳固脱之功。汗出不止者，加黄芪、煅龙骨、煅牡蛎、五味子。

10. 后遗症期

以半身不遂、言语不利或失语为多见。

（1）半身不遂

症状：半身不遂，瘫软，肢体麻木或感觉功能丧失，少气懒言，自汗，舌质淡黯或紫黯，边有瘀斑，苔薄白或白腻，脉涩或弦细。

治法：补气活血，化瘀通络。

代表方：补阳还五汤加减。

常用药：黄芪补气，助血运行；桃仁、红花、当归、赤芍、川芎、地龙养血活血通络。四肢浮肿者，加泽泻、茯苓、防己。

（2）言语不利

症状：言语不畅或失语，舌强，口舌歪斜，口角流涎，偏身麻木，半身不遂，舌质暗，苔腻，脉滑。

治法：祛风化痰，宣窍通络。

代表方：解语丹加减。

常用药：天麻、白芥子、南星祛风化痰；全蝎、羌活搜风通络；远志、石菖蒲、木香行气化痰宣窍。兼有瘀血者，加丹参、红花、川芎、当归；兼有心悸气短、腰膝酸软者，加地黄饮子。

【临证备要】

1. 滋阴息风是治疗中风大法

中风病是内生风邪，主要是阴虚生风，故滋阴息风为治疗大法。治疗外风的药物要少用，因为这类药物多为辛燥之品，易伤阴液，使内风更盛。

2. 分清虚实，兼而治之

中风病为本虚标实证，阴虚为本，肝风、瘀血、痰热为标。补虚不能留邪，治标要防止伤正，兼顾标本，合而治之。

3. 针药并用

针刺可用于中风病各个阶段，尤其适用于后遗症期。针刺不但可以调整阴阳，滋阴潜阳，而且可以化瘀通络，祛风化痰，可以迅速改善脑及肢体功能，对促进中风病的恢复大有裨益。

颤　证

颤证是因脑髓失充，筋脉、肢体失控所引起的以头部或肢体不自主摇动、颤抖为主要临床表现的一类病证。轻者仅有头摇或手足微颤，能够坚持工作，生活可以自理；重者头部振摇大动，甚者有痉挛、扭转样动作，双手或四肢颤动不已，或兼有项强、四肢拘急。

【病因病机】

1. 风阳内动

久病伤肾，或年老体弱，或房劳过度，损伤肾阴，导致肝肾阴虚，精血俱耗，以致水不涵木，风阳内动，筋脉失养而发病。可因暴怒引动肝气，夹痰、夹风、夹热上逆犯脑而导致本病发作。

2. 痰热动风

肺为水之上源，脾为制水之脏，肾主水。肺、脾、肾功能失调，水液代谢紊乱，痰浊内生。在此基础上，又遇恼怒伤肝，气郁化火，痰火交结，上犯于脑而发病。

3. 瘀血夹风

年老体弱，髓海不足，肝肾阴虚，水不涵木，风阳内动。在此基础上，又由于气虚行血无力，或气滞血瘀，导致血瘀夹风致病。

4. 髓海不足

久病不愈，年老肾亏，或七情损伤，或房劳过度，暗耗肾精。肾精不足，不能养脑充髓，髓海空虚，脑失所养而致病。

5. 气血亏虚

劳倦过度，或饮食不节，或思虑损伤心脾，耗伤气血，导致气血两虚，筋脉失养，脑失充养，而发为本病。

总之，本病因脑髓、肝、脾、肾受损而发病，主要病机是髓海失充，筋脉失养。

【辨证论治】

1. 风阳内动证

症状：头摇肢颤，不能自主，头晕头涨，面红目赤，急躁易怒，口干舌燥，舌红，苔薄黄，脉弦细数。

治法：平肝息风，滋阴潜阳。

代表方：六味地黄丸合天麻钩藤饮加减。

常用药：六味地黄丸滋肾水而育肝阴，阴复则能潜阳息风；天麻钩藤饮平肝潜阳而息风。阴虚较甚者，加炙龟板、炙鳖甲；便秘者，加当归、白芍、玄参。

2. 痰热动风证

症状：肢体震颤，形体肥胖，头晕目眩，或肢体麻木，咳吐黄痰，胸闷恶心，咳吐痰涎，口干口苦，舌质红，苔黄腻，脉弦滑或滑数。

治法：清热化痰息风。

代表方：导痰汤加减。

常用药：胆南星清热，化风痰；陈皮、半夏、茯苓、生姜燥湿化痰；枳实理气导痰下行；全蝎、地龙、瓜蒌化痰息风通络。

3. 瘀血夹风证

症状：手足震颤，肌肉强直，动作减少或迟缓，肢体屈伸不利，头部刺痛或头部摇动，舌质暗红，有瘀斑、瘀点，脉涩或细涩。

治法：活血祛瘀，息风定颤。

代表方：通窍活血汤加减。

常用药：赤芍、川芎、桃仁、红花活血化瘀，祛瘀通络；麝香、葱白通阳开窍；生姜、白酒助血行；天麻、全蝎息风定颤。

4. 髓海不足证

症状：头摇肢颤，健忘，或神情呆滞，头晕目眩，耳鸣，舌质淡红，舌体胖大，苔薄白，脉沉细。

治法：填精益髓。

代表方：龟鹿二仙膏加减。

常用药：鹿角温肾壮阳，龟板补肾养液填髓，二者合用，阴阳并补；人参大补元气；枸杞子滋补肝肾。阴伤甚者，加炙鳖甲、山药、山茱萸；肢体颤动明显者，加天麻、钩藤、猪脊髓、紫河车、石决明。

5. 气血亏虚证

症状：头摇肢颤，神疲乏力，眩晕，心悸气短，纳少，自汗，面色无华，甚者畏寒怕冷，舌体胖大，舌质淡，苔薄白，脉沉细。

治法：补养气血，息风定颤。

代表方：八珍汤加减。

常用药：党参、白术、茯苓、甘草补气，熟地、白芍、川芎、当归养血，合用而大补气血；天麻、钩藤、全蝎息风定颤。

【临证备要】

1. 颤证以内伤虚证为主

颤证的发生主要是慢性内伤性疾病日久不愈，损伤肝肾，导致阴液不足，阴不制阳，阳化风动，或肝肾亏虚，不能充养脑髓，脑窍失养所致。病机以内伤为主，治疗以补益肝肾为法，其中以养阴为主，温阳次之，适当兼顾脾胃功能，以助气血生化之源。

2. 治疗颤证慎用风药

"诸风掉眩，皆属于肝。"颤证虽有肝风内动表现，但颤证的风动是由于阴血亏虚，阴不制阳，肝阳上亢，阳化风动，经脉失养所致。故治疗颤证不能重用风药，而应养阴柔肝，滋补肝肾。否则，香燥的风药会进一步损伤阴液，导致病情缠绵。即使兼有痰浊、瘀血者，用药也要兼顾阴液，避免使用过于温燥的药物。

痿　证

痿证是指肢体经脉弛缓，软弱无力，日久因不能随意运动而导致肌肉萎缩的一种病证。

【病因病机】

1. 肺热伤津，筋失濡养

感受温热毒邪，伤津耗液，或温热病失治误治，伤津耗气，导致"肺热叶焦"，肺不能布散津液，五脏失润，四肢筋脉失养，痿弱不用，而发为痿证。

2. 湿热浸淫，筋脉阻滞

久居湿地，或冒雨涉水，感受湿热，或湿邪久郁化热，湿热浸淫经脉，气血运行不畅，筋脉肌肉失养，而发为痿证。

3. 脾胃亏虚，精微不布

脾胃为后天之本，气血生化之源。饮食不节，或劳倦伤脾，或久病体虚，脾胃运行功能失调，气血津液无源，五脏失润，筋脉肌肉失养，而发为痿证。

4. 肝肾精亏，髓枯筋痿

先天不足，或房劳过度，损伤肾精，或情志过极，肝郁化火，火灼津液，导致精血津液亏虚。肾主骨，肝主筋，肝肾亏虚，筋骨失养，发为痿证。

总之，本病的发生是因脾胃、肝肾亏虚，气血津液不足，经脉筋骨失养所致。病证以虚证、热证为主，较少见实证、寒证。

【辨证论治】

1. 肺热伤津，筋失濡养证

症状：病起发热，热后突然出现肢体软弱无力，皮肤枯燥，心烦口渴，咳呛少痰，咽喉干燥，大便干结，小便短黄，舌红而干，苔薄黄，脉细数。

治法：清热润肺，生津润筋。

代表方：清燥救肺汤加减。

常用药：人参、麦冬养肺生津；生石膏、桑叶、杏仁、麻仁清热润燥。热盛伤津者，加知母、金银花；咳呛少痰者，加瓜蒌、川贝；咽喉干燥者，加北豆根、黄芩、牛蒡子；大便干结者，加瓜蒌、玄参。

2. 湿热浸淫，筋脉阻滞证

症状：四肢痿弱，身体困重或麻木，以下肢为主，或足热上冲，或兼有发热，胸脘痞闷，小便短赤涩痛，舌苔黄腻，脉细数或濡数。

治法：清热利湿，通利筋脉。

代表方：四妙散加味。

常用药：黄柏、苍术清热燥湿；萆薢、防己导湿热从小便而出；木瓜、蚕砂、牛膝、薏苡仁利湿通络；当归、赤芍、忍冬藤活血通络。

3. 脾胃亏虚，精微不布证

症状：肢体痿软，日渐加重，纳少便溏，面部虚浮，色黄不泽，神疲乏力，气短懒言，舌质偏淡，苔薄腻，脉细弱。

治法：补中益气，健脾升清。

代表方：参苓白术散加减。

常用药：党参、白术、山药、扁豆、莲子肉、葛根益气健脾；茯苓、薏苡仁利湿扶脾；陈皮、砂仁和胃理气。血虚较甚，面色萎黄者，加当归、熟地；腹泻或便溏者，加芡实、乌梅。

4. 肝肾精亏，髓枯筋痿证

症状：起病缓慢，下肢痿弱，腰脊酸软，不能久立，甚者难以举步，四肢肌肉萎缩，或兼有脱发、眩晕、耳鸣、遗精或遗尿、女子闭经或经少，舌红少苔，脉细数。

治法：补益肝肾，滋阴清热。

代表方：虎潜丸加减。

常用药：虎骨、牛膝强筋壮骨；锁阳温肾益精；当归、白芍、熟地、龟板补益肝肾，滋阴养血；黄柏、知母滋阴清热。肌肉萎缩严重者，加紫河车、牛骨髓、猪骨髓、鹿角胶等血肉有情之品；阴虚明显者，去锁阳；阳虚明显者，去知母、黄柏。

【临证备要】

1."取阳明"是治疗痿证的大法

脾胃为后天之本，气血生化之源，有胃气则生，无胃气则死。痿证后期以脾胃亏虚为主，补益脾胃则气血津液生化有源，脏腑、筋骨、经脉得以濡养，则痿证可愈。

2.补益肝肾是治疗痿证的基本方法

痿证病情缠绵，后期必及肝肾，往往导致肝肾精血亏虚，而肾主骨，肝主筋，肝肾亏虚，筋骨失养。故补肝肾，可以强筋骨。补肝肾多用血肉有情之品，如紫河车、牛骨髓、猪骨髓、羊骨髓、鹿角胶等。尽量少用壮阳药物，以防耗伤阴精。

3.治痿宜多法并用

痿证早期，应鼓励患者加强功能锻炼，宜主动运动或被动锻炼，可以针药并用，尽早给予针灸、按摩治疗，可防止痿证的发生。一旦形成痿证，可以进行针灸治疗，选穴以阳明经为主，补后天而促先天。

痹　证

痹证是由于风、寒、湿、热等外邪侵袭人体，闭阻经络，气血运行不畅所导致的以肌肉、筋骨、关节酸痛、麻木、重着、屈伸不利甚或关节肿大、灼热等为主要临床表现的病证。

【病因病机】

1.风寒湿邪，侵袭人体

久居湿地，或冒雨涉水，或气候剧变，寒热交错，导致风寒湿邪乘虚侵袭人体，邪滞经络、关节，气血痹阻，而发为痹证。

2.感受热邪，或它邪久郁化热

外感邪热，或感受风寒湿邪，久郁化热，风湿热邪合而为患，留滞经络、关节，发为痹证。

总之，本病的发生是因正气不足，感受风寒湿邪或风湿热邪，留滞经络、关节，导致气血痹阻而发病。久病不愈，病情由表入里，由实转虚，可形成五脏痹等虚实夹杂之证。

【辨证论治】

1. 行痹

症状：肢体关节酸痛，游走不定，痛无定处，关节屈伸不利，或恶风发热，舌苔薄白，脉浮。

治法：祛风通络，散寒除湿。

代表方：防风汤加减。

常用药：防风、麻黄祛风散寒；当归、秦艽、肉桂、葛根活血通络，解肌止痛；茯苓健脾渗湿；生姜、甘草、大枣健脾和中，调和诸药。疼痛在上肢者，可加桑枝、羌活、白芷；疼痛在下肢者，可加独活、牛膝、防己；疼痛在腰部者，可加桑寄生、续断、杜仲。

2. 痛痹

症状：肢体关节疼痛较剧，痛有定处，得热痛减，遇寒加剧，关节屈伸不利，局部皮肤不红，触之不热，舌苔薄白，脉弦紧。

治法：温经散寒，祛风除湿。

代表方：乌头汤加减。

常用药：制乌头、麻黄温经散寒，除湿止痛；芍药、甘草缓急止痛；黄芪益气固表，通利血脉。药物加减同行痹。

3. 着痹

症状：肢体关节重着酸痛，痛有定处，手足沉重，活动不便，肌肤麻木，舌苔白腻，脉濡缓。

治法：除湿通络，祛风散寒。

代表方：薏苡仁汤加减。

常用药：薏苡仁、苍术健脾除湿；羌活、独活、防风祛风除湿；制乌头、麻黄、桂枝温经散寒除湿；当归、川芎养血活血；生姜、甘草健脾和中，调和诸药。关节肿胀甚者，加萆薢、姜黄；肌肤麻木者，加豨莶草、海桐皮。可根据疼痛部位不同灵活加减，参见行痹。

4. 风湿热痹

症状：肢体关节酸痛，局部灼热红肿，痛不可触，得冷稍舒，痛有定处，多关节或单关节发病，可兼有发热恶风、口渴、烦躁、咽痛等症，舌红，苔黄燥，脉滑数。

治法：清热通络，祛风除湿。

代表方：白虎加桂枝汤加味。

常用药：生石膏、知母清热通络；甘草、粳米养胃生津；桂枝疏风通络；忍冬藤、黄柏清热通络；海桐皮、威灵仙、防己祛风通络。

【临证备要】

1. 祛风通络是治疗痹证的大法

痹证虽有风、寒、湿、热痹之分，但以风痹为先，往往是在风邪致病的基础上，合并其他病邪发病，故应祛风通络，再根据夹杂病邪之不同，分别治以除湿、散寒、清热。

2. 痹证后期常常兼有瘀血

痹证病情缠绵，往往在短时间内难以治愈。风、寒、湿、热病邪容易阻碍气血运行而导致瘀血，且病久入络，后期容易合并瘀血证。因此，后期关节肿大，强直变形者，可酌加川芎、地龙、土鳖虫、乌梢蛇、白花蛇、全蝎、蜈蚣等。

水　肿

水肿是因肺失通调，脾失转输，肾失开阖，膀胱气化不利，导致体内水液潴留，泛溢肌肤所引起的以头面、眼睑、四肢、腹背甚至全身浮肿为特征的一类病证。

【病因病机】

1. 风邪外袭，肺失通调

风邪犯肺，闭塞肺气，肺失肃降，不能通调水道，以致风遏水阻，风水相搏，泛溢肌肤，发为水肿。

2. 湿毒浸淫，内归脾肺

肺为水之上源，脾为制水之脏。肌肤痈疡疮毒，失治误治，不能及时清解，疮毒内归脾肺，导致脾肺功能失调，水液代谢受阻，溢于肌肤，而发为水肿。

3. 水湿浸渍，脾气受困

久住湿地，或冒雨涉水，水湿之邪内侵，或饮食不节，过食生冷，损伤脾胃，导致脾失健运，水湿内生，困阻脾胃，水液运行阻碍，泛溢肌肤，而成水肿。

4. 湿热内盛，三焦壅滞

湿邪久留，郁而化热，湿热互结，导致脾胃升清降浊功能失职，三焦壅塞，水道不通，发为水肿。

5. 饮食劳倦，伤及脾胃

饮食不节，或劳倦过度，损伤脾胃，脾失健运，水湿停留，泛溢肌肤，而发为本病。

6. 房劳过度，内伤肾元

生育不节，或房劳过度，损伤肾气，肾失气化，开阖不利，水液停留，形成水肿。

总之，本病的发生与肺、脾、肾功能受损密切相关，且相互影响。此外，瘀血阻滞，三焦水道不利，也可发生水肿。水肿后期，久病入络，也会形成瘀血。

【辨证论治】

1. 风水泛滥证

症状：眼睑浮肿，继而四肢及全身浮肿，来势急骤，可伴有恶寒发热、关节酸痛、咽喉疼痛、小便不利等症，舌红，苔薄黄或薄白，脉浮紧或浮滑数。

治法：疏风清热，宣肺行水。

代表方：越婢加术汤加减。

常用药：麻黄散风宣肺，利水消肿；生石膏清肺泄热；白术健脾利水；甘草、生姜、大枣调和营卫。偏于风热，咽喉疼痛者，可加金银花、连翘；若偏于风寒，关节酸痛者，加苏叶、防风。

2. 湿毒浸淫证

症状：眼睑浮肿，延及全身，小便不利，身发疮疡，或溃烂流脓，舌质红，苔薄黄或黄腻，脉滑数。

治法：宣肺解毒，利湿消肿。

代表方：麻黄连翘赤小豆汤合五味消毒饮加减。

常用药：麻黄、桑白皮、杏仁宣肺解表，降气利水；连翘清热散结；赤小豆利水消肿，清热解毒；五味消毒饮清热解毒。湿毒甚者，重用蒲公英、地丁；皮肤糜烂者，加苦参、土茯苓。

3. 水湿浸渍证

症状：全身水肿，按之没指，小便短少，身体困重，胸闷，恶心，纳呆，起病缓慢，病程较长，舌质淡，苔白腻，脉沉缓。

治法：健脾化湿，通阳利水。

代表方：五皮散合胃苓汤加减。

常用药：桑白皮、陈皮、生姜皮、大腹皮、茯苓皮化湿利水；白术、茯苓健脾利水；苍术、厚朴燥湿健脾；猪苓、泽泻利水消肿；肉桂通阳化气。水肿甚者，咳喘不能平卧，加麻黄、葶苈子泻肺平喘。

4. 湿热壅盛证

症状：遍体水肿，皮肤绷紧光亮，烦热口渴，胸脘痞闷，小便短赤，或大便干结，舌质红，苔黄腻，脉沉数或濡数。

治法：分利湿热。

代表方：疏凿饮子加减。

常用药：商陆通利二便；茯苓皮、泽泻、木通、椒目、赤小豆利水消肿；大腹皮、槟榔行气利水；羌活、秦艽疏风透表。

5. 脾阳虚衰证

症状：身体浮肿，腰以下为主，按之凹陷不易恢复，小便短少，大便溏泄，面色萎黄，神疲乏力，纳少，舌质淡，苔白腻或白滑，脉沉缓。

治法：温运脾阳，利水消肿。

代表方：实脾饮加减。

常用药：附子、干姜、草果温阳散寒；白术、茯苓、炙甘草健脾利水；木香、厚朴理气，气行则水行；大腹皮、木瓜利水。

6. 肾阳衰微证

症状：全身浮肿，腰以下为主，按之凹陷不起，小便短少或增多，腰部冷痛或酸痛，心悸气短，面色㿠白，怯寒神疲，纳少，舌质淡，舌体胖，苔白，脉沉细或沉迟无力。

治法：温肾助阳，化气行水。

代表方：济生肾气丸合真武汤加减。

常用药：六味地黄丸滋补肾阴，附子、桂枝温补肾阳，两组合用，阴阳互根，温阳利水而不伤肾阴；白术、茯苓、泽泻、车前子通利小便而利水；牛膝引药下行，补肾壮腰。

【临证备要】

1. 治疗水肿当分清标本缓急

水肿多由外感引发或诱发，在有外邪时，病情多急，以标为主，多属急性期，治疗当以祛除外邪为主。祛邪之后，再根据肺、脾、肾损伤之不同，分别采取补肺、健脾、益肾法治疗。有些患者没有明显的外感病史，由脾肾损伤而发，多缓慢进展，隐袭发病，因久病入络，往往伴有血瘀证，治疗以补益脾肾为主，兼用活血、利水之法。

2. 治疗水肿当分清表邪性质

引起或诱发水肿的表邪有风寒、风热、湿热（或湿毒）等病邪。从临床看，以热邪为主，寒邪较少见，且时间较短，治疗时当采用祛寒散邪、清热解毒合利水消肿法。

3. 利水要防止伤阴

治疗水肿之法，必当利水消肿。但利水治疗时，要中病即止，防止过度利水，损伤肾阴，导致疾病缠绵。治疗阳水时，要通利水道，水道通则水有出路，水肿可消。治疗阴水时，要健脾以助运化，补肾以助气化，脾肾功能恢复，则水液代谢正常，而水肿可消除。

淋　证

淋证是指因肾虚或膀胱湿热，气化失司，水道不利所导致的以小便频急、淋沥不尽、尿道涩痛、小腹拘急、痛引腰腹为主要临床表现的病证。

【病因病机】

1. 膀胱湿热

过食肥甘厚味，或嗜酒伤中，酿成湿热，下注膀胱，或下阴不洁，感染湿热毒邪，侵犯膀胱，导致膀胱气化不利而发淋证。热邪煎熬尿液中的杂质，可以形成石淋。湿热下注，导致肾失气化，不能分清别浊，膏脂随小便而出，形成膏淋。热邪灼伤血络，可以形成血淋。

2. 脾肾亏虚

久病不愈，湿热之邪耗伤正气，或年老体弱，或劳累过度，房劳不节，导致脾肾亏虚。脾虚则中气下陷，肾虚则下元不固，气化不利，而发为淋证。

3. 肝郁气滞

恼怒伤肝，肝郁气滞，气郁化火，火热下移膀胱，膀胱气化不利，而发为气淋。

总之，淋证的病位在肾与膀胱，与肝、脾关系密切。实证主要是湿热下注膀胱，导致膀胱气化不利。虚证主要是脾肾两虚，膀胱气化无权。

【辨证论治】

1. 热淋

症状：小便短数，灼热刺痛，小便黄赤，少腹拘急胀痛，腹痛拒按，或有全身发热、口苦、大便秘结等症，舌红，苔黄腻，脉滑数。

治法：清热利湿通淋。

代表方：八正散加减。

常用药：萹蓄、瞿麦、车前子、滑石、通草通淋利湿；山栀子、大黄、甘草清热泻火。大便秘结甚者，重用大黄，加枳实、芒硝；发热，口苦咽干，心烦喜呕者，合用小柴胡汤。

2. 石淋

症状：小便艰涩，有时排出砂石，或排尿时突然中断，尿道窘迫疼痛，或腰腹绞痛难忍，舌红，苔薄黄，脉弦数或涩。

治法：清热利湿，通淋排石。

代表方：石韦散加减。

常用药：石韦、冬葵子、滑石通淋排石；车前子、瞿麦清热利湿；金钱草、海金沙、鸡内金清热通淋排石。腰腹绞痛者，加白芍、炙甘草；尿血者，加小蓟、白茅根、藕节；发热者，加黄芩、炒栀子、大黄。

3. 气淋

症状：实证：小便短数涩滞，淋沥不畅，少腹胀满或坠胀，舌淡，苔薄白，脉沉弦。虚证：排尿余沥不尽，面色㿠白，舌淡，苔薄白，脉细无力。

治法：实证宜疏肝利气，虚证宜补中益气。

代表方：实证用沉香散加减，虚证用补中益气汤加减。

常用药：沉香散用沉香、橘皮利气；当归、白芍柔肝；石韦、滑石、冬葵子、王不留行利湿通淋；甘草清热。胸闷胀甚者，加青皮、小茴香、乌药。补中益气汤用黄芪、党参、白术、甘草补益中气；升麻、柴胡升举阳气；陈皮理气，使补而不腻。兼有肾虚者，腰膝酸痛，加怀牛膝、杜仲、桑寄生。

4. 血淋

症状：实证：小便热涩刺痛，淋沥不畅，尿色深红或有血块，少腹胀满或疼痛，心烦，舌淡红，苔黄，脉滑数。虚证：尿痛，涩滞不畅，尿色淡红，腰膝酸软，神疲乏力，舌淡红，苔黄，脉细数。

治法：实证宜清热通淋，凉血止血；虚证宜滋阴清热，补虚止血。

代表方：实证用小蓟饮子加减，虚证用知柏地黄丸加减。

常用药：小蓟饮子用小蓟、生地、藕节、蒲黄凉血止血；通草、竹叶清心利尿；栀子、甘草、滑石清热利湿。出血多者，加琥珀粉、三七粉。知柏地黄丸用生地补肾，凉血止血；山药、山茱萸补肾固涩；丹皮、泽泻、茯苓利尿通淋，凉血止血；知母、黄柏清热泻火；女贞子、旱莲草、小蓟滋阴止血。

5. 膏淋

症状：实证：小便混浊如米泔水，置之沉淀如絮状，表面有油脂状物质，或夹杂血块、血丝，尿道热涩疼痛，舌红，苔黄腻，脉濡数。虚证：病久不已，反复发作，小便不畅，尿出如膏，涩痛不甚，形体消瘦，腰膝酸软，头晕乏力，舌淡苔腻，脉细弱无力。

治法：实证宜清热利湿，分清泄浊；虚证宜补虚固涩。

代表方：实证用程氏萆薢分清饮加减，虚证用膏淋汤加减。

常用药：萆薢分清饮用萆薢、菖蒲分清泄浊；黄柏、车前子清热利湿；白术、茯苓健脾除湿；莲子心、丹参清心活血。小腹胀甚者，加乌药、木香；小便夹杂血液者，加小蓟、藕节、白茅根。膏淋汤用党参、山药补脾；地黄、芡实补肾；龙骨、牡蛎、白芍固涩。虚实夹杂，兼有湿热者，加萆薢、黄柏、车前子。

6. 劳淋

症状：小便涩痛不明显，但淋沥不已，时作时止，遇劳即发，腰膝酸软，神疲乏力，舌质淡，舌体胖，脉虚弱。

治法：健脾益肾。

代表方：无比山药丸加减。

常用药：山药、茯苓、泽泻健脾利湿；熟地、山茱萸、巴戟天、菟丝子、杜仲、牛膝、五味子、肉苁蓉、赤石脂补肾固涩。中气下陷，少腹胀满者，加党参、黄芪、升麻、柴胡升阳举陷；肾阴亏虚，五心烦热，面色潮红者，去巴戟天、肉苁蓉，合用知柏地黄丸。

【临证备要】

1. 治疗淋证当分清标本缓急

淋证多为外感湿热病邪引发或诱发。急性期是湿热之邪下注膀胱，导致膀胱气化不利所致，病情多急，以标为主，属于实证，治疗当以清热利湿通淋为主。如果久治不愈，或反复发作，病程缠绵，导致脾肾两虚，脾虚中气下陷，肾虚固摄无权，形成虚证，治疗当以培元固涩为法。如果兼有外邪，当区分标本之主次，兼而治之。

2. 平时加强调养护理

淋证早期多为实证，病情多不严重，治疗较容易，只要及时、正确治疗，注意适当休息，注意个人卫生，一般都能够治愈。年老体弱，或失治误治，导致病情反复发作，病程缠绵者，急性发作期积极治疗湿热等病邪，平时要加强生活护理。要多休息，避免劳累；多饮水，禁食辛辣之品；预防湿热病邪入侵；中气不足者，平时可服用健脾补肾的食物或药物，如山药、茯苓、枸杞子等。

癃　闭

癃闭是由于肾和膀胱气化失司而导致以尿量减少、排尿困难甚则小便闭塞不通为主要临床表现的一种疾病。其中以小便不利，点滴而短少，病势较缓者称为"癃"；以小便闭塞，点滴不通，病势较急者称为"闭"。癃闭虽有差别，但仅有轻重之分，且病因病机相同，故合称癃闭。

【病因病机】

1. 湿热蕴结

过食辛辣肥甘，或嗜酒伤中，酿成湿热，湿热不解，下注膀胱，或素体湿热较盛，肾热下移膀胱，膀胱湿热阻滞，气化不利，而发癃闭。

2. 肺热气壅

肺为水之上源，热邪壅肺，肺气不能肃降，三焦水道不通，不能下输膀胱，或肺热下移膀胱，上下俱热，热邪闭阻，膀胱气化不利，而发癃闭。

3. 脾气不升

劳倦伤脾，或饮食不节，或久病体弱，导致脾虚，脾虚则清气不升，浊阴不降，小便不利，而发癃闭。

4. 肾元亏虚

久病体虚，或年老体弱，或房劳伤肾，导致肾阳亏虚，命门火衰，气化不利，而不能气化排尿，或因下焦积热，日久不愈，损伤肾阴，水府枯竭而无尿。

5. 肝郁气滞

七情伤肝，肝气郁结，气滞则三焦气化功能受损，水道通调受阻，形成癃闭。

6. 尿路阻塞

瘀血败精，或瘀血肿块，阻塞尿道，小便不能排出，而形成癃闭。

总之，癃闭的病位多在膀胱，与肺、脾、肾、肝、三焦关系密切。肺为水之上源，脾为制水之脏，肾主水，肝主疏泄，三焦为水道，肺、脾、肾、肝、三焦功能失调，导致水道不通，膀胱气化不利，则形成癃闭。

【辨证论治】

1. 膀胱湿热证

症状：小便点滴不通，或量少而短赤灼热，少腹胀满，口苦口黏，或口渴不欲饮，大便不畅，舌红，苔黄腻，脉濡数。

治法：清热利湿，通利小便。

代表方：八正散加减。

常用药：萹蓄、瞿麦、车前子、通草通利小便；山栀子清热泻火；滑石、甘草清利下焦湿热；大黄通便泻火。恶心呕吐者，加陈皮、半夏、茯苓；心烦，口舌生疮者，加黄连、竹叶、莲子心。

2. 肺热壅盛证

症状：小便不畅，或点滴不通，呼吸急促，或咳嗽咳痰，口干咽燥，烦渴欲饮，舌红，苔薄黄，脉滑数。

治法：清肺热，利水道。

代表方：清肺饮加减。

常用药：黄芩、桑白皮清泄肺热；通草、车前子、茯苓、炒栀子清利小便；麦冬养阴润肺，以防清利太过。心烦，口舌生疮者，加黄连、竹叶、滑石；大便秘结者，加杏仁、大黄。

3. 肝郁气滞证

症状：小便不通，或通而不畅，少腹胀满，心烦易怒，舌红，苔薄黄，脉弦。

治法：疏通气机，通调水道。

代表方：沉香散加减。

常用药：沉香、橘皮疏肝理气；当归、白芍柔肝疏肝；石韦、滑石、冬葵子、王不留行通调水道；甘草清热而调和诸药。肝郁化火者，加丹皮、炒栀子、龙胆草；少腹胀甚，胸胁胀满者，加乌药、槟榔、大腹皮。

4. 尿道阻塞证

症状：小便点滴而下，或如细线，或点滴不通，少腹胀满疼痛，舌质紫暗，或有瘀斑、瘀点，脉细涩。

治法：化瘀散结，通利水道。

代表方：代抵挡丸加减。

常用药：当归尾、穿山甲、桃仁、大黄、芒硝化瘀散结；生地凉血滋阴；肉桂助膀胱气化。瘀血严重者，加益母草、川牛膝、红花；因结石梗阻者，加鸡内金、海金沙、金钱草、石韦、瞿麦。

5. 脾气不升证

症状：时欲小便而不得出，小便量少而不爽利，少腹坠胀，气短神疲，语声低微，纳少便溏，舌淡，边有齿痕，苔白腻，脉细弱。

治法：升清降浊，化气利尿。

代表方：补中益气汤合春泽汤加减。

常用药：党参、黄芪益气；白术、茯苓健脾除湿；桂枝通阳化气；升麻、柴胡升清气而降浊阴；茯苓、猪苓、泽泻利水渗湿。大便不通者，加生大黄、芒硝；恶心呕吐者，加陈皮、半夏。

6. 肾阳虚惫证

症状：小便不通，或点滴不爽，排出无力，腰膝酸软冷痛，畏寒怕冷，面色㿠白，舌淡苔白，脉沉细弱。

治法：温补肾阳，化气利尿。

代表方：济生肾气丸加减。

常用药：桂枝、制附子温补肾阳，鼓动肾气之气化；六味地黄丸滋阴补肾，以助气化之源；车前子利水。兼有脾虚者，可合用补中益气汤；病久精血衰败者，加当归、紫河车；大便不通者，加济川煎；恶心呕吐者，加陈皮、半夏。

【临证备要】

1. 分清病情轻重

癃闭病情轻重差别很大，应该结合西医知识，以判断病情轻重。由慢性肾脏病迁延不愈，反复发作所致者，病情重，不容易短时间治愈，应以补肾健脾为主治疗。由各种原因导致尿路梗阻或不畅者，病情多较轻，主要治疗原发病，解除梗阻。

2. 治疗癃闭重症当多法并用

慢性肾脏疾病引起的癃闭多属重症，治疗较难，要多法并用。在内服中药的基础上，可以用煅龙骨、煅牡蛎、生大黄煎汤保留灌肠。还要注意调整饮食结构，尽量避免进食含植物蛋白较高的食物，如豆制品等。要加强生活护理，多休息，避免劳累，保持大便通畅。加强个人卫生，预防各种感染（泌尿系、消化道、呼吸道、皮肤等）。

3. 注意兼夹证治疗

癃闭后期，病情复杂，在上述辨证施治的基础上，还要针对不同兼夹证而治疗。兼有恶心呕吐者，加陈皮、半夏、茯苓和胃降逆；兼有大便秘结者，加大黄、芒硝通腑泄浊。病久入络，后期往往合并瘀血，可在辨证基础上，加益母草、丹皮、赤芍、当归活血，以改善肾脏血液循环，从而改善肾功能。

腰 痛

腰痛是指腰部受损，气血运行不畅，脉络绌急，或肾虚腰府失养所引起的以腰部疼痛为主要症状的一类病证。

【病因病机】

1. 感受外邪

冒雨涉水，或久居湿地，或劳作汗出当风等，感受寒湿之邪，留着腰部，寒性凝滞收引，湿邪黏滞不化，寒湿困阻腰部，导致经脉阻滞，气血运行不畅，而产生腰痛。或长夏之际，感受湿热病邪，或寒湿郁久化热，导致湿热蕴结，阻遏经脉，伤及腰府，引起腰痛。

2. 气血瘀滞

跌仆外伤，损伤气血经脉，或久病入络，气血运行不畅，或腰部用力不当，导致腰部经脉气血阻滞，瘀血留着腰部，而产生疼痛。

3. 肾亏体虚

先天禀赋不足，后天失养，或久病体虚，或年老体弱，或房劳过度，导致肾精亏虚，无以濡养经脉，而产生腰痛。

总之，外感风寒湿热病邪，壅阻经脉，气血不畅，导致腰痛，但总离不开湿邪为患。内伤不足，总离不开肾精亏虚。

【辨证论治】

1. 寒湿腰痛证

症状：腰部冷痛重着，遇阴雨天加重，痛处喜温，转侧不利，静卧痛势不减，体倦乏力，或纳少腹胀，舌质淡，苔白腻，脉沉迟。

治法：散寒除湿，温通经脉。

代表方：甘姜苓术汤加减。

常用药：干姜、甘草散寒暖中；白术、茯苓健脾除湿；桂枝、苍术温经散寒除湿；牛膝、独活、杜仲、续断、桑寄生祛风湿，强筋骨。

2. 湿热腰痛证

症状：腰部弛痛，痛处有热感，常于热天或雨天或腰部着热后疼痛加重，口渴不欲饮，口苦烦热，小便短赤，舌红，苔黄腻，脉濡数或弦数。

治法：清热利湿，舒筋通络。

代表方：加味二妙散加减。

常用药：黄柏、苍术清热燥湿；防己、萆薢利湿；当归养血活血；牛膝通利经脉，强筋壮骨，引药下行；龟板滋阴润燥，以防苦燥伤阴；海桐皮、忍冬藤、木瓜舒筋活络。

3. 瘀血腰痛证

症状：腰痛剧烈，痛如针刺，痛处固定，日轻夜重，或有外伤史，或有慢性腰痛病史，舌质暗红，或舌边尖有瘀斑、瘀点，苔薄白，脉细涩或弦细。

治法：活血化瘀，行气止痛。

代表方：通窍活血汤加减。

常用药：麝香、葱白、生姜、白酒辛温通窍；桃仁、红花、川芎、赤芍活血化瘀；延胡索、炒枳壳行气止痛。气虚血瘀者，加人参、黄芪；瘀血重者，可加地龙、蜈蚣、全蝎等破血之品。

4. 肾虚腰痛证

症状：腰痛且空，痛势不剧，腰膝酸软，头晕耳鸣，健忘遗精，舌质淡胖，苔薄白，脉沉细弱，或舌质红，少苔，脉细数。

治法：补肾填精。

代表方：大补阴丸加减。

常用药：熟地、山药、山萸肉、枸杞子补肾填精；人参、当归、炙甘草益气养血；杜仲壮腰。偏于肾阳虚者，畏寒肢冷，腰膝冷痛，加鹿角胶、肉桂；偏于肾阴虚者，五心烦热，潮热盗汗，加旱莲草、女贞子、知母、黄柏。可酌加蔓荆子、川芎、天麻等治疗腰痛之要药。

【临证备要】

1. 重视祛风法治疗外感腰痛

外感腰痛是风邪兼夹其他病邪致病，祛风即为治疗外感腰痛的主要方法之一，同时要根据病邪性质不同，而采用辛温或辛凉解表法治疗。兼有暑湿者，酌加清热化湿祛暑之品。

2. 注意区别妇科、外科疾病所致腰痛

妇科、外科疾病亦可表现为腰痛，但其有独特病机，与内科疾病不同，注意区别。

遗　精

遗精是指不因性生活而精液遗泄的病证。其中，有梦而遗精者，称为梦遗；无梦而遗精，甚至清醒时精液流出者，称为滑精。

【病因病机】

1. 君相火动，心肾不交

心主神，属火；肾主水，藏精。正常情况下，心火下交于肾，肾水不寒，肾水上济于心，心火不亢，心肾相交，水火相济。若情志失调，劳神太过，意淫于外，则心火独亢，心阴被灼，心神被扰，则梦遗滑精。

2. 湿热下注，热扰精室

饮食不节，嗜食肥甘厚味，损伤脾胃，清气不升，则湿浊内生，留注下焦，蕴而化热，热扰精室，或湿热流注肝脉，疏泄失度，而发为遗精。

3. 肾虚精关不固

早婚早育，房劳过度，或少年频繁手淫，或恣情纵欲，导致肾精不藏，肾脏亏虚。肾主藏精，肾阴虚者，阴虚火旺，相火亢盛，扰动精室，使肾脏封藏失职；肾气、肾阳虚者，肾失固摄，精关不固而滑泄。

总之，本病的病机是心肾不交，精关不固，病机重点在心肾二脏。因心藏神，肾藏精，精虽藏于肾，而主宰在心。心肾相交，水火相济，则精关安宁。若心肾不交，相火妄动，扰动精室，则发生遗泄。

【辨证论治】

1. 心肾不交证

症状：失眠多梦，梦则遗泄，心中烦热，头晕目眩，神疲乏力，心悸不宁，健忘口干，小便短赤，舌红少苔，脉细数。

治法：滋阴清热，交通心肾。

代表方：黄连清心饮合三才封髓丹加减。

常用药：黄连清心饮用黄连清心泻火；生地滋阴清热；当归、酸枣仁养血安神；茯神、远志养心宁神；人参、甘草益气和中；莲子清心摄精。三才封髓丹用天冬、熟地滋水养阴；人参、甘草宁心益气；黄柏泻火坚阴；砂仁理气醒脾，顾护中焦。

2. 湿热下注证

症状：遗精频作，或尿时有精液流出，小便短涩混浊，口渴口苦，心烦少寐，口舌生疮，大便溏臭不爽，或兼有胸脘痞闷，舌红，苔黄腻，脉濡数。

治法：清热利湿。

代表方：程氏萆薢分清饮加减。

常用药：萆薢、黄柏、茯苓、车前子清热利湿；莲子心、石菖蒲、丹参清心安神；白术健脾利湿。口舌生疮者，加黄连、炒栀子；大便溏臭不爽者，加大黄、黄芩；胸脘痞闷者，加厚朴、苍术、蚕砂。

3. 劳伤心脾证

症状：心悸怔忡，失眠健忘，面色萎黄，四肢困倦，纳少便溏，神疲乏力，舌淡，苔薄白，脉细弱。

治法：健脾养心，益气摄精。

代表方：妙香散加减。

常用药：人参、黄芪、甘草益气健脾；山药、茯苓扶脾止泻；远志、菖蒲宁神定志；木香理气醒脾；金樱子、芡实、桑螵蛸涩精止遗。

4. 肾虚不固证

（1）肾阴亏虚证

症状：梦遗频作，甚则滑精，腰脊酸软，眩晕耳鸣，健忘失眠，咽干，脱发齿摇，形体消瘦，盗汗，舌红少苔，脉细数。

治法：滋阴补肾，佐以固涩。

代表方：六味地黄丸加味。

常用药：熟地、山药、山萸肉滋阴补肾；茯苓、泽泻健脾利湿；丹皮清热；金樱子、桑螵蛸固涩。阴虚火旺者，加知母、黄柏。

（2）肾阳虚衰证

症状：久遗滑精，形寒肢冷，阳痿早泄，精冷，夜尿频数，或尿少水肿，小便清白，或尿后余沥不尽，面色㿠白，舌淡，有齿痕，苔水滑，脉沉细。

治法：温肾助阳，固涩止遗。

代表方：右归丸加味。

常用药：熟地、山药、山萸肉、枸杞子、当归补养精血；杜仲、菟丝子壮腰摄精；附子、肉桂、鹿角胶温补肾阳；金樱子、桑螵蛸固涩止遗。

【临证备要】

1. 遗精宜分虚实

遗精的病因以虚、火（热）为主。虚有阴阳之别，或为阴虚火旺，热扰精室，或为久病损伤肾阳，阳虚不固。火有虚实之别，虚火为阴虚所致，而实火多为湿热下注。

2. 治疗遗精不宜过早固涩

遗精发病无论虚实，均要针对病因病机辨证论治，不能一味固涩，否则闭门留寇，遗患无穷。在遗精反复发作，日久不愈时，考虑久病必虚，可以佐以固涩之法。

3. 调情移志是治疗遗精的重要方法

遗精患者多见于青少年，青春年少，所欲不遂，或因色情读物、影视作品所惑，导致君火妄动，扰动精室，而导致遗精。应帮助患者调节心情，转移注意力，清心寡欲，消除恐惧心理，回归健康的生活方式。

虚　劳

虚劳是以两脏或多脏亏损，气血阴阳中两种或多种因素虚衰，久虚不复成劳为主要病机，以五脏证为主要临床表现的多种慢性虚弱证候的总称。虚劳又称虚损，虚者指气血阴阳亏虚，损者指五脏六腑劳损，两者常常并见，故合称虚损。本病发病缓慢，病程较长，病势缠绵。

【病因病机】

1. 先天不足

父母体虚，勉强受孕，则胎气不足，或胎中失养，孕育迟缓，或孕妇怀孕期间服用伤胎之药，或临产时胎儿受损，或产后喂养不当，均可导致患儿水谷精微不足，脏腑不健，气血不充，生机不旺，形成禀赋不足，形气薄弱证候。若后天失于调养，则容易形成虚劳。

2. 烦劳过度，损伤五脏

《素问·宣明五气论》曰："久视伤血，久卧伤气，久坐伤肉，久立伤骨，久行伤筋。"长期劳力过度，损耗机体正气，可积劳成疾。忧愁思虑，所欲不遂，导致心神暗耗，脾失健运，心脾两伤，气血两虚，久则成劳；或早婚多育，房劳过度，使肾精亏虚，精不化血，阴阳两虚，日久也成劳。

3. 饮食不节，损伤脾胃

《素问·痹论》曰："饮食自倍，肠胃乃伤。"暴饮暴食，饥饱失调，偏食异食，或过用金石类药物，损伤脾胃，脾胃虚弱，气血精微化源不足，内不能和调于五脏，外不能洒陈于营卫经脉，由虚致损，病久则成虚劳。

4. 大病久病，失于调养

大病之后，邪气伤正，脏气受损，短期难复，又失于调养，则日久成劳；或其他慢性疾病，日久不愈，反复发作，精气不复；或反复感受外邪，邪气伤正，正气日损，久而成劳；或临产失血过多，气随血耗，导致气血亏虚，脏腑虚损；或产后失于调养，护理不当，过于劳累，损伤气血，形成虚劳。

5. 失治误治，耗伤精气

患病之后，得不到及时治疗或误治，使邪气进一步损伤人体正气，导致脏腑气血受损，逐渐发展至劳损。如久服寒凉药物，损伤阳气；过服温燥之品，损伤阴液；攻克太过，损伤正气；反复泻下，损伤脾胃，日久均可导致虚劳。

总之，本病的基本病机是五脏六腑受损，气血阴阳亏虚。常因病致虚，因虚成劳。

【辨证论治】

1. 气阴两虚证

症状：面色萎黄，气短难续，神疲乏力，两颧潮红，五心烦热，语声低微，形体消瘦，自汗或盗汗，或咳嗽咯血，舌质淡红，少苔，脉细数或细弱。

治法：益气养阴，补虚扶正。

代表方：黄芪鳖甲散加减。

常用药：黄芪、人参、茯苓、甘草补中益气，以助气血生化之源；天冬、生地滋阴增液；地骨皮、秦艽、鳖甲、桑白皮、知母清热除烦；紫菀止咳化痰；赤芍活血通络；柴胡、桔梗梳理气机。自汗、盗汗者，加浮小麦、糯稻根、五味子；咯血者，加仙鹤草、白及；腹胀、便溏、纳少者，加山药、扁豆、薏苡仁；心悸怔忡者，加酸枣仁、柏子仁、丹参、龙眼肉。

2. 肺肾气虚证

症状：呼吸浅短难续，呼多吸少，动则喘甚，腰膝酸软，小便不利或遗尿，神疲乏力，畏风自汗，或易感冒，严重者呼吸困难，张口抬肩，倚息不得平卧，冷汗淋漓，唇紫肢冷，舌淡胖，苔白，脉沉弱或浮大无根。

治法：补益肺肾，培元纳气。

代表方：补肺汤合人参蛤蚧散加减。

常用药：人参、黄芪、茯苓益气固表；熟地、五味子益肾敛肺；桑白皮、紫菀收敛肺气；蛤蚧补肺益肾，纳气定喘；杏仁理气祛痰止咳。遗尿者，加桑螵蛸、金樱子；自汗者，加糯稻根、浮小麦；易感冒者，加防风、白术。呼吸困难、张口抬肩、倚息不得平卧、冷汗淋漓、唇紫肢冷、脉浮大无根者，急用参附汤送服黑锡丹，或中西医结合救治。

3. 气血亏虚证

症状：心悸怔忡，彻夜难眠，纳少腹胀，大便溏薄，神疲乏力，面色无华，唇甲色淡，头晕健忘，女子月经量少或淋沥不断，舌质淡嫩，苔薄白，脉细弱或细数。

治法：补养气血，健脾养心。

代表方：归脾汤加减。

常用药：黄芪、党参、茯苓、白术补气健脾；当归补血养血；龙眼肉补脾气，养心血；酸枣仁、远志、茯苓养血安神；木香理气健脾，以防滋腻太过。大便溏薄者，加山药、扁豆；月经淋沥不断者，加三七、仙鹤草、柴胡、升麻。

4. 肝肾阴虚证

症状：爪甲失荣，筋惕肉瞤，胁肋隐痛，腰膝酸软，头晕目眩，两目干涩，颧红烦热，口干咽燥，耳鸣健忘，失眠盗汗，下肢痿软无力甚至萎缩，舌质红，少苔或无苔，脉细数。

治法：滋补肝肾，养阴清热。

代表方：六味地黄丸合补肝汤加减。

常用药：六味地黄丸滋补肾阴，补而不腻。补肝汤中熟地、当归、白芍、川芎养血柔肝；木瓜、甘草酸甘化阴；酸枣仁、麦冬滋养肝阴。头晕目眩、颧红烦热者，加龟板、鳖甲；午后潮热、五心烦热者，加地骨皮、白薇、银柴胡；口干咽燥者，加石斛、麦冬、玄参；下肢痿软无力、萎缩者，加猪骨髓、羊骨髓、枸杞子。

5. 脾肾阳虚证

症状：畏寒肢冷，腰膝酸冷，或胃脘冷痛，五更泄泻，下利清谷，面浮肢肿，面色㿠白，形神疲惫，纳少，小便不利，舌质淡胖，有齿痕，苔白滑，脉细弱无力。

治法：温补脾肾，化饮利水。

代表方：附子理中汤合金匮肾气丸加减。

常用药：附子理中汤用人参、白术、甘草益气健脾；干姜、附子温中祛寒。金匮肾气丸用山药、山茱萸、干地黄补脾肾而益精血；附子、桂枝温阳化气；茯苓、泽泻健脾利水；丹皮清泻肝火。

6. 心肾阳虚证

症状：心悸怔忡，小便不利，面浮肢肿，畏寒肢冷，腰膝酸冷，神疲乏力，舌质淡暗或青紫，苔白滑，脉微细或结代。

治法：温补心肾，益气温阳。

代表方：拯阳理劳汤合右归饮加减。

常用药：人参、黄芪补益心气；白术、陈皮、当归、大枣健脾养血；干姜、附子、肉桂温通心肾；熟地、山茱萸、山药、枸杞子滋阴补肾，以阴中求阳；杜仲补肝肾，强筋骨；甘草补气健脾，调和诸药。小便不利、面浮肢肿者，加车前子、牛膝；畏寒肢冷者，加仙茅、仙灵脾、鹿茸。

7. 肾精亏虚证

症状：形体羸瘦，精神呆滞，发落齿摇，男子精少不育，女子经闭不孕，头晕目眩，健忘，耳鸣耳聋，足痿无力，面色㿠白，舌痿无华，脉细弱。

治法：补肾填精，滋阴充髓。

代表方：河车大造丸加减。

常用药：紫河车大补精髓；党参、茯苓、熟地、龟板、杜仲、牛膝益气滋阴，充填精髓；天冬、麦冬滋肺阴以生肾水。形体羸瘦、耳鸣耳聋、足痿无力者，加鹿茸、冬虫夏草、菟丝子、补骨脂、巴戟天、枸杞子；滋腻太过，纳少便溏者，加砂仁、陈皮。

8. 肾阴阳两虚证

症状：腰膝酸软或冷痛，耳鸣发枯，颧红盗汗，形寒肢冷，头晕目眩，午后潮热，小便频数，混浊如膏，甚至饮一溲一，男子梦遗、滑精、阳痿，女子经少、闭经，舌光红少苔，或舌质淡胖，边有齿痕，脉微细而数或虚大。

治法：滋阴补阳，培元固本。

代表方：偏阳虚者用右归丸加减，偏阴虚者用左归丸加减。

常用药：右归丸用附子、肉桂温补肾阳；杜仲、菟丝子、鹿角胶温补肾气；熟地、山茱萸、山药、枸杞子、当归补益精血，滋阴以助阳。左归丸用熟地、龟板胶、枸杞子、山药、山茱萸、牛膝滋补肾阴；菟丝子、鹿角胶温补肾气，助阳生阴。潮红盗汗者，加知母、黄柏、地骨皮；遗精或尿浊者，加金樱子、桑螵蛸、覆盆子；面浮肢肿者，加泽泻、茯苓、车前子。阴阳两虚者，用地黄饮子。

【临证备要】

1. 注意虚中夹实

虚劳的基本病机为脏腑虚损，阴阳气血不足。但虚损日久不愈，病久入络，容易形成血瘀；脾虚容易滋生痰浊；肾虚容易导致水停；血虚、气虚、阴虚都可以形成瘀血；阳虚则水停；正气不足，又容易感受外邪。因此，治疗虚损，在扶正固本的同时，要注意兼夹的病邪，或扶正固本，或急则治其标，或标本兼治。

2. 治疗虚劳当以健脾胃、补肝肾为主

脾胃为后天之本，气血生化之源，有胃气则生，无胃气则死。尤其是虚劳患者，正气已虚，需要后天脾胃之滋养。肾为先天之本，肾主藏精，肝主藏血，故慢性虚损疾病后期，往往表现为肝肾精血亏虚，应补肝肾，强筋骨，益精血。此外，先天和后天病理上是相互影响的，生理上是相互促进的。先天禀赋充足者，后天不容易患病；后天得到及时调养，可以弥补先天之不足，也可避免患虚劳。因此，健脾胃、补肝肾是治疗虚损性疾病的关键。

消　渴

消渴是由于阴亏燥热，五脏虚损所导致的以多饮、多食、多尿、形体消瘦为特征的病证。

【病因病机】

1. 饮食不节

饮食不节，长期过食肥甘厚味，损伤脾胃，导致脾胃运化失司，积热内蕴，化燥伤津，消谷耗液，发为消渴。

2. 情志失调

五志过极，恼怒伤肝，导致肝气郁滞，气郁日久化火，火热

炽盛，上燥肺津，中灼胃液，下耗肾阴，而发为消渴。

3. 劳欲过度

房劳过度，肾精亏耗，则虚火内生。阴虚火旺，消灼津液，而发为消渴。

4. 禀赋不足

先天禀赋不足，五脏虚弱，后天不能及时调养，导致肾阴亏虚。肾阴不足，阴虚燥热，而发为消渴。

总之，本病以阴虚为本，燥热为标，阴虚燥热是本病的基本病机。后期可出现阴损及阳、阴阳两虚证。

【辨证论治】

1. 津伤燥热证

症状：口渴引饮，口干舌燥，尿频量多，消谷善饥，身体消瘦，四肢无力，皮肤干燥，大便秘结，舌红而干，苔薄黄或少苔，脉弦细或细数。

治法：清热生津润燥。

代表方：白虎加人参汤合玉液汤加减。

常用药：生石膏、知母清泄肺胃燥热而生津；人参、甘草、粳米益津护胃；黄芪、葛根升补元气；山药、天花粉养阴生津；五味子养阴固肾。阴虚较甚者，加生地、沙参、山萸肉；便秘者，加当归、白芍。

2. 阴精亏虚证

症状：尿频量多，溺出如膏，口干欲饮，形体消瘦，头晕耳鸣，腰膝酸软，骨蒸潮热，五心烦热，遗精盗汗，失眠多梦，舌质红而干瘦，少苔或苔薄白，脉细或细数。

治法：滋补肝肾，养血益精。

代表方：六味地黄丸加减。

常用药：熟地滋养肾阴，填精补髓；山茱萸补肝肾、益精髓而固肾；山药补脾气而助健运；泽泻通利水道，以防熟地之滋腻；丹皮清泄虚火，以助山萸肉之力；茯苓健脾渗湿，以助山药之功。阴虚火旺者，加知母、黄柏；尿多混浊者，加五味子、桑螵蛸、益智仁；失眠多梦者，加夜交藤、酸枣仁。

3. 气阴两虚证

症状：口渴欲饮，能食易饥，尿频量多，神疲乏力，面色无华，或口干不欲饮，手足心热，头晕失眠，腰膝酸软，自汗盗汗，肢体麻木，舌质红或淡红，苔薄白，脉沉细。

治法：补气养阴。

代表方：生脉散合六味地黄丸加减。

常用药：生脉散补气养阴生津；六味地黄丸养肾阴而固摄真阴。阴虚火旺者，加知母、黄柏、炙龟板；自汗、盗汗者，加浮小麦、糯稻根；脾虚明显者，加党参、白术。

4. 阴阳两虚证

症状：多饮多尿，小便混浊如膏，甚则饮一溲一，畏寒，四肢不温，面色黧黑，耳轮干枯，或自汗乏力，或五更泄泻，或尿少水肿，或阳痿早泄，舌质淡，苔白而干，脉沉细。

治法：滋阴温阳益肾。

代表方：金匮肾气丸加减。

常用药：制附子、肉桂温补肾阳，六味地黄丸滋阴补肾，使阴阳互助，阴阳并补。五更泄泻者，加五味子、补骨脂、吴茱萸；兼有脾虚者，合用参苓白术丸；阳痿者，加巴戟天、肉苁蓉；早泄者，加金樱子、桑螵蛸。

5. 瘀血阻络证

症状：口干多尿，形体消瘦，面色晦暗，肢体麻木或刺痛，入夜尤甚，肌肤甲错，舌质紫暗，或有瘀斑、瘀点，苔薄白或少苔，脉弦或沉涩或细涩。

治法：活血化瘀通络。

代表方：血府逐瘀汤加减。

常用药：当归、生地、赤芍、川芎、桃仁、红花、牛膝活血化瘀；炒枳壳、柴胡、桔梗、甘草行气疏肝，气行则血行。

【临证备要】

1. 消渴早期以阴虚燥热为主

消渴的基本病机是阴虚燥热，在消渴早期，病机较单一，阴损及阳和久病入络的病理变化尚未出现，主要是以阴虚为本，燥热为标，可表现为肺、胃、肝肾阴液虚损，治疗时分别不同脏腑而施治。

2. 消渴后期兼有瘀血证

病久入络。消渴日久，病变由气入血，一般均合并瘀血证。尤其是消渴合并症，如胸痹、暴盲、中风、脉痹等，都是瘀血阻络所致。故活血化瘀是消渴后期的常用治法之一。

3. 消渴总属阴虚燥热，慎用温药

阴虚燥热为消渴的基本病机，贯穿于疾病始终，故治疗消渴要慎用温药，否则，很容易损伤阴液，导致疾病缠绵难愈。即使在疾病后期出现阴阳两虚证，使用温药也要适可而止。

内伤发热

内伤发热是因内伤所导致的发热性疾病，主要是由于气血阴精亏虚，脏腑功能失调所致。临床特点一般病起缓慢，病程较长，以低热为主，偶可出现高热，或患者自觉发热或五心烦热，而体温正常。

【病因病机】

1. 肝经郁热

情志抑郁，肝失条达，气郁日久化火，或恼怒伤肝，肝火内盛，而致发热。

2. 瘀血阻滞

长期忧思、郁闷、悲伤，导致气滞，气行则血行，气滞则血瘀；或劳倦伤脾，导致气虚，不能行血而致血瘀；或外伤、出血，离经之血瘀而不散；或久病入络，气血瘀阻。瘀血壅遏血脉，血涩不通，瘀而发热。

3. 中气不足

劳倦伤脾，或饮食失节，或久病失于调理，导致脾胃气虚，中气不足，阴火内生，而致发热。

4. 血虚失养

思虑过度，暗耗心血，或久病心肝血虚，或脾虚不能生血，或出血、产后、手术后失血过多，导致血虚。血属阴，阴虚不能敛阳，而致发热。

5. 阴精亏虚

素体阴虚，或热病后期损伤阴液，或误服、过服温热药物，或房事不节，阴精暗耗，均可导致阴精亏虚，阴衰则阳盛，水不制火，而致发热。

【辨证论治】

1. 肝郁发热证

症状：自觉身热心烦，热势常随情绪波动而起伏，精神抑郁，或烦躁易怒，胸胁胀闷，喜太息，口苦口干，舌红，苔薄黄，脉弦数。

治法：疏肝解郁，清肝泄热。

代表方：丹栀逍遥散加减。

常用药：丹皮、栀子清肝泄热；柴胡、薄荷疏肝清热；当归、白芍养血柔肝；茯苓、白术、甘草健脾益气。热势较高，口干便秘者，去白术，加黄芩、菊花清肝泄热；心烦失眠者，加丹参、酸枣仁、天麻；肝郁化火伤阴者，加生地、地骨皮、麦冬。

2. 瘀血发热证

症状：午后或夜晚发热，或自觉身体局部发热，口干咽燥而不欲饮，或身体痛有定处或有肿块，严重者肌肤甲错，舌质紫暗，或有瘀点、瘀斑，苔薄，脉涩。

治法：活血化瘀。

代表方：血府逐瘀汤加减。

常用药：桃仁、红花、赤芍、牛膝活血化瘀；当归、生地、川芎养血活血；柴胡、炒枳壳、桔梗行气；甘草调和诸药。

3. 气虚发热证

症状：发热常在劳累后出现或加重，热势或低或高，头晕乏力，气短懒言，自汗，易感冒，纳少便溏，舌淡，苔薄白，脉细弱。

治法：益气健脾，甘温除热。

代表方：补中益气汤加减。

常用药：黄芪、党参、白术、甘草益气健脾；当归养血活血；陈皮理气和胃；升麻、柴胡升举阳气，透邪外出。自汗较多者，加浮小麦、糯稻根、五味子；发热、恶风、汗出者，加桂枝、白芍；胸脘痞闷者，加厚朴、苍术。

4. 血虚发热证

症状：发热以低热为主，心悸眩晕，神疲乏力，面色少华，唇甲色淡，舌淡，脉细数或细弱。

治法：益气养血。

代表方：归脾汤加减。

常用药：党参、茯苓、白术、黄芪、甘草补气健脾；当归、龙眼肉补血养血；酸枣仁、远志安神定志；木香理气健脾。

5. 阴虚发热证

症状：午后或夜间发热，五心烦热，或骨蒸潮热，失眠多梦，颧红盗汗，口咽干燥，大便干结，尿少色黄，舌干红或有裂纹，少苔或无苔，脉细数。

治法：滋阴清热。

代表方：清骨散加减。

常用药：银柴胡、胡黄连、地骨皮、知母、青蒿、秦艽清退虚热；鳖甲滋阴潜阳；甘草调和诸药。盗汗较甚者，去秦艽、青蒿，加五味子、糯稻根、浮小麦、山茱萸；失眠多梦者，加酸枣仁、柏子仁；阴虚较甚，骨蒸潮热者，加生地、玄参、麦冬。

【临证备要】

1. 内伤发热以正虚为主

内伤发热往往是多种慢性疾病日久不愈，迁延所致，病程缠绵。久病必虚。正虚以阴虚、气虚为主。阴虚不能敛阳，阳气外越，则导致发热。气虚主要指脾气亏虚。因为脾胃为后天之本，气血生化之源，位居中焦，可升清降浊。慢性病失于调养，首先损伤脾胃功能，导致阴精气血生化无源，虚火内生而致发热。气属阳，血属阴，气虚及阳，阴虚及血，所以临床上可见到血虚发热和阳虚发热证候，当区别轻重而治之。单纯的瘀血发热，临床上并不多见，因为瘀血的形成与阴阳气血的亏虚密切相关，肝郁气滞也可形成瘀血。故治疗瘀血发热时要根据瘀血形成的原因而区别施治。肝郁发热则多见于成年妇人，平时多愁善感，郁郁寡欢，男子则少见。

2. 治疗内伤发热要缓慢图功

内伤发热一般病程长，以虚证为主，虚实夹杂，治疗较困难，一时难以治愈，必须谨守病机，缓慢图功，否则半途而废，遗患无穷。

癌　症

癌症因脏腑阴阳气血失调，在正气虚弱的基础上，外邪入侵，痰、湿、气、瘀、毒等搏结日久，积渐而成。临床特点为体内出现肿块，表面高低不平，坚如岩石，并伴有脏腑虚衰的表现。

【病因病机】

1. 外感病邪，气血凝结

感受六淫病邪，导致脏腑功能紊乱，气血运行受阻，痰湿毒瘀交结，日久则可发展成癌。其中以寒邪为主。寒主凝滞，寒邪侵袭人体后容易导致气血瘀阻，日久成癌。正虚是发病的基础，外感是发病的诱因。外感病邪还包括自然界中化学、物理致癌因素。

2. 内伤七情，脏腑亏损

长期忧思、郁怒、惊恐、悲伤，心肝脾功能受损，气机失于调畅，日久气滞痰凝血瘀相互搏结，形成癌症。

3. 饮食劳倦，正虚邪留

脾胃为后天之本，气血生化之源。饮食不节，过食辛辣肥甘之品，或恣饮醇酒，导致脾胃运行功能失调，积湿生热，湿聚成痰，痰湿阻碍气血运行，瘀毒留积成癌。

4. 先天不足，禀赋异常

脏腑功能受损，气血失调，容易因外感、情志、饮食、劳倦所伤，导致正气亏虚，痰湿气血瘀阻而形成癌症。

总之，本病的发生是因脏腑功能受损，痰湿、气滞、血瘀、热毒相互搏结，日久成癌。

【辨证论治】

一、肺癌

1. 痰湿蕴肺证

症状：咳嗽，咳痰，痰质黏稠，色白或黄白相兼，胸闷胸痛，大便溏泻，神疲乏力，小便短少，舌暗，苔黄腻或黄厚腻，脉弦滑。

治法：燥湿祛痰，健脾益气。

代表方：二陈汤合瓜蒌薤白半夏汤加减。

常用药：二陈汤健脾理气，燥湿化痰；瓜蒌薤白半夏汤行气祛痰，宽胸散结。喘咳较甚者，加桑白皮、葶苈子；咳痰黄稠者，加黄芩、鱼腥草、栀子；胸痛，瘀血明显者，加郁金、丹参、赤芍；神疲乏力，纳呆便溏者，加党参、黄芪、炒白术。

2. 气血瘀滞证

症状：咳嗽不畅，胸闷憋气，胸痛有定处，痛如针刺，昼轻夜重，或咳痰带血，血色暗红，口唇紫暗，舌质暗或有瘀斑，苔薄，脉细涩。

治法：活血散结，化痰行气。

代表方：桃红四物汤加味。

常用药：四物汤养血活血；桃仁、红花活血通络；炒枳壳、元胡行气止痛。兼见咯血者，加三七粉、茜草根、蒲黄活血止血；气虚明显者，加党参、黄芪、白术补气行血。

3. 阴虚毒热证

症状：呛咳气逆，无痰或少痰，或痰中带血，甚则咯血不止，心烦失眠，低热汗出，或壮热不退，口渴，大便干结，舌红，苔薄黄或少苔，脉细数。

治法：养阴清热，解毒散结。

代表方：沙参麦冬汤合五味消毒饮加减。

常用药：沙参麦冬汤养阴润肺清热；五味消毒饮清热解毒。大便干结者，加桃仁、瓜蒌；低热盗汗者，加地骨皮、五味子；咯血者，加生地、三七粉、茜草根。

4. 气阴两虚证

症状：咳嗽少痰，或咳痰带血，咳声低沉，气短喘促，神疲乏力，面色㿠白，形寒恶风，口干少饮，大便干结，舌红或淡少苔，脉细数或细弱。

治法：益气养阴，清热解毒。

代表方：生脉饮加味。

常用药：党参补肺气；麦冬养肺阴；五味子补气养阴，收敛肺气；白花蛇舌草、半枝莲、蜂房清热解毒散结。气虚明显者，加炙黄芪、党参、白术；阴虚甚者，加生地、沙参、百合。

二、胃癌

1. 肝胃不和证

症状：胃脘胀满，时时疼痛，痛引两胁，嗳气呃逆，吞咽困难，恶心呕吐，心烦口苦，纳少，舌淡红，苔薄白，脉弦细或沉细。

治法：疏肝和胃，降逆止痛。

代表方：逍遥散合旋覆代赭石汤加减。

常用药：柴胡、薄荷疏肝理气；旋覆花、代赭石和胃降逆；当归、茯苓、白术、甘草健脾柔肝。肝郁化热者，加白花蛇舌草、半枝莲、苦参；便秘者，加大黄、枳实、槟榔。

2. 瘀毒内结证

症状：胃脘刺痛，痛时拒按，心下痞块，呕血或黑便，肌肤甲错，舌质紫暗或有瘀斑，苔薄白或薄黄，脉细涩或沉细。

治法：解毒散结，活血化瘀。

代表方：失笑散合桃红四物汤加减。

常用药：生蒲黄、五灵脂、桃仁、红花、当归、赤芍、延胡索、川芎活血止痛；蜂房、白花蛇舌草、半枝莲解毒散结。呕血明显者，加三七粉、白及粉或云南白药；阴虚口干舌燥者，加生地、麦冬。

3. 痰湿凝滞证

症状：胸膈满闷，心下结块，胃脘饱胀，或隐隐疼痛，呕吐痰涎，面黄虚肿，腹胀便溏，舌淡，苔滑腻，脉细濡或细涩。

治法：化痰散结，健脾和胃。

代表方：开郁二陈汤加减。

常用药：陈皮、青皮、苍术、茯苓健脾和胃；香附、木香、槟榔、川芎、莪术行气化瘀散结；半夏、胆南星、浙贝母化痰散结。

4. 脾胃虚寒证

症状：胃脘隐痛，喜温喜按，朝食暮呕，或暮食朝呕，呕吐清水，神疲乏力，面色㿠白，或四肢发凉，浮肿便溏，舌淡胖，有齿痕，苔水滑，脉细弱。

治法：温中散寒，健脾和胃。

代表方：理中汤合六君子汤加减。

常用药：干姜、党参、茯苓、白术、甘草温中散寒，健脾益气；陈皮、半夏和胃降逆；丁香、吴茱萸、肉豆蔻温中止呕。

5. 胃热伤阴证

症状：胃脘灼热疼痛，口干喜冷饮，胃脘嘈杂，五心烦热，大便干燥或便血，舌红绛，少苔或无苔，脉细数。

治法：养阴清热解毒。

代表方：益胃汤加减。

常用药：生地、沙参、麦冬、玉竹养阴生津；当归、白芍、天花粉、知母养阴清热。

三、肝癌

1. 气滞血瘀证

症状：胁下痞块，拒按坚硬，刺痛或胀痛，入夜更甚，脘腹胀满，食欲不振，大便溏或干结，舌质紫暗，或有瘀斑、瘀点，苔薄黄，脉细涩或细弦。

治法：行气活血，化瘀消积。

代表方：复元活血汤加减。

常用药：当归、桃仁、红花、穿山甲、瓜蒌活血化瘀；柴胡行气疏肝。腹胀腹痛甚者，加炒枳壳、元胡、川楝子；低热者，加银柴胡、青蒿、鳖甲。

2. 湿热聚毒证

症状：胁下痞块，两胁胀痛或刺痛，身目发黄，心烦易怒，口干口苦，胸脘痞闷，纳少，溲赤便干，神疲乏力，舌质紫暗，苔黄腻或黄厚腻,脉弦滑。

治法:清热利胆,泻火解毒。

代表方:茵陈蒿汤加减。

常用药:茵陈、大黄、栀子清热利湿;厚朴、半枝莲、白花蛇舌草、苦参清热利湿解毒。大便秘结者,加芒硝、枳实;腹胀甚者,加木香、槟榔、大腹皮。

3. 脾虚湿困证

症状:胁下结块,按之疼痛,腹大胀满,如囊裹水,神疲乏力,纳呆便溏,小便短少,舌质淡胖,苔白腻,脉滑或濡。

治法:健脾益气,利水消肿。

代表方:四君子汤合五皮饮加减。

常用药:四君子汤健脾理气;五皮饮利水消肿。呕吐者,加半夏、竹茹、旋覆花;腹泻甚者,加苍术、肉豆蔻、炒扁豆;腹水甚者,加泽泻、车前子。

4. 肝肾阴虚证

症状:胁肋隐痛,绵绵不休,腹大胀满,青筋暴露,五心烦热,低热盗汗,纳少消瘦,头晕目眩,呕血便血,大便干结,舌红少苔,脉细数。

治法:滋养肝肾,化瘀软坚。

代表方:一贯煎加减。

常用药:生地、沙参、麦冬、当归、枸杞子滋阴养血生津;川楝子疏肝理气;炙鳖甲、龟板、半枝莲软坚散结。

四、结肠癌

1. 湿热蕴结证

症状:腹部阵痛,大便脓血,里急后重,肛门灼热,身热不扬,舌红,苔黄腻,脉滑数。

治法:清热化湿,解毒散结。

代表方:白头翁汤加减。

常用药:白头翁、黄柏、黄连清热解毒化湿;秦皮清肠解毒；木香、厚朴、赤芍、薏苡仁理气散结。大便干结者，加生大黄、枳实、槟榔。

2. 瘀毒内结证

症状：腹痛腹胀，里急后重，大便脓血，血色紫暗，发热，口干咽痛，舌质紫暗或有瘀斑，苔薄黄，脉细涩或细数。

治法：清热解毒，化瘀软坚。

代表方：仙方活命饮加减。

常用药：天花粉清热解毒散结；白芷、贝母、防风化痰散结；穿山甲、皂角刺、当归、赤芍、乳香、没药化瘀软坚通络；甘草调和诸药。腹部硬满痛甚者，加槟榔、枳实；大便困难者，加生大黄、桃仁；发热甚者，加丹皮、生地。

3. 脾胃虚寒证

症状：腹胀隐痛，喜温喜按，腹部痞块，面色萎黄，四肢不温，大便溏薄，神疲乏力，舌淡，苔薄白，脉沉细无力。

治法：温阳健脾，止血散结。

代表方：黄土汤加减。

常用药：伏龙肝温中止血；附子、白术、甘草温阳补气；生地、黄芩、阿胶养血止血。里急后重者，加木香、薏苡仁、槟榔；大便泻下无度者，加诃子、罂粟壳、山药、芡实。

4. 脾气下陷证

症状：腹部坠胀，大便稀溏，泻下不止，甚则脱肛，气短懒言，神疲乏力，面色㿠白，纳少，舌淡，苔薄白，脉沉细无力。

治法：益气健脾，升阳举陷。

代表方：补中益气汤加减。

常用药：党参、白术、陈皮益气健脾；黄芪、升麻、柴胡升阳举陷；当归补血。

五、胰腺癌

1. 湿浊阻遏证

症状：胸脘痞闷，腹部隐痛，身目俱黄，黄色晦暗，纳呆，身体困重，恶心呕吐，口干不欲饮，大便溏薄，舌淡，苔白腻，脉沉细。

治法：健脾利湿，化浊解毒。

代表方：茵陈五苓散加减。

常用药：茵陈清热利湿；白术、茯苓、泽泻、猪苓健脾利湿；陈皮、半夏、石见穿化浊解毒。

2. 气血瘀滞证

症状：脘腹胀满，腹痛呈持续性，痛处固定，痞块坚硬，面色晦暗，形体消瘦，舌质青紫或有瘀斑，苔薄，脉细涩。

治法：行气化瘀，软坚散结。

代表方：膈下逐瘀汤加减。

常用药：五灵脂、赤芍、当归、桃仁、红花活血化瘀；香附、乌药、川芎、炒枳壳、元胡行气活血止痛；穿山甲、大贝母、炙鳖甲软坚散结。

3. 肝胆蕴热证

症状：脘胁胀满，疼痛拒按，身目俱黄，烦躁易怒，发热，纳呆，恶心，小便短赤，大便干结，舌红，苔黄厚腻，脉滑数或弦数。

治法：疏肝解郁，清热解毒。

代表方：化肝煎加减。

常用药：丹皮、栀子、泽泻、赤芍清肝泄热；土贝母、青皮、陈皮疏肝理气；白花蛇舌草、土茯苓、虎杖清热解毒。身目俱黄者，加郁金、茵陈。

4. 气血亏虚证

症状：腹胀隐痛，腹部痞块，气短纳差，神疲乏力，形体消瘦，面色萎黄，舌淡，或有瘀点、瘀斑，脉细数或细弱。

治法：益气养血，化瘀散结。

代表方：十全大补汤加减。

常用药：党参、茯苓、白术、黄芪、甘草补气；当归、熟地、白芍养血；浙贝母、炙鳖甲软坚散结。脾虚腹泻者，加薏苡仁、砂仁。

【临证备要】

1. 正虚是癌症发生、发展的必要条件

癌症的发生是在正虚的基础上，导致有形之邪（如热毒、气滞、痰凝、血瘀）日久形成痞块，发展为癌症。正如《内经》所说："壮人无积，虚人则有之。"所以癌症的发生有正虚因素存在，且在癌症发展过程中，进一步损伤人体正气，也会导致正虚的加重。西医治疗癌症的常用方法，如手术、放疗、化疗等都会损伤正气，尤其是脾胃功能，而脾胃为后天之本，气血生化之源，脾胃损伤后，会进一步加重虚证。因此，虚证存在于癌症全过程中。

2. 扶正祛邪是治疗癌症的基本大法

正虚贯穿于癌症始终，而正虚又导致热毒、气滞、痰凝、血瘀，故治疗时既要扶正，提高人体免疫力和自身修复能力，充实人体的气血津液精等精微物质，同时又要根据夹杂实邪的不同性质，分别采用理气、活血、解毒、散结、化痰、祛湿、通络等法，以达扶正不留邪、祛邪不伤正的目的。当然，要根据邪正虚实之主次，可以重点扶正，也可重点祛邪。

3. 癌症治疗方法有共性也有个性

癌症的性质决定了治疗癌症的药物有共同点，如白花蛇舌草、半枝莲、草河车、蚤休、苦参等清热解毒药，蜂房、石见穿、山慈菇等散结药。根据不同癌症的特性，可以选择不同抗肿瘤药物，如肺癌可选择鱼腥草、白花蛇草、龙葵、蜀羊泉、蛇莓，肝癌可选择夏枯草、天花粉、猫爪草等药，胃癌可选择八月札、生薏苡仁、鸡内金等药，肠癌可选择鸦胆子、藤梨根、地榆、石榴皮、秦皮等，胰腺癌可选择党参、白术、鬼箭羽等。治疗癌症不可过用破血伤正药物，如斑蝥、蟾酥等。

内科心得

风咳的证因浅探

咳嗽是临床常见症状之一，也是患者常见的就诊原因，频繁剧烈的咳嗽对患者的工作、生活和社会活动造成严重的影响，因此关于咳嗽的研究日渐深化。"风咳"古代早有记载，《礼记》中就有"季夏行春令……国多风咳"的记载，《诸病源候论》论述了十种咳嗽，"风咳"列于首位，"一曰风咳，欲语因咳，言不得竟是也。"可见其风咳的重要性和普遍性。

中医学将咳嗽列为单独疾病，历来有诸多论述，其病因多遵从《景岳全书》分为外感、内伤两大类，然而我们在多年临床工作中发现古论之风咳却有其独特的内容，不同于风寒、风热、风燥，不论症状、舌脉均无明显寒热表现，相对较为平和。风咳即具有风证特点的咳嗽，以咳嗽为主，干咳无痰或少痰，可突然发作，多为阵发性，咽痒咽干，油烟、灰尘、冷空气、讲话等容易诱发，有时表现为难以抑制的刺激性咳嗽，白天或夜间咳嗽，病程较长。以中医观点分析中华医学会《咳嗽的诊断与治疗指南》（草案），多种慢性咳嗽（如咳嗽变异型哮喘、鼻后滴流综合征、胃食管反流性咳嗽、嗜酸性粒细胞增多性支气管炎、变应性咳嗽、感染后咳嗽及不明原因咳嗽等）的临床表现，如阵咳，急迫性、挛急性咳嗽，以及突发、突止，变化迅疾，咽痒，具有风邪致病之特点，恰恰反映了"风之善行数变""风性挛急""无风不作痒""风盛则动"的发病特点，应属于中医风咳范畴。西医认为这类咳嗽与炎症因素、神经因素、IgE 水平增高及病原体对支气管上皮的直接损伤等所导致的气道敏感性增高密切相关。

就咳嗽的病因而言，风、寒、暑、湿、燥、火六气皆能致咳，但由于以下原因，风邪致咳较为多见。

首先，风为百病之长、六淫之首。《素问·风论》曰："风者，百病之长也，至其变化乃为他病也，无常方，然致有风气也。"所以在外感咳嗽诸证中，不论由于风寒、风热或燥热，多以风为先导，夹寒、热、燥等外邪入侵，并可出现恶寒、发热、鼻咽干燥等寒、热、燥邪致病的表现，这也符合风邪的致病特点。

其次，风邪易袭阳位。《素问·太阴阳明论》"阳受风气，阴受湿气……伤于风者，上先受之"的论述说明了风为阳邪、易袭阳位的特点。根据风的这一特征，凡症状多见于人体上部者，多认为是风邪所致。而肺脏位于五脏六腑之上，有"华盖"之称，是风邪最易侵袭的脏腑，因此风邪致病善伤肺脏。若风邪为病，病邪轻浅，则可仅侵袭肺脏，造成肺脏功能失调，而无其他兼夹症状出现。

再次，"无风不作痒"。风邪致病，常可出现痒症。正如《诸病源候论·妇人杂病诸候·风瘙痒候》所言："风瘙痒者，是体虚受风，风入腠理，与血气相搏，而俱往来于皮肤之间，邪气微，不能冲击为痛，故且瘙痒也。"说明风邪致痒的主要病机为风入腠理，与气血搏于局部，因而作痒。据此推断，若风邪侵袭肌表、口鼻、肺卫，与气血搏于咽喉，且邪不甚重，也可表现为痒的特点。风邪致痒的特点在本病中表现得极为突出。

肺为华盖，为娇脏，易为外邪侵袭，外邪伤肺日久，则易伤津耗气，表现为肺气虚或肺阴虚。肺阴虚者，阴虚则机体失于濡养，内风易于萌动；或患者素为阴虚火旺之体，如若久咳伤阴，则燥火更易内生，故有频咳之见。《内经》云："风盛则痒。"咽痒者，或为外感风邪未尽，或久咳，肺之气阴两伤，燥火内生，内风暗生。然，内外邪气相感，同气相求，外风不尽，则外风易引动内风；内风起，则外风更难以疏解。但无论内外，总是风邪为患。这也反映了《医学心悟》"肺体属金，非叩不鸣"之喻。

风邪袭肺，肺气壅遏不宣，清肃之令失常，气道不利，肺气上逆，因而引起咳嗽。日久风邪内伏，外风引动亦引发咳嗽。故证属风邪犯肺，肺气上逆。但由于四时气候变化的不同，人体所感受的它邪亦有区别，又因于患者体质因素、治疗因素等，在临床上也就会出现湿热内阻、肝火、心火、痰火等兼夹证的存在。

不仅古代医家对于风咳有所论述，现代中医学家亦做了较多探讨。郑学农等认为，咽喉为肺之门户，对于咳嗽患者，略加祛风，开宣肺气，其咳速愈。许多患者在治疗咳嗽时无发热症状，祛风一法实为愈咳捷途。史锁芳提出慢性咳嗽不同病因之异病可以同治的观点，认为风燥伤肺是慢性咳嗽的常见演变病机之一，治疗以祛风达邪、宣肺通窍为主法，多有良效。晁恩祥认为风咳历来有之，部分咳嗽如咳嗽变异型哮喘、感染后咳嗽、变应性咳嗽、胃食管反流性咳嗽等均具有"风证"之表现，采用疏风宣肺、缓急止咳利咽的治法，效果较好。可见，对于风咳，祛风宣肺的治疗大法得到了古今众多医家的认同，临床证实疗效较好。

在临床实践中，我们以中医风邪犯肺致咳理论为基础，结合临床症状，提出风邪为以多种气道敏感性增高为特征的慢性咳嗽的重要病因理论，又根据疾病发生发展过程及证候表现，提出风邪又分内风与外风的病因学见解，认为机体在初次感受风邪后，可因其体质、基础疾病所致肺气虚损、祛邪不尽等因素而致风邪羁留体内内伏于肺成内风，久之不去，导致临床所见气道敏感性增高，如遇外感、冷热空气、异味等外邪再次犯肺，触动内风而咳嗽反复，迁延不愈，这又构成外风致病的特点。风邪伏肺，外风触发，共同致病。风邪犯肺为重要病因病机，故治疗中当以祛风宣肺为主。既往研究亦表明，应用该法治疗该类咳嗽具有很好的临床疗效。

风温肺热病的临床研究

全国热病北方协作组九个成员单位，按照统一的科研协作方案，从1984年10月至1986年5月，对335例风温肺热病应用证候疗效评分法进行了临床观察，结果表明，运用中药辨治方案治疗风温肺热病，其疗效可与西药红霉素、庆大霉素联合应用相比，而毒副作用则小于西药，显示了中医药治疗急性热病的一定优势。

1. 病证名

风温肺热病是感受风热毒邪引起的急性外感热病，四时皆有，而以冬春两季多发。身热、咳嗽、烦渴为必有之症。陈平伯在《外感温病篇》中说："风温为病，春月与冬季居多，或恶风，或不恶风，必身热、咳嗽、烦渴，此风温证之提纲也。"《素问·刺热》说："肺热病者，先淅然厥，起毫毛，恶风寒，舌上黄，身热，热争则喘咳，痛走胸膺背，不得大息，头痛不甚。"可见，肺热病与风温病的症状相似，因此合称风温肺热病。从临床表现来看，风温肺热病包括西医的急性肺炎、支气管周围炎和急性支气管炎等急性肺部感染性疾患。

2. 诊断要点

（1）发病特点：起病急，传变快，病程较短，四季皆可发病，以冬春为多。

（2）主症：发热，咳嗽，咳痰（痰白或黄，或黏稠，或带血），口干渴，舌红，苔白或黄，脉数。

（3）兼症：恶寒或寒战，胸闷或胸痛，气急或气喘。

（4）肺部体征：局部叩诊浊音，听诊有呼吸音低、气管呼吸音、湿啰音。胸部 X 线透视，肺部有炎性改变。

（5）化验：末梢血白细胞总数或中性粒细胞比例增高。

凡具备上述五项中（2）、（4）两项而无心、肺、肝、肾、脑等慢性疾病影响主病治疗者，皆可选为观察对象。

3. 治疗方法

据卫气营血辨证治疗原则，结合风温肺热病的发病特点，分为三期，以相对固定方药为主，进行辨证系列治疗。

（1）初期（邪在肺卫）：症见发热，微恶寒，咳嗽，咳白色黏痰，口渴，头痛，鼻塞，舌边尖红，苔薄白或薄黄，少津，证属表热证。用辛凉解表片 6~8 片，日服 4~6 次，也可配用清温针 4mL 肌注，每日 2 次。若恶寒无汗、头身痛者，属表寒证，可酌用荆防针 4mL 肌注，以解表散邪（本组病例未遇表寒证）。

（2）中期（邪热由卫入气，或入营血）：症见高热或寒战，咳喘胸痛，咳黄痰或带血，烦渴，舌红，苔黄或腻，脉滑数或弦数，证属邪热壅肺，痰瘀互阻。治疗主要用清肺饮，每次 50mL，日服 4 次（相当于两剂汤药量）。

如肺胃郁热，伴腹满便秘，属腑实者，配用通腑泻热药直肠滴入液 250mL，每日 1 次，直肠滴入。

若高热伤津者，静滴肺宁注射液，每日早、中、晚各一次，每次分别用 40、80、120mL，按 1∶10 浓度加入 5% 葡萄糖生理盐水注射液或 10% 葡萄糖注射液中静滴。

如热入营血，高热神昏，舌绛，或发斑疹者，静滴清开灵，每日 40~60mL，加入 5% 葡萄糖生理盐水注射液或 10% 葡萄糖注射液 500~1000mL 中静滴。

如继发厥脱，大汗肢冷，息弱，脉数，血压下降者，配用生脉注射液 20~40mL，加入 200mL 5% 葡萄糖生理盐水注射液或 10% 葡萄糖注射液中静滴。必要时进行中西医结合抢救（本组患者未发生神昏及厥脱者）。

（3）末期（恢复期）：症见低热，干咳少痰，口燥，乏力，舌红，脉细数。用保肺饮，每次 25~50mL，日服 3~4 次。或选用养阴清肺、益气健脾的方药收功。

4. 讨论

（1）疾病的诊断与疗效判定：中医有自己独立的标准，中医临床科研有多种方法，我们选用了证候疗效评分法。为了使中药疗效更有说服力，我们不仅将传统的症状、舌脉等作为评分内容，而且也将西医常用的有代表性的检查指标作为评分内容。在治疗方案上，选用了目前公认的疗效比较过硬的红霉素加庆大霉素联合静脉给药，且允许临时加用对症西药，其目的是用西医的检查指标和西药的疗效为中药辨治方案作对比，用以说明本方案疗效的可靠性，可谓"西为中用"。为了使两种治疗方案的疗效在同等条件下进行对比，病例选择采用随机分组法，疗效评定采用评分法。把治疗前后复杂的症状、舌脉、体征及现代科学检查的结果，用数据客观地显示出来，便于统计学处理，以准确判断优劣。严密对比表明，中药辨治方案的疗效，无论是总疗效还是单项疗效，均与西药对照组相当，而在治愈率、改善症状等方面，以中药治疗组为优。实践证明，辨治方案是科学的，评分法是先进的。这种评分法不仅风温肺热病适用，其他疾病的中医临床科研也可参照应用。

（2）中药副作用较小：中药为天然药，本组病例通过治疗前后对心、肝、肾等多项对比检查，未发现明显的毒副作用，而西药不仅易于产生耐药性，对人体尤其对肝、肾有明显的毒害。本组虽然未用统计数字明确显示，但病人胃肠道反应如胃痛、恶心呕吐、不思饮食等，输液后的静脉刺激等，均较明显，其毒副作用明显大于中药。因此，突出中医特色，大力研究中医药治疗急性病，对于发展我国医药学事业，促进人民健康，尤为必要。

5. 体会

（1）风温肺热病是常见的急性温热病，其病变部位在肺，病理机制为痰热瘀毒互阻致肺脏功能失常，其传变多遵循卫气营血规律，但病变重点始终在肺。初期为邪在肺卫，正如叶天士所说："温邪上受，首先犯肺，肺主气属卫……其合皮毛，故云在表。"其治疗"在卫汗之可也"，用辛凉轻剂，轻清宣透，使邪疏散而解。病人虽体温较高，凡有恶寒者，均说明表邪不尽，皆可用辛凉散风之品，且不可一见体温高，就要投苦寒，反使邪不得透，热势更高。本方案以辛凉解表片为主，取桑菊饮合银翘散加减提取制片，体温高者，每2～3小时服一次，保持微汗不断，退热甚速。

（2）中期为邪热由卫及气，邪已入里，但有恶寒者仍属表邪不尽，虽有壮热烦渴、咳痰胸痛，治疗时以清气为主，仍需佐以清宣疏散之品，服清肺饮的同时加服辛凉解表片。清肺饮是经方麻杏石甘汤加清热解毒、肃肺化痰之品而成，有清肺化痰、解毒祛瘀之功，是治疗风温肺热的主方，为使药效稳定持久地保持在上焦，故每日4次分服。热毒盛者，配肺宁静滴，热结便秘者，予直肠滴入液通腑泻热，釜底抽薪。本组病例多系发病后一两天入院的中期患者，此时正盛邪实，正邪交争剧烈，故采用综合措施，强而有力地驱逐病邪，有效地控制病势的发展。绝大多数病例在本期得到控制，把好气分关，这是治疗成败的关键。

（3）恢复期的病人，多表现为余热不尽，气阴已伤，保肺饮基本可用，但因患者体质有别，因此有部分病人选用养阴清肺、益气健脾的方药收功。西药对照组，在病程5～7天，当病情基本控制，因红霉素的静脉刺激和胃肠道反应，多数病人不乐意甚至拒绝静滴，而饮用中药调理善后。这是西药对照组治愈率偏低的原因之一。

（4）本组共收治10岁以下的患者10例，中西药两组的疗效均不如成人，这与当前独生子女的特殊情况有关。一般家属都要求中西医结合综合治疗，力求速效，因此，经过一两天治疗未达显效者，就难以坚持。本系列方案如何用于儿科，有待以后研究。

辨证治疗老年风温肺热病

老年风温肺热病为老年期感受风热病邪引起的以寒热咳喘为主要临床特征的急性外感热病，相当于现代医学之老年人肺炎，是老年人常见病、多发病和重要死亡原因。我们于1989～1991年期间，采用辨证论治方法治疗本病，并与加用抗生素组比较，研究表明单纯中药治疗本病疗效较好。

1. 辨治方法

邪在半表半里，用小柴胡汤合清肺饮化裁。药用柴胡、黄芩、炙麻黄、杏仁、生石膏、虎杖、白花蛇舌草、僵蚕、牛蒡子、桔梗、甘草。

痰热壅肺证，以清肺饮化裁。药用炙麻黄、杏仁、生石膏、黄芩、虎杖、白花蛇舌草、鱼腥草、全瓜蒌、桔梗、甘草。

热闭心营证，以清营汤加减。药用水牛角粉、元参、银花、连翘、丹皮、麦冬、生地、天竺黄。

气阴两虚、邪热留恋证，以沙参麦冬汤合泻白散加减。药用沙参、麦冬、地骨皮、桑白皮、炙杷叶、川贝、白茅根、芦根。若存在正虚，气虚按程度依次选加仙鹤草、功劳叶、太子参、西洋参，阴虚者加沙参、麦冬、生地。

剂量根据病情轻重来选择。用药途径一般采用口服，神昏病人或不能口服者采用鼻饲或直肠滴注。

热毒壅盛者，加白头翁注射液60mL，稀释后静滴，每日1次。发热明显者，清温针4mL肌注，或清开灵40mL加液体静滴。

2. 治疗体会

（1）老年人有宿疾者易患风温肺热病：从一般资料中看出55例老年风温肺热病患者，有宿疾者为47例，占85.45%，其中肺部宿疾为42例，占76.36%。这说明有宿疾者，尤是有肺部宿疾的老年人更易患风温肺热病。这种现象是由老年病患者的复杂病理体质所决定的。老年人随着增龄，体质渐趋虚弱。脏腑阴阳气血的虚损是老年病患者的重要病理机制，是老年人易患风温肺热病的内在因素，即《内经》所谓"邪之所凑，其气必虚"。老年人有肺部宿疾者，因宿疾长期不愈，致使肺之气阴两虚，卫外功能降低，邪气易感。由此看来，积极治疗宿疾，对于预防风温肺热病的发生，有重要意义。

（2）老年风温肺热病患者临床表现有其特殊性：从55例临床资料看出，老年风温肺热病患者发热多呈中低度热，喘息及咳痰多较明显，舌质多暗红或红，舌苔多为黄腻或白腻，阴伤舌象也较多，脉象以数、滑、弦、细为多。血象可无明显异常，X线检查多有异常。这说明老年风温肺热病的临床表现不但受病情的影响，还受宿疾和病理体质的影响，因老年人多有宿疾并存在正气虚弱的内在因素，患病后正气抗邪无力，邪正交争不剧，因而发热多呈中低度。喘息咳痰明显，与老年人原有肺部宿疾有关。肺部有宿疾患者，常有宿痰内结，感邪后外邪与宿痰互结，所以咳痰多较明显。痰热交阻，肺之肃降功能失调更甚，所以喘息症状明显。数、滑脉多表示有热邪或痰热存在，弦、细二脉多与老年人的体质有关，结合阴伤舌象，说明老年人患风温肺热病后易出现阴伤等正虚表现。因血象部分无明显异常，故诊断时不能把血象的异常作为主要诊断依据，而胸部 X 线检查异常率 94.5%，可作为本病的主要诊断依据。

（3）辨证治疗老年风温肺热病疗效好：辨证施治结合多途径用药与在中药基础上加抗生素比较，总有效率无明显差异（$p > 0.05$），两组退热时间、主症消失率、异常舌脉消失率、肺部体征改善率、血象转常率及肺部炎症吸收或明显吸收率无明显差异（$p > 0.05$）。以上情况说明，单纯中药治疗老年风温肺热病确实有良好效果。若从理论上推断，中药加抗生素组的疗效应当优于单纯中药组，之所以会出现两组疗效无显著差异的结果，可能在于：①老年人多有肺部宿疾，长期应用抗生素已产生耐药性；②部分病人虽依据药敏试验结果选用抗生素，但老年患者多存在混合感染，抗生素难以奏效；③其他病原微生物感染，如病毒等对抗生素无效；④抗生素对内毒素血症无效。同时说明在抗生素疗效不明显的情况下，运用中医辨证论治的方法仍能取得良好效果，体现了中医药治疗老年风温肺热病的优势。

虽然辨证治疗本病取得一定疗效，但也存在一些问题，如 X 线检查示肺部炎症吸收不良，除与老年体质有关外，是否还与其他因素有关？如何治疗，有待进一步探讨。

扶正祛邪法治疗老年外感热病

老年人脏腑功能已趋衰弱，正气抵御外邪能力降低，患外感热病的机会明显增多，并且患病后更易呈现正虚邪盛的病理状态。正虚当扶正，邪盛当祛邪，因此扶正祛邪成为老年外感热病的重要治疗原则。但扶正不当易致留邪，而祛邪太过又可更伤正气。因此，发挥辨证论治优势，恰当处理扶正与祛邪二者之间的关系显得特别重要。

1. 扶正祛邪当因人的体质而异

多数老年人有正虚的表现，而且正虚有气血阴阳及虚损轻重程度的不同，正因为如此，其感受邪气的性质及邪气入侵后证候传变往往也不相同，因此扶正祛邪当因人的体质而异。

素体气虚、卫阳不固者，多易感受风寒之邪，临床表现为经常感冒，晨起或受寒时，喷嚏连连，鼻流清涕，身酸乏力，畏寒，不发热或低热。此类病人，扶正之品黄芪、人参、党参尽可加用，不必犹豫；祛邪药物当选用温散但发汗不甚之品，如荆芥、防风、苏叶之属。玉屏风散及补中益气汤即较好地体现了这个原则，选用黄芪、白术以扶正，用小剂量的防风、柴胡以祛邪等，临床上应用恰当，多可收到良好疗效。

素体阴虚多火者，最易感受风热、燥热之邪，即使感受风寒也极易化热，表现为面赤身热，口渴引饮，很快出现舌红少苔或无苔。治疗此类患者，扶正当选用寒性养阴生津药物，如玄参、生地、知母等；祛邪药物最好选用甘寒清热及咸寒清热之品，苦寒之品性燥，易伤阴津，不作首选。

至于年老但素体健康，病后出现发热、恶寒或不恶寒、咳喘、痰黏难咯者，不可因年老而推断正虚，不加辨证地选用黄芪、黄精、党参等温补之品，否则可能使热势更炽。笔者曾治两例老年肺热病患者，因加用黄芪、黄精等补益之品，而出现了体温增高、伤津化燥之变证，应当借鉴。

2. 扶正祛邪当因感邪的性质而异

老年人即使平日无正虚表现，但脏腑功能衰弱的本质已然存在，所以，若感外邪，势必也会损伤正气，出现正虚之象。另外，感邪性质不同，对人体正气的损耗也不同。寒湿伤阳，燥热伤阴，故扶正祛邪当辨明病邪性质而为之。

寒湿之邪引起的病证，对年轻体壮者的影响，可能仅仅是阻碍阳气功能的发挥，但不会引起阳虚。而对于老年患者，因其素体阳气已趋衰弱，感受寒湿之邪后，极易导致阳气虚弱，因此在祛寒湿的同时，加入适量的助阳药物将会有助于寒湿的祛除。

燥热之邪引起的病证，对于老年患者，则更易引起阴伤，甚则阴亏。选择养阴扶正之品时，当根据阴伤的程度用药。津伤者可选用芦根、沙参、麦冬之属；阴伤者加生地、玄参之类；阴亏者加熟地、龟板等。如果不加辨证，一概选用黄精、熟地等滋补养阴之品，极易导致热势更盛，倍伤其阴。

3. 扶正祛邪当因病情的不同阶段而异

在病情的不同阶段，邪正斗争的程度不尽相同，邪盛、正虚所占比例也不同，扶正祛邪当详审而治之。

卫分阶段，邪气入侵，机体正气抗邪能力正逐步加强。如果发热恶寒较重，则表示正气抗邪力量尚强，一般不采用扶正的方法。如果病情发展快，有伤阴趋势，可加用甘寒养阴生津之品。若表证不甚，而畏寒低热缠绵不解，或不发热，可加入益气扶正之品，如黄芪、白术、太子参、党参之类。此类病例的治疗，若不扶正，即使加大祛邪力度，也难收效。相反，若加扶正之品，祛邪之品虽仅用柴胡6g，也能收到很好的效果。

气分阶段，机体抵抗力已充分调动起来，多不需扶正。如果热势较甚，可加入甘寒清热养阴之品，如芦根、白茅根等，既可增强祛邪力量，又可防止邪气伤津。

出现营血分证候，则表示此时正气虚弱，邪热内陷，治疗时扶正祛邪不可偏颇。正虚主要表现为阴液亏损，并且处于营血分之邪气对阴液的消耗是持续的，因此扶正当选用寒凉养阴之品，以增液汤为佳。另外，邪热炽盛是导致热入营血的主要因素，因此清热祛邪更为重要。应用时除了首先要加大寒凉清热力度外，还应该加入凉血散血之品，以使邪气从血分而解。

老年外感热病恢复期，正气在与邪气交争过程中明显受损，多有正虚表现。寒湿、湿热证患者多表现为阳气不足，燥热与风热证患者多有阴伤表现，扶正当随证选用补益之品。而祛邪当根据有无邪气遗留、遗留多少，酌加祛邪药物。此期不可一概选用温补之品，否则有死灰复燃之虑。

老年肺热病后期，尤其是有肺部宿疾者，常遗留咳嗽、喘息、咳吐黄痰或白黏痰，肺部湿啰音不消失，X 线检查提示肺部炎症未完全吸收，即使继续加大寒凉药物也不会奏效，而加用当归、熟地、黄精等补益之品，常能收到明显的效果。

总之，在治疗老年外感热病时，首当分清有无虚损，气血阴阳哪一种虚损，虚损到什么程度，分清邪气的性质、程度、侵犯部位等，然后有针对性地选择扶正祛邪药物。只有这样，才能达到扶正不恋邪、祛邪不伤正的目的。

老年肺炎的辨治

老年肺炎是老年人最为常见的肺部感染性疾病，是危害老年人健康的主要因素之一，其发病率和病死率随年龄的增长而上升。随着社会老龄化程度的增高，老年肺炎是临床医生必须面临的突出问题。中医药对老年肺炎的治疗，多有良效。

老年肺炎属于老年风温肺热病范畴，其病位主要在肺，病因为风热毒邪，基本病机是正气亏虚，毒瘀互结，与热、毒、痰、瘀、虚密切相关，治疗上强调辨证论治，标本同治，扶正与祛邪兼顾，重视清热解毒、活血化瘀、通腑化痰、益气养阴。因老年肺炎病情一般较重，病死率高，因此强调中西医结合，衷中参西，发挥各自优势，积极救治，从而提高老年肺炎的临床疗效。

1. 老年肺炎特点

（1）发病率、病死率高：综合文献报道，65 岁以上老年肺炎的发病率为 1.6%，75 岁以上为 11.6%，病死率高达 30% ~ 60%，70 岁以上老年人，肺炎直接引起的病死率已超过癌症、心脑血管疾病，占第一位。

（2）病原复杂、检出率低：老年肺炎的病原体复杂，除细菌外，还有病毒、支原体、衣原体、真菌、寄生虫等，且常混合感染。长期、反复应用抗生素，导致敏感性降低，且极易诱使耐药菌株增多。老年肺炎病原菌以革兰阴性杆菌最多见，占 68% ~ 80%。上呼吸道寄植菌的吸入是引起肺部感染的主要途径。目前对感染病原菌的确定多依靠咳痰培养，由于难以采集到合格标本，国内外的资料均显示病原体检出率低、病原学诊断困难。

（3）免疫力低、易感性高：老年人免疫功能随年龄增长而衰退，免疫功能衰退是老年肺炎发病率和病死率增高的重要原因之一。细胞免疫和体液免疫水平大幅度降低、使得机体不能产生足够的特异性抗体，对致病菌的防御功能也大大减弱，极易反复受到感染。再有老年人各组织退行性改变，呼吸功能减退，吞咽与声门动作常不协调而增加吸入危险，加之气管和支气管黏膜纤毛功能降低、咳嗽反射差、肺组织弹性减退等而致排痰功能降低，均易促使细菌进入下呼吸道，而增加感染机会。

（4）基础病多、病情较重：多数老年肺炎患者，本已患有各种慢性疾病，如心肺疾病、脑血管疾病、神经系统疾病、糖尿病、肝肾功能不全、恶性肿瘤以及其他感染性疾病等，而各种医疗措施如留置鼻胃管、人工气道易损害正常呼吸道的防御功能，激素、抗生素、镇静剂、免疫抑制剂和化疗药物等均可增加肺炎发生的几率，因此，老年肺炎，一旦罹患，即是重症。肺炎加重基础病，或感染反复发生，住院频率增加，导致病情越来越重，预后极差，死亡率高。

（5）病变迅速、并发症多：老年肺炎的病情演变比较迅速，起病不久，即易并发呼吸衰竭、心力衰竭、感染性休克、肺性脑病、水电解质紊乱和酸碱失衡以及多脏器功能衰竭等，故在治疗上难度加大。我们发现内毒素血症引起的感染中毒性休克是病死率增高的主要原因。

（6）起病隐匿、多有诱因：老年肺炎，起病隐匿，部分患者呼吸道症状不典型，实验室检查也缺乏特异性，故极易误诊漏诊。发病季节以冬春季为主。起病前多有受凉、劳累、情绪波动等诱因。

2. 临床表现

（1）一般表现：老年肺炎临床表现一般不典型，肺炎常见症状如发热、咳嗽、咳痰、胸痛、畏寒等可不明显，较多患者以肺外表现为主，而常出现食欲不振、乏力、精神较差，或心动过速、呼吸急促，且可成为早期症状。肺部炎症病变范围广泛时有低氧血症表现，如嗜睡、意识模糊、表情迟钝等。伴发菌血症者约占20%，其中40%可出现脓毒症，出现感染性休克。血常规检查约20%患者血白细胞比例不增高。肺部可闻及湿啰音，通常无实变体征。出现其他严重并发症时，可有相应症状与体征。

（2）呼吸衰竭：除原发疾病的临床表现外，主要包括缺氧和二氧化碳潴留所致的各脏器损害。表现为呼吸困难，呼吸浅表，鼻翼扇动；口唇、指甲发绀；注意力不集中，定向障碍，或头痛，精神错乱，狂躁，嗜睡，抽搐等；心悸，球结膜充血水肿，心律失常，周围循环衰竭，低血压；消化道应激性溃疡、出血，肝功能异常等；尿素氮升高，蛋白尿，红细胞尿等；酸碱失衡和电解质紊乱等。

（3）心力衰竭：肺部感染易致左心衰竭，以肺循环淤血为特征。主要表现为呼吸困难，急性肺水肿；咳嗽、咳痰和咯血；体力下降，乏力和虚弱，意识模糊，记忆力减退，焦虑，失眠，幻觉等；早期夜尿增多，严重时少尿或血尿素氮、肌酐升高等。体征可有活动后呼吸困难，重症出现口唇发绀、面颊潮红、脉压减小、四肢末梢苍白、发冷、心律失常、左心室增大、肺底湿啰音或胸水。

（4）肺性脑病：原有的呼吸衰竭症状加重并出现神经精神症状。主要为头痛、头晕、记忆力减退、易兴奋、多语或少语、失眠等脑皮层功减退症状；意识障碍与精神异常，如嗜睡或朦胧、谵妄以至昏迷状态，或躁狂、抑制、幻觉或妄想状态；神经症状有扑翼样震颤或痉挛发作、肌阵挛、视网膜出血、复视等。部分病人可有呕吐、视乳头水肿等。

（5）感染性休克：严重感染特别是革兰阴性细菌感染常可引起感染性休克。可有组织细胞缺血缺氧、代谢紊乱、功能障碍，甚至多器官功能衰竭。其全身表现为寒战、高热、多汗、出血、栓塞和全身性肿胀等；意识障碍，轻则烦躁不安，重者昏迷或抽搐；少尿或无尿；呼吸急促；氧分压及脉氧下降，口唇或皮肤发绀；易致急性心衰、心律失常；胃肠道缺血、出血等；肝功能损害；全身紫癜、瘀斑或出血；有的可见视网膜、视乳头水肿。

老年肺炎的临床表现比较复杂，除基础疾病原有症状外，由于病情变化迅速，常导致多种并发症的出现，并相互影响，甚至恶性循环，临床上难以将其截然区分。

3. 治疗

辨证论治是中医的精髓，为了发挥中医药在老年肺炎治疗中的优势，我院几代呼吸热病专家进行了不懈的努力。董建华教授提出的三期二十一候温热病辨证规范，将急性外感热病分为表证期、表里证期、里证期三个阶段二十一个证候进行辨证，熔寒温为一炉，吸取各种辨证方法的精华，是外感热病学辨证规范化的重大进展。笔者发现风温病与肺热病症状比较相似，身热、咳嗽、烦渴为其必有症状，结合老年肺炎的临床特点，将老年肺炎归属于风温肺热病范畴，认为风温肺热病是感受风热毒邪引起的急性外感热病，四时皆有，而以冬春两季多发，从而规范了老年肺炎的中医病名与辨治标准。姜良铎教授提出毒邪致病理论，认为凡是对机体有不利影响的因素，无论这种因素来源于外界或体内，统称为毒。来源于身体之外的有害于身体健康的物质，归于外来之毒范畴，如外感六淫之风、寒、暑、湿、燥、火等，病原微生物如细菌、病毒等，大气污染，农药、化肥对食品的污染，均为外来之毒。来源于体内的有害于健康的物质，归于内生之毒的范畴。热毒是风温肺热病的主要病因。王成祥教授在临证过程中，根据疾病的变化特点，多将老年风温肺热病分四证论治，即半表半里证、痰热壅肺证、热闭心营证和气阴两虚证。将风温肺热病的病机概括为正气亏虚，毒瘀互结，其病机关键为热（毒）、痰、瘀、虚，为本虚标实之证，在病机变化中往往以标实为矛盾的主要方面。

（1）风热犯肺：身热，无汗或少汗，微恶风寒，咳嗽痰少，头痛，口微渴。舌边尖红，苔薄白，脉浮数。

治法：辛凉解表，宣肺透邪。

方药：银翘散（《温病条辨》）、辛凉解表方（《时病论》）化裁。金银花、连翘、荆芥、薄荷、牛蒡子、淡豆豉、生甘草。

加减：邪在半表半里者，可用小柴胡汤合解毒清肺合剂（东直门医院院内制剂）。如发热较高，可加黄芩；咳痰黄稠，加黄芩、贝母、知母；咽痛，加公英、生地。

（2）痰热壅肺：身热烦渴，汗出，咳嗽气粗，或痰黄带血，胸闷胸痛，口渴。舌红苔黄，脉洪数或滑数。

治法：清热化痰，宣肺止咳。

方药：解毒清肺合剂、麻杏石甘汤、清金化痰汤（《医学统旨》）化裁。黄芩、栀子、知母、桑白皮、瓜蒌仁、贝母、麦冬、橘红、茯苓、桔梗、麻黄、杏仁、石膏、甘草。

加减：身热口渴，心中懊憹者，可加栀子豉汤；咳痰黄稠，或痰中带血者，加鱼腥草、白茅根。

（3）**肺胃热盛**：身热，午后为甚，心烦懊憹，口渴多饮，咳嗽痰黄，腹满便秘。舌红，苔黄或灰黑而燥，脉滑数。

治法：清肺化痰，泄热通便。

方药：宣白承气汤（《温病条辨》）、白虎汤（《伤寒论》）化裁。生石膏、生大黄、杏仁、瓜蒌皮、知母、粳米、生甘草。

加减：口干、口渴，伤津明显者，加石斛、芦根、天花粉。

（4）**热闭心包**：壮热，烦躁不安，口渴不欲饮，甚则神昏谵语，痉厥。舌绛少津，苔黄，脉弦数或沉数。

治法：清心豁痰，凉血开窍。

方药：清营汤（《温病条辨》）加减送服安宫牛黄丸。水牛角、生地黄、元参、竹叶心、麦冬、丹参、黄连、银花、连翘。

加减：四肢抽搐，热极生风者，加羚羊角粉、钩藤；腹满便秘者，加大黄、芒硝；痰涎壅盛者，加鲜竹沥或天竺黄。

（5）**气阴两虚**：身热渐退，干咳痰少而黏，自汗神倦，纳少口干。舌红少苔，脉细或细数。

治法：益气生津，清热止咳。

方药：清营汤合沙参麦冬汤（《温病条辨》）、竹叶石膏汤（《伤寒论》）化裁。水牛角、生地、元参、竹叶心、麦冬、丹参、黄连、银花、连翘、沙参、玉竹、天花粉、扁豆、桑叶、生甘草、石膏等。

加减：无身热者，去石膏；汗出身体倦怠者，加生黄芪、白术、五味子；干咳无痰者，加五味子、百合、乌梅；食少者，加谷麦芽、焦楂、神曲。

（6）**邪陷正脱**：呼吸短促，鼻翼扇动，面色苍白，大汗淋漓，甚则汗出如油，四肢厥冷，紫绀，烦躁不安，身热骤降，或起病无身热，面色淡白，神志逐渐模糊。舌质淡紫，脉细数无力，或脉微欲绝。

治法：益气固脱，回阳救逆。

方药：四逆加人参汤（《伤寒论》）、生脉散（《医学启源》）、参附汤（《正体类要》）化裁。附子、干姜、人参、麦冬、五味子、生甘草。

加减：手指蠕动者，加生地、白芍、阿胶；汗出如油，舌绛口干者，加五味子、麦冬、山萸肉，改人参为西洋参。

4. 辨治体会

（1）重视清热解毒治法：风温肺热病的病因为风热毒邪，其病位主要在肺。"温邪上受，首先犯肺。"肺居上焦，为五脏六腑之华盖。肺叶娇嫩，不耐寒热，易被邪侵，而称"娇脏"。肺外合皮毛，开窍于鼻，与自然界息息相通，最易受到外邪侵袭。风热病邪，侵袭肺卫，郁久化热，热盛生毒，毒随热入，热毒愈炽；热灼津液，炼津成痰；毒热蕴肺，络脉损伤，经血外渗，因热致瘀，毒瘀互结，从而使得热、毒、痰、瘀等病理产物交结凝滞，进而加重病情。

风热之邪，由肺卫内传入里，壅遏肺气，既可顺传，郁于胸膈或传入阳明，亦可直接内陷心营，扰动营血。就卫分而言，有风热犯肺、热毒壅卫；气分热毒可有热毒壅肺、痰热壅肺、肺胃热盛之不同；热毒侵入营血分，多因热成瘀，毒瘀交结，灼营耗阴，侵犯心脑，迫血损络，险象环生，病重势危。我们可以看出，在卫、气、营、血的不同阶段，热毒之邪始终是最为关键的因素，是其共同的病机，因此治疗风温肺热病，无论何期，均需重视清热解毒治法，方可切中病机。热不去，毒不清，则百变丛生，不能遏制疾病进展。我们临床发现，应用清热解毒类中药，合用一般剂量抗生素，确实能够提高抗感染的治疗效果，并在一定程度上减少抗生素用量、缩短病程、避免出现毒副作用。现代药理研究表明，清热解毒类中药的有效成分具有多种生物活性，不仅能够抗病原微生物，还可以激发机体抗病的能力，可抗内毒素，降低毛细血管的通透性。我们的实验研究发现，部分清热解毒中药可以明显降低炎症因子 INF－α、IL－6、IFN－γ 等的表达，提高抗炎因子 IL－10 的表达，并发挥类免疫佐剂样作用，从而达到减轻炎症损伤，利于炎症吸收和机体抗病能力的恢复。对老年风温肺热病的治疗，临床虽有宣透、清气、化浊、清营等诸法的不同，但清热解毒总是交织其中。用清热解毒要掌握两个法度：一是早用，在卫分阶段即可加入清热解毒之品；二是重用，量要大，剂要重，药力集中，救急截变。毕竟祛邪是治疗温病的首要任务。

（2）酌加活血化瘀之品：老年肺炎患者，多可见到喘憋、胸痛、咯血、咳吐浊痰、口唇、指甲发绀，皮肤紫癜、瘀斑或出血，舌质暗滞，舌底脉络青紫迂曲等血瘀之症。实验室检查也可发现微循环障碍、血流变学异常、凝血机制障碍等。病理解剖见肺脏明显充血，或有暗红色出血、实变病灶。温病肺热证的病机具有动态变化、渐进性加重的特点。"肺受火热熏灼，即血为之凝。"初期卫分邪热初传入气，肺热相对较轻，故血瘀的征象多不显著，以某些检测指标的变化为主，如 D - 二聚体增高。当肺热化火成毒，病程进入极期阶段，肺热血瘀之病理改变则十分明显，甚至可劫营动血，引发诸多危重变化。我们认为，外感热病，热毒致瘀，可见于卫气营血的各个病变阶段，不为营血分所独有，只是瘀象有轻重缓急以及隐显不同而已，故对老年肺炎的治疗，除重视清热解毒法之外，在卫气营血的各个阶段亦应酌加活血化瘀之品。药理研究证明，活血化瘀中药，能够降低血液黏稠度，抑制血小板聚集，抗血栓形成，扩张血管，降低毛细血管通透性，改善组织微循环，减轻脑水肿、肺水肿等。"肺主一身之气，肺气和，则血脉利；肺气病，则血脉瘀；血脉瘀，则肺病益甚，故肺病多夹瘀。"久病入络，痰瘀同源，瘀去则痰祛。在对老年肺炎的治疗中，可以适当运用丹参、赤芍、三七粉、桃仁、川芎等活血化瘀之品，但宜中病即止，勿攻伐太过。

（3）通腑化痰，给邪去路：我们发现，多数老年肺炎患者存在较为严重的大便秘结、腑气不通的症状，短则三五天，长则八到十天无排便，大便多干结难出，频繁使用开塞露也无效果，患者极为痛苦。这有两方面考虑，一则原本即有老年习惯性便秘，二则肺失宣肃，肺热移至大肠，导致肠中津液损耗，大肠传导糟粕的功能受制，腑气不得通，引起燥结难下。凡老年肺炎重症患者，出现内毒素血症，往往伴有腹胀、便秘、肠鸣音低，其预后较差。在严重感染情况下，全身网状内皮系统功能障碍，免疫机能下降，肠道吸收的内毒素过多而超过机体清除能力，引起肠麻痹，导致消化系统功能衰竭。此类患者舌象具有特征性表现，舌苔腻或黄或厚或如积粉，舌质红绛或紫或有瘀斑等。这与热毒炽盛，毒瘀互结，痰浊内阻有关。中医认为肺与大肠相表里，"清肺需通腑，腑气通肺气宣"，故应治以通腑化痰，宣上通下，给邪以去路。脏腑同治，上宣肺气，使肺气通，以达宣肺止咳、化痰平喘的之效；下通腑实，使腑中积滞得以疏导，达到釜底抽薪的治疗效果。《温病条辨》之宣白承气汤体现了这种治疗思想。老年肺炎患者热移大肠引起的大便秘结、腑气不通，应该引起我们足够的重视。凡兼有便秘者均可在辨证的基础上选用瓜蒌、大黄、枳实、虎杖、桃仁等通下之品釜底抽薪，使热随便解，痰随便去，此即"脏实泻其腑"之例。老年患者，当以轻下为宜，以大便通畅为度，不可滥用大泻，以防伤伐正气。

（4）益气养阴，扶正祛邪：老年肺炎患者，正气亏虚主要表现在气阴两伤，原因有：一因身体衰退，本已气阴不足。《灵枢·天年》载："六十岁，心气始衰，苦悲忧，血气懈惰，故好卧；七十岁，脾气虚，皮肤枯；八十岁，肺气衰。"老年人以气阴两虚为多见。二则热邪袭肺，热蒸汗泄，最易耗气伤阴，导致气阴两虚。三为广泛使用抗生素等，苦寒之品可化燥伤阴，加之居处环境多温燥，均可加重气阴两虚之象。临床发现，老年肺炎患者多数机体免疫功能比较低下，存在营养状况差、低蛋白血症等，极容易出现水、电解质及酸碱平衡紊乱，表现出口干口渴、疲乏无力、少尿、心慌心悸、皮肤干燥、便秘、舌红脉数等气阴两虚征象。此时除积极予以支持治疗，补充氨基酸、脂肪乳、白蛋白、新鲜血浆、维生素等之外，可以运用益气养阴类中药，如西洋参、沙参、生地、麦冬、枸杞、石斛等治疗，多有效验。研究证明，大多数的养阴药含有多种氨基酸、蛋白质、微量元素、多糖类等，可提高机体免疫活性，降血脂血糖，抗心律失常，改善心肌缺血，调节血压，使机体耐缺氧，抗疲劳等。我们运用益气养阴药物，主要是扶助机体抗病能力，以达到扶正祛邪的目的，此为"治病留人"之法。肺为清虚之脏，方药多宜轻清，不宜重浊，不能太过滋腻，而有闭门留寇之虞。

（5）氧气疗法：肺主气，司呼吸。"诸气者，皆属于肺。""肺者，气之本。"肺主气功能包括主一身之气和呼吸之气。肺主气的功能正常，则气道通畅，呼吸均匀和调，清气吸入充足，宗气生成有源，气机容易调畅。若肺气不足，不仅会引起呼吸功能减弱，而且会影响宗气的生成和运行，而出现咳喘无力、气少不足以息、动则更甚、声音低怯、体倦乏力等气虚的症状。肺气虚损，呼吸功能障碍，可出呼吸困难、呼吸浅表、鼻翼扇动、咳嗽、咳血性泡沫痰等症状。老年肺炎其病变广泛，常导致通气/血流比率减低，而引起低氧血症，应在动脉血气监护下进行氧疗以纠正缺氧。

总之，老年肺炎是一个起病隐匿、传变迅速、病情危重的常见病、多发病，对老年人危害极大，病情容易反复，尽管治疗难度比较大，但我们西医诊断与中医辨证有机结合起来，发挥各自优势，始终把握住热、毒、痰、瘀、虚之病机特点，准确辨证，合理遣方用药，大大提高了对老年肺炎的治疗效果。

麻杏二三汤治疗肺心病急性发作期

自1990年以来，我们运用自拟麻杏二三汤治疗肺心病急性发作期患者250例（次），显效156例（62.40%），好转71例（28.40%），无效23例（9.2%），无效病例包括死亡病例21例，有效率为 90.80%，死亡率为 8.40%。

1. 治疗方法

对确诊为肺心病急性发作期的病人，常规使用头孢唑啉钠 6g/d 抗感染治疗，并针对不同的合并症而对症处理。中药服麻杏二三汤，每日 1 剂，早晚分 2 次服用。方药：炙麻黄 10g，杏仁 10g，生石膏 45g（先煎），生甘草 6g，陈皮 10g，清半夏 10g，云茯苓 10g，苏子 6g，车前子 15g（包），炒莱菔子 10g，黄芩 10g，漏芦 10g。喘憋不能平卧者，加桑白皮 15g，葶苈子 15g；吐痰黄稠腥臭者，去陈皮、清半夏，加芦根 30g，薏苡仁 15g；咳痰色白清稀量多者，去黄芩、漏芦，加细辛 3g，生姜 6g；咳痰不利者，加冬瓜子 15g，大贝母 10g，全瓜蒌 30g；心悸、气短、乏力者，加太子参 15g，红参 10g；干咳少痰、口干咽燥、舌红少苔、脉细数者，去陈皮、清半夏、车前子，加沙参 10g，麦冬 10g，女贞子 15g；合并肺心脑病者，加菖蒲 10g，广郁金 10g。

2. 病案举例

韩某，男，64 岁，住院号 60875。

因咳喘反复发作 30 年，加重 4 天，于 1993 年 12 月 11 日入院。

发热，体温 38.5℃，喘憋不能平卧，咳吐黄稠痰，咳痰不利，舌质暗红，苔黄腻。查体：呼吸困难，口唇紫绀，颈静脉怒张，肝 - 颈静脉回流征阳性，剑突下搏动明显增强。胸片提示有肺大泡形成，肺动脉高压，肺部感染。心电图提示有肺性 P 波。超声心动图诊断为肺心病。治予清热化痰、降气定喘的麻杏二三汤化裁，并静滴头孢唑啉钠 6g/d。药用：炙麻黄 10g，杏仁 10g，生石膏 30g（先煎），生甘草 6g，全瓜蒌 30g，冬瓜子 15g，苏子 6g，车前子 15g（包），葶苈子 15g，炒莱菔子 10g，黄芩 10g，漏芦 10g。治疗 1 周后，发热退，喘息平，黄稠痰减少。继服上方半月，诸症明显减轻，患者能自由活动，夜间能平卧。后用益气养阴方调理获效。

3. 体会

肺心病患者，一般年龄较大，体弱多病，抗病能力下降，使用抗生素疗效欠佳，以致死亡率居高不下。用中西医结合方法，一方面抗感染，一方面用麻杏二三汤，清热化痰、降气定喘治疗，提高了临床疗效，大大降低了死亡率。这足以说明麻杏二三汤是治疗老年肺心病急性发作期的有效方法。麻杏二三汤由麻杏石甘汤、二陈汤、三子养亲汤化裁而来，方中炙麻黄、杏仁、苏子、莱菔子有解痉、止咳、平喘作用，生石膏、黄芩、漏芦能抗菌消炎，陈皮、清半夏、云茯苓有减少支气管分泌物的作用，而车前子、云茯苓有利尿、强心的作用。诸药合用，共同发挥抗感染、强心、利尿、止咳平喘的作用。

临床观察表明，从痰热着手治疗肺心病急性发作期，能降低外周血象，促进炎症吸收，改善血液流变性，双向调节免疫功能，从而反证痰热阻肺是肺心病急性发作期的主要病机。

安宫牛黄散治疗肺胀神昏

肺胀神昏是多种慢性胸肺部疾病反复发作，经久不愈，导致肺气胀满，呼吸困难，吐故纳新障碍，气虚血瘀痰阻，蒙蔽清窍，表现为胸部胀满、咳喘痰多、面色晦暗、唇甲紫绀、肢体抽搐等肺、心、肝、肾、脑多脏器功能紊乱的病证。根据临床表现，相当于现代医学的肺性脑病，每因外感时邪而诱发或加重。本病以气虚阴耗阳衰为本，痰阻血瘀蒙蔽清窍为标。在急性发作时治标为先，重用化痰开窍药物，可提高疗效。从1987年1月至1989年5月我们以安宫牛黄散为主，中西结合辨证治疗肺胀神昏（肺性脑病，以下简称肺脑）109例取得较好疗效，与1981～1989年期间未加本药治疗的31例相比明显为优。治疗组和对照组均用中医辨证论治与西医对症处理，治疗组加服安宫牛黄散1.6g，每日4次冲服，4天后改为每日2次，7天为一疗程，对照组不用。研究表明，治疗组与对照组中轻、中症疗效相近（$p >$ 0.05），重症患者治疗组明显优于对照组（$p < 0.01$）。说明肺胀神昏重症，加服安宫牛黄散可以明显提高疗效，降低病死率。

1. 辨证治疗

（1）寒束伏饮，痰蒙心窍：表情淡漠，神志时清时昧，或伴发热恶寒，喘咳，心悸，气短，痰多色白清稀，颜面、下肢水肿，面色晦暗，唇甲紫绀，肝大，颈静脉怒张，舌质淡紫或紫暗，苔白滑，脉浮紧或细滑。治以温肺散寒，通阳利水，化痰平喘，方用小青龙汤合真武汤加减。

（2）痰热阻肺，热陷心包：心烦躁扰，神昏谵语，肢体瞤动，时有抽搐，唇甲紫绀，球结膜充血水肿，身热夜甚或高热，咳嗽，痰黄难咳，喘满息促，喉中痰鸣，舌质红绛，脉细滑数。治以清热豁痰，清心开窍，方用涤痰汤合清营汤加减。

（3）阴阳欲绝，气竭喘脱：精神委顿，昏愦无语，喘息鼻扇，躁扰不安，汗出如油如珠，四肢厥冷，面青唇紫，瞳孔扩大或缩小，对各种刺激均无反应，舌质紫暗，脉微细欲绝或浮大无根。治以滋阴敛阳，益气固脱。气阴衰竭喘脱者用生脉散加煅龙牡、黄精、山萸肉、炙甘草等，气虚阳衰喘脱者用参附汤加煅龙牡、山萸肉、五味子、黄精、干姜、炙甘草等。

2. 临证体悟

肺胀神昏是多种慢性胸肺部疾病反复发作，迁延不愈而导致的危重病证。"据统计，肺心病合并肺性脑病者约占20%，其病死率高达32.5% ~ 77%。据一组1419例肺心病死因分析结果，死于肺性脑病者34.1%，为肺心病患者死亡的主要原因"（《慢性肺心病的防治》，人民卫生出版社，1975年版）。本组病例，采用中西医结合，中药辨证论治加安宫牛黄散治疗，取得了85%的有效率，尤其对重症肺脑，明显地降低了病死率，提高了疗效，值得深入研究。

肺胀神昏是多种脏器由功能紊乱到形态损害的长期复杂病

变，气虚血耗、阴耗阳衰为本，痰浊瘀血蒙蔽清窍为标。正虚于内，无力卫外，很易为外邪侵袭，故病情缠绵，反复难愈，逐年加重。肺为娇脏，外合皮毛，外邪侵袭，首先犯肺，肺气不宣，失于肃降，则发为咳喘。久咳伤肺，肺虚及脾，脾虚生痰，痰贮于肺，痰阻气道，则加重咳喘；气虚无力排痰，则痰愈盛。气虚则血运无力而瘀滞，痰瘀互阻于内，外邪更易侵入，气血逆乱，激动痰瘀，上蒙清窍，则咳喘痰涌，神志异常。痰既是病理产物，又是病因之所在，因此，化痰开窍、镇痉息风名方，对肺胀神昏的喘咳痰盛、神志异常诸症，甚为合适。特别是对痰热阻肺、热陷心包之重症，加用之后可明显改善症状，提高疗效。

肺胀神昏辨痰，寒热是关键。临床所见，有不少病人，肺胀神昏初期，痰多色白清稀，颜面、下肢水肿，一派寒邪束表、痰饮内伏之象，给予温肺散寒、通阳利水、化痰逐饮之剂，一用即可见效，但继续服用，则疗效很少进展，甚或有加重之例。肺胀神昏病人，就个体而言，有阴虚、阳虚之分，有痰热蕴肺、痰饮内伏之别。但在感受外邪之急性期，多有化热之势，痰色发白，在清稀泡沫的痰液之中夹有黏稠痰，这是肺津为外邪化热煎熬凝结所致。因此，临床上必须细辨寒热，认清病机的转化，及时加用清肺化痰之品。至于发热咳喘、痰黄溲赤、烦躁不寐等痰热蕴肺、热扰神明者，为数居多，且易于辨认，治疗上放胆用药即可。

肺胀神昏病人，多为久病高龄患者，气虚血瘀，胃肠传导无力，加上阴津亏耗，临床常见胸闷腹胀，大便不通。肺与大肠相表里，肺病影响大肠，肺失肃降，则大肠传导受阻而便秘，腑气阻塞，浊气上攻，则肺失肃降而上迫，喘憋加重。浊气不降而上泛，蒙蔽清窍，使神识不清。因此，在清肺化痰开窍的同时，应佐通腑降浊之品，如大黄、瓜蒌、枳实等。大便通畅，浊气下泄，则喘憋神昏随即减轻。

透热法治疗外感高热

外感高热是临床常见症状之一，可见于多种疾病，对人体危害大，属于急症之一。我们认为，外感高热属于气分证者为多，部分为营分证，于是自拟具有透热作用的芩蒿退热口服液治疗外感高热，并与双黄连口服液作对照，取得良好疗效。

芩蒿退热口服液由黄芩、金银花、青蒿、薄荷、柴胡等组成，本院制剂室提供，每毫升含生药 1g，每次 10mL，每日 3 次，口服。

临床观察表明，芩蒿退热口服液的退热作用明显优于双黄连口服液。治疗组和对照组均有退热作用，但治疗组在退热时间、平均退热幅度、最佳退热效果（＞1.5℃）方面明显优于对照组。

《素问·阴阳应象大论》曰："壮火食气。""阳盛则阴病。"火热之邪过盛不但导致高热，而且能损伤人体正气，着重表现为耗气伤阴。及时退热能保护机体免受热邪的进一步伤害，并且有利于人体正气的恢复。因此，退热是外感热病的治疗目标之一。在长期的临床实践中笔者深刻体会到，对于外感高热，必须重视透邪外出。正如《素问·阴阳应象大论》所说："其在皮者，汗而发之。"叶天士在《外感温热篇》中进一步论述曰："入营尤可透热转气。"说明透热之法可用于外感热病的各个阶段。

芩蒿退热口服液集清热、透热于一体，一方面直接清解热邪，另一方面可透达热邪于外，从而达到热退正安的目的。方中黄芩、金银花合用以清热泻火，直捣热邪；黄芩、青蒿合用以清解膜原之热邪；黄芩、柴胡合用以清解少阳（半表半里）之热邪；金银花、薄荷、柴胡合用以透解肌腠之热邪。诸药合用，共奏清热透热之功，故适用于外感热病早期及中期。

从临床疗效看，外感高热的早期及中期，完全可以使用透邪法，不但能祛邪外出，而且能防其热邪深入。

清咽汤治疗急性咽炎

急性咽炎是临床常见病，是咽黏膜并波及黏膜下及淋巴组织的急性炎症，可见于上呼吸道感染，常常继发于急性鼻炎、急性扁桃体炎，也可单独发病。西医使用抗生素治疗，虽然疗效较好，但随着耐药菌株的逐年增加，抗生素的疗效下降。我们采用自拟清咽汤治疗急性咽炎 525 例，效果满意。

1. 清咽汤组成

黄芩 10g，炒栀子 10g，生石膏 30g，山豆根 6g，木蝴蝶 6g，蝉衣 6g，桔梗 10g，生甘草 6g。每日 1 剂，水煎 2 次，每次取药汁 200 mL 温服。

随症加减：肺热甚，咽痛严重，咽部充血明显者，加鱼腥草 15g，牛蒡子 10g，金银花 20g；咽干为主，舌红少苔者，加玄参 10g，沙参 10g，麦冬 10g；便秘者，加全瓜蒌 30g，生大黄 3g，炒枳壳 10g；咳嗽痰多者，加紫菀 10g，款冬花 10g，炙枇杷叶 10g，胆南星 6g。

2. 临证体悟

急性咽炎常因受凉、过度疲劳、烟酒刺激、环境变化等原因导致全身及局部抵抗力下降，病毒或细菌感染而发病。但在病程中后期（病程超过 3 天者），往往以细菌感染为主。中医认为，咽喉为肺之门户，急性咽炎以肺热为主，伴有热邪伤阴或痰热。治疗重点是清肺利咽，后期注意养阴或化痰。

清咽汤以清肺热为主。方中黄芩、炒栀子、生石膏清泄肺热；山豆根、木蝴蝶、蝉衣解毒利咽，善治咽喉肿痛，尤其是山豆根治疗急性咽炎有良好疗效；桔梗、生甘草清热解毒，止咳祛痰，加强清肺热作用。诸药合用，共奏清肺利咽之功，故适用于急性咽炎早期及中期。

从临床实践看，治疗急性咽炎还应该加强生活调理。患者注意休息，保证充足的睡眠，多饮水，少讲话或低声讲话，避免烟雾、灰尘刺激，禁食辛辣、刺激性食品，保持大便通畅。

内伤基础上外感咳嗽辨治

以 1997 年 9 月~1998 年 3 月在北京中医药大学附属东直门医院内二科门诊就诊、同时具备外感咳嗽和内伤基础两个证候特点的患者作为观察对象。排除病例：年龄在 15 岁以下；合并肺系其他疾病（如肺胀、喘证、哮证、肺痈、肺痨等）；合并有严重心血管、肝肾及造血系统等原发性疾病；未按规定服药，或资料不全，或无法判定疗效者。7 个月内共收集到 60 例。

按照内外合治、脏腑兼顾的原则，治疗外感咳嗽时兼顾患者的内伤基础，即根据患者内伤基础的不同，在辨证治疗外感咳嗽基础方上，加用治疗内伤基础的药物组。除高血压和糖尿病患者继续维持其原来的降压和降糖药物外，所有病例均用纯中药治疗。

辨证治疗外感咳嗽的基础方包括风寒袭肺方（麻黄、杏仁、甘草、防风、荆芥、紫菀、金沸草）、风热犯肺方（桑叶、桑白皮、牛蒡子、前胡、杏仁、芦根、甘草、麻黄、生石膏）及燥邪伤肺方（桑叶、杏仁、浙贝、苏子、紫菀、瓜蒌、芦根、甘草）三方。

治疗内伤基础的药物组分为肝阳偏亢组（生石决明、羚羊角粉、瓜蒌、黛蛤散）、瘀血内阻组（郁金、丹参、旋覆花）、痰浊内蕴组（半夏、茯苓、瓜蒌、浙贝）、胃肠积滞组（瓜蒌、枳壳、槟榔、酒军）、素体气虚组（党参、苏叶、仙鹤草、功劳叶）、素体阴伤组（麦冬、沙参、白芍、芦根）及素体阳虚组（桂枝、干姜、细辛、五味子）七个药物组。

以上各组均每日 1 剂，水煎服，7 天为一疗程，观察两个疗程。

治疗一疗程后治愈显效率为 45% ，两个疗程为 81.7% ，治疗两个疗程的疗效显著优于治疗一个疗程。治疗两个疗程后疗效与咳嗽的轻重呈正相关。咳嗽重者的痊愈率显著低于咳嗽轻的患者。痰量多者其咳嗽程度有更重的趋势。

本研究是按照整体辨证、整体治疗的思路，采取内外合治，脏腑兼顾的原则，以发扬中医辨证论治的优势、提高疗效为根本目的。本研究重视的是对一种辨治思路的研究，而非单纯"某方治某病"的观察。本资料中60例内伤基础上外感咳嗽患者的治疗，采用的方基本上无完全相同的药物组成和固定剂量，而是在清晰体现预先制定的整体治疗方案和用药思路的基础上，因人制宜，这是本研究的特点之一。本研究中，对病机复杂的外感咳嗽，经14天的治疗，取得了81.7%的治愈显效率，说明采用上述治疗方法是可行的。治疗结果还提示，对咳嗽重又有内伤基础的患者，在临证时要引起足够的重视，治疗时间应适当延长，争取彻底治愈。

多样性和复杂性是内伤基础的一个重要特点。资料中，60例患者中的内伤基础由两种以上病机的叠加者占总数的70.6%，即说明了这一点。而且不同内伤基础之间相互兼夹，更增加了其复杂性，如气虚可兼夹阴伤、血瘀或阳亢，而阴虚不仅有热，还可兼夹痰湿。总之，气血阴阳的不足和痰、瘀、湿等邪实可以相互夹杂，重叠出现在患者身上，表现出复杂的病理状态。对于这种情况，按照整体辨证、整体治疗的思路，采取内外合治、脏腑兼顾的原则，方能取得好的疗效。

总之，患者内伤基础（包括久病、宿疾或其本身病理体质等）的存在，即表明患者存在病理状态。患者在感受外邪时，其已有的病理基础与外邪相互作用就会形成一种新的病理状态，这种病理状态既包含了外感，也包含了内伤。其病机演变与无内伤基础的典型外感咳嗽相比必然有其相对的独特性，其辨治也应采取相应的方法。医者通过望、闻、问、切等诸诊合参，把握其综合病理状态的全局，处理好外感和内伤的标本缓急，采取整体辨证、整体治疗的思路，对提高疗效有重要意义。

宣肺解毒颗粒剂治疗急发期
慢性喘息型支气管炎

自 1996 年 7 月至 1997 年 1 月，我们采用宣白承气汤加味研制成的宣肺解毒颗粒剂治疗急性发作期慢性喘息型支气管炎，与射麻口服液进行了比较，效果较为满意。

慢性喘息型支气管炎（简称慢喘支）急性发作期，肺脏受病，痰热为先，外感六淫之邪是常见诱因。因感邪不同而有寒痰、热痰、燥痰之别，寒痰郁久可以化热，燥痰易于热结，故急性发作期以痰热壅肺之热喘居多。肺与大肠相表里，肺病每及大肠，肠腑不通又碍肺之肃降。慢喘支急性发作期，病位虽在肺，但病变多涉及大肠。本项研究表明，60 例病人中，有 35 例出现便秘症状，占 58.33%，说明病程中确实存在腑气不通证候。腑气不通的病机为肺气不降及邪热灼津、津亏肠燥而致。

本研究结果证实，宣肺解毒颗粒剂对慢喘支急性发作期热喘证有较好的疗效。本方由吴鞠通的宣白承气汤加味组成，药有生大黄、全瓜蒌、苦杏仁、生石膏、黄芩、党参等，具降气平喘、清热化痰、通腑益气之功，体现了脏腑合治、泻中寓补的特点。

慢喘支急性发作期，病位虽在肺，但通腑有助于热毒积滞之邪外出，肺气恢复肃降。通腑的主要目的在于肃降肺气，祛除邪气，而非单纯通便。日本《汉方诊疗三十年》说："治喘之方，不必限于麻黄和杏仁……因腹压或胸压高引起喘鸣，余曾用疏通剂或泻下剂、利尿剂，以减轻腹压，颇收意外之效。"现代研究表明，下法有减轻肺脏负荷、改变肺的应变性、提高肺的通气和换气功能、缓解支气管痉挛、改变局部组织反应性的作用。

血氧分压（PaO_2）是反映缺氧的敏感指标。本组病人治疗前 PaO_2 低于本实验室正常值（70mmHg），表明患者存在一定程度的缺氧。治疗后 PaO_2 提高到 $78.09 \pm 22.50mmHg$，说明宣肺解毒颗粒剂可显著提高 PaO_2，有改善缺氧的作用。

LPO 和 SOD 反映了体内自由基的产生和清除的平衡。LPO 及大量氧自由基可破坏细胞膜，使细胞蛋白变性，破坏细胞内DNA，同时又影响花生四烯酸的代谢，产生大量白三烯，导致支气管平滑肌痉挛。SOD 是自由基损害的主要防御酶，对机体有保护作用。慢喘支急性发作期 LPO 明显上升。宣肺解毒颗粒剂能标本兼治，祛邪扶正，不断提高机体内在抗邪能力，同时祛邪降浊（祛邪即以扶正），从而改善机体内环境的平衡紊乱。它能使慢喘支急性发作期患者 LPO 明显下降，SOD 显著升高，提示该药在改善体内氧化与抗氧化平衡紊乱状态、减轻自由基对机体的损害作用、维持自由基产生和清除的平衡状态方面具有一定作用。但本药治疗后 LPO 仍高于正常值（$11.70 \pm 5.70nmol/mL$），说明慢喘支的病理过程仍然存在。

宣肺解毒颗粒治疗病毒性下呼吸道感染

呼吸道病毒感染为临床常见病，有不少患者为下呼吸道感染，包括气管支气管炎、肺炎等。我们观察了 60 例成人病毒性下呼吸道感染的发病特点和证候学表现，并随机分成两组。结果表明，宣肺解毒颗粒剂治疗该疾病属痰热壅肺证者具有良好疗效，治疗组治愈、显效率为80%，对照组为36.7%，治疗组较对照组明显为优。该方可清热、止咳、通腑，改善病理性舌脉，改善肺部体征和肺部 X 线征象，未发现明显不良反应。

宣肺解毒颗粒剂是由宣白承气汤加味而成。方中生石膏、黄芩清泄肺热；全瓜蒌、杏仁清热化痰，与生石膏、黄芩合用，加强清肺作用，与大黄合用，加强泻下作用；大黄通腑泄热，基于肺与大肠相表里原理，使腑气通而肺气肃降；苏叶解表达邪，使肺气宣发。诸药合用，使肺气能够宣发、肃降，腑气通畅，邪有出路，痰热可清。

病毒性下呼吸道感染属于中医风温肺热病范畴。《素问·刺热》云："肺热病者，先淅然厥，起毫毛，恶风寒，舌上黄，身热。热争则喘咳，痛走胸膺背，不得太息，头痛不甚，汗出而寒。"清代陈平伯《外感温热篇》中明确了"风温"的概念，指出："风温为病，春日与冬季居多，或恶风或不恶风，必身热、咳嗽、烦渴，此风温病之提纲也。"现代中医热病学综合有关论述，提出了风温肺热病的病名与诊断，包括了西医多种病因引起的肺部感染性疾病。病毒作为风热之邪侵袭人体，自口鼻而入犯肺，致肺失宣降而成风温肺热病。有关该病的治疗，既往多用宣肺化痰、清热解毒、活血化瘀等法治疗，均取得一定疗效。本研究针对风温肺热病痰热壅肺证中虚、痰、瘀、热分析，充分认识到"肺与大肠相表里"的生理特点，从而确立了"肺肠同治"的治疗大法，制订了以宣白承气汤加味组成的方药宣肺解毒颗粒剂。实验研究表明，该药具有抗病毒和免疫调节作用。临床研究也表明，宣肺解毒颗粒剂能够明显改善临床症状，缩短病程，其治愈显效率为80%，具有退热、止咳、改善病理性舌脉及改善肺部体征和X线征象的作用，疗效优于抗病毒口服液，且未发现明显不良反应。

现代医学对于下呼吸道病毒感染性疾病的治疗，仍以对症治疗为主。现有的抗病毒药物如病毒唑、金刚烷胺等的临床疗效欠佳，因为这些药物虽具有抑制病毒增殖的作用，但不能减轻病毒感染所致的呼吸系统组织和细胞的炎性反应，该类药物只有在病毒进入体内的初期阶段才有治疗作用。而就下呼吸道病毒感染性疾病而言，病毒已在体内大量增殖，所引起的包括免疫病理损伤在内的炎性损害成为重要的病理基础，因此，要求治疗药物必须具有综合药效。从这一点上说，宣肺解毒颗粒剂与抗病毒西药相比较，具有较为明显的优势。

流感样病例中医证候学特点

流感样病例中，大多是由病毒引起的急性上呼吸道病毒感染性疾病，包括流行性感冒等，属中医外感热病。中医治疗优势明显，但有关本病的中医证候学研究报道不多。我们研究观察了224例流感样病例，发现发病前多有与疾病发生相关的因素存在，如受凉、劳累、与患者接触及饮食等因素，说明自身抗病力降低加之病毒侵袭是主要发病原因。

中医学认为，饮食不节，过食肥甘酒食，脾胃被困，痰湿内生，中焦饮食积滞，痰浊化热，致使感邪后邪气易从热化。《内经》中有"劳则气耗"之说，《素问·宣明五气》说："久立伤骨，久行伤筋。"说明过度劳累可损伤人体筋骨肌肉，耗散气血阴阳而感邪。较多女性患者发病于行经期或经期前后1周时间，此时机体生理机能变化明显，气血营卫失调，营阴耗伤，阴血虚衰而阳气偏亢，则感邪后亦从热化。现代人饮食油腻辛辣较多，生活工作压力较大，易于滋生内热。观察发现，不少患者发病前出现不同程度的诸如鼻咽干燥、咽痛、口苦口臭、口渴、口疮牙痛、皮肤红肿、便秘等"火热上炎"的表现。

临床证候可见典型的风寒或风热表现者，同时也有一部分患者出现寒热错杂的表现。体质类型不同，同一季节感邪特点可以不同，反映出时行感冒在发病时临床证候的复杂性。同一时期不同人群，证候特点可以出现很大差别，可以出现典型的风寒或风热证候表现，同时随着证候的不断传变，在同一机体又可见到寒热错杂的表现。本观察病例采集于冬季，感邪以风寒为主，而患者症状表现为风热者并不少于风寒者，甚至高于风寒者，考虑与病毒类型、生活起居、体质因素、治疗及疾病的转归等多种因素有关，各因素对证型分布的具体影响有待今后进一步观察总结。

临床症状表现以发热、恶寒外感表证为主，兼见头身疼痛、咽痛、咽痒、咽干等。此外，还可见兼夹证候，其中不少患者有夹湿表现，考虑与患者饮食、体质等因素有关；青年人群较中年人群就诊前发热程度重，反映出青年人群正气充沛，感邪后正邪交争剧烈的病机特点；发病过程中可见不同程度的恶寒症状，多集中出现在38.1℃～39℃体温人群中，此时期为疾病发展过程中正邪交争相持的特殊阶段，也是临床辨治中解表祛邪的关键阶段。

发病人群以正常型体质及阴虚型体质为主。体质的差异是人体内在脏腑、阴阳、气血偏颇和机能代谢活动各异的反映，代表了个体的特征，不同类型的体质决定了不同个体对某些疾病的易感性。与体质相关的主要因素包括先天因素、年龄因素、性别差异、地理气候因素，而其他因素则包括饮食因素、疾病因素、摄养因素。体质因素在发病中具有一定意义。

清肠饮合白头翁针剂治疗
急性菌痢（湿热痢）

根据老中医董建华教授的经验，以清肠饮和复方自头翁针剂为主，在肠道门诊和内科病房治疗湿热痢（急性菌痢）。病例选择西医诊断急性菌痢而辨证属于中医湿热痢者。对发热在38℃以上或脱水、休克病例，收住院治疗。治疗湿热痢216例，临床愈177例，占81.94%；好转26例，占12.04%；无效13例，占6.02%。主症经1～3天治疗，70%得到缓解，7天90%以上病例症状消失。发热病例中，体温降至正常时间平均为1.7天。有效病例中，大便转为正常时间平均为3.8天，8天后细菌培养全部转阴。

1. 药物组成

清肠饮：藿香、葛根、黄芩、白芍、槟榔各10g，黄连、木香、生甘草各6g，车前草15g，炮姜1.5g。水煎两次，药液混合，浓缩至100mL，装瓶备用。

复方白头翁针剂：是仿张仲景白头翁汤拟订制成。白头翁、秦皮、黄芩、枳实。

清温针剂：黄芩、柴胡、银花、薄荷，按一定工艺提取，每安瓿 2mL，肌肉注射，每次 2~4mL，每日 1~2 次。

2. 加减变化

门诊病例以清肠饮治疗，每日 2 剂（200mL），分 3~4 次温服。

住院病例每日服清肠饮 2 剂，复方白头翁针剂 60mL 加入 5% 葡萄糖注射液 50mL 中静脉点滴，或单用复方白头翁针剂 60mL 加入 5% 葡萄糖注射液 50mL 中，每日静脉点滴 1 次。体温在 39℃以上，经治疗当天体温不下降者，肌注清温针 4mL 以退热。如痢疾初起，腹痛甚、热势高、苔黄厚、脉滑数者，用清肠饮加大黄以通腑泻热；如症状缓解，而镜检红细胞消失较慢者，加生地榆、银花炭等凉血止血之品；如肠鸣纳差，可加厚朴、山楂等理气消食药。

3. 组方原理

清肠饮系以张仲景葛根芩连汤为基础加味组成，方中藿香、葛根解表疏邪，宣化湿热，使邪从外解，起到"外疏通，内畅达"之效；黄芩、黄连清热燥湿，苦坚肠胃，合芍药又能凉血解毒，使邪由内清，有正本清源之功；木香、槟榔调畅气机，消积导滞，助胃肠传化转运，通达腑气，消胀除满，使邪有出路，令气调则后重自除；芍药、甘草和血养营，缓急止痛，使血和则便脓自愈；车前草清利膀胱，分化湿热；又因本病发于夏秋，天时炎热，人贪生冷，故用炮姜佐芩、连，使寒热之邪并解，又可防止苦寒伤胃损阳。对腹痛呕恶、壮热烦躁、下痢脓血、频如厕而不便、脉滑苔黄者，加大黄通腑泄热，荡涤积滞，效果尤著。

复方白头翁针剂是仿张仲景白头翁汤方拟订制成。方中白头翁清热解毒，凉血止血，解除肠胃热毒蕴结，善治热毒下痢脓血；秦皮清热燥湿，兼能收敛止泻，清肝胆火，且可利尿止痛；

黄芩上泻肺火而行肌表，下清大肠而除湿热；枳实行气破积。四药配伍，清热凉血，解毒止痢，相得益彰，用于湿热痢之重症，疗效颇佳。

5. 临证体悟

（1）中医痢疾包括多种疾病，凡腹痛腹泻、大便频数、里急后重、排脓血便者皆属之，如急慢性细菌性痢疾、阿米巴痢疾、细菌性食物中毒以及结肠局部炎性病变（如溃疡性结肠炎、过敏性结肠炎、放射性肠炎等）。中医将痢疾一般分为六型，即湿热痢、疫毒痢、噤口痢、寒湿痢、虚寒痢、休息痢。根据我们多年的临床观察，湿热痢占80%以上，其他证候发病率较低。急性菌痢临床分为普通型、轻型和暴发型三型，其中前两型属于中医的湿热痢。

（2）急性菌痢是常见病、多发病，中药、西药均可获效。但近几十年来，耐药菌株不断增加，原来疗效很好的西药，现在低效或无效，毒副作用也越来越多，给治疗造成很多困难。而中医辨证论治，合理配方，故而疗效好，毒副作用小，不易产生抗药性，更不易导致菌群失调，对消除病因，改善症状，提高机体抗病能力，有独特的优越性。通过尿常规、肝功能、心电图等项检查，清肠饮和复方白头翁针剂对心、肝、肾和胃肠均未发现副作用。

清肠饮治疗急性菌痢

急性菌痢是夏秋季常见的急性肠道传染病，属于中医的"痢疾"范畴。我们根据名老中医董建华教授治疗急性胃肠病的经验，用清肠饮在肠道门诊和内科病房治疗急性菌痢163例，疗效比较满意。

1. 治疗方法

将诊为急性菌痢而属于中医湿热痢者作为观察对象，对高烧

（38.5℃以上）或脱水、休克病人，收住院观察，其他均在门诊治疗。以清肠饮每日2剂（200mL）分3~4次温服。住院病人，每天观察记录一次，门诊病人2~3天复诊一次。34例住院病人中，有16例静脉补液并加用黄连素注射液20~40mL1~3次（每日1次）。体温在39℃以上经治疗当天不降者，有6例肌注柴胡注射液2~4mL以退热。住院病人中，有少数病人服清肠饮病情好转，后期某些症状改善不满意者，以清肠饮为基本方加减。

清肠饮：葛根、黄芩、焦槟榔、白芍、藿香各10g，黄连、木香、生甘草各6g，车前草15g，炮姜1.5g。制法：每剂浓缩煎液至100mL，装瓶密封，冷藏备用。服法：每次50mL，一日4次。

2. 临证体悟

（1）急性菌痢可分为普通型、轻型和暴发型，前两型多数病例与中医的湿热痢相吻合，而暴发型则与中医的疫毒痢相似。清肠饮所治之急性菌痢主要为前两型。

中医"痢疾"包括的范围很广，凡是有腹痛、腹泻、里急后重、大便次数增多、排脓血黏液便者，皆称为痢。它包括了细菌性痢疾（急性和慢性）、阿米巴痢、慢性结肠炎、过敏性结肠炎、溃疡性结肠炎等。中医的痢疾一般分六型，即湿热痢、疫毒痢、噤口痢、寒湿痢、虚寒痢、休息痢。清肠饮是名老中医董建华教授治疗急性胃肠病特别是湿热痢的经验方。

（2）中医治疗湿热痢，多用如下方法：①清热化湿：湿热痢是由湿热之邪夹滞壅结肠中，腑气不利，传导失常，气滞血瘀所致。故常出现腹痛拒按，里急后重；又因湿热熏灼肠道，气血凝滞，脉络受损，化为脓血，而见痢下赤白黏液；湿热蕴结不化，邪正交争则发热；湿热熏蒸，热重于湿，上扰心神则烦，热甚伤津则渴，并见舌红，苔黄腻。因此，清热化湿正本清源，实为治疗的关键。②调气和血：湿热阻于肠道，导致气滞血凝，而见腹痛下坠。古人采用调和气血之法取得良好效果，故有"行血则便脓自愈，调气则后重自除"之说，说明调气和血在治疗中是不可缺少的一法。③消积导滞：痢疾之形成，往往与饮食有关，《素问·太阴阳明论》"食饮不节，起居不时者……则䐜满闭塞，下为飧泄，久为肠澼"即指痢下而言。古人并有"无积不成痢"之说。饮食积滞，郁积化为湿热，也是形成痢疾的重要一环。积滞不消，则湿热难除。因此，消积导滞实为治疗湿热痢之常法。④急开支河：夏秋湿热弥漫，郁结下焦，气化失利，湿无去路，热势难消。喻嘉言提出"更有急开支河一法，其邪热之在里者，奔迫于大肠，必郁结于膀胱，膀胱热结则气不化，而小溲短赤……清膀胱之热，令气化行而分消热势，则甚捷也。"清利膀胱亦为治疗湿热痢之辅佐方法。

清肠饮的组成，以张仲景葛根芩连汤为基础，用葛根、藿香疏肌达表，宣化湿浊，"外疏通"则"内畅达"，使邪从外解；以黄连、黄芩清热燥湿，苦坚肠胃，直捣病根，使邪由内清；木香、槟榔通达三焦，疏利腑气，消积导滞，助胃肠传化运转，使邪有出路；芍药、甘草和血养营，解痉止痛，使气调血和；车前草清利膀胱，分化湿热，使湿邪下走，则热势自孤。董老在方中加炮姜者，乃因痢疾之病，发于夏秋，天时炎热，人贪生冷，往往不是独热、独寒之证，在治疗上，用炮姜佐芩、连，不仅可以寒热并解，也能防止苦寒伤胃。可见，清肠饮用于湿热痢是很合适的。在临床应用过程中，如遇痢疾初起，腹痛较甚，热势较高，苔黄厚，脉滑数者，方中加大黄以通腑泻热；如遇赤痢为主，经治症情好转，而镜检红细胞消失较慢，可加凉血止血药物，如生地榆、银花炭等。

（3）清肠饮治疗急性菌痢，取得了一定效果，如何进一步提高近期疗效，巩固远期疗效，预防复发，仍是值得研究的问题。几十年来，由于磺胺药和抗生素的广泛应用，耐药菌株不断增多，给治疗上造成很多困难。而中药治疗的特点是，毒性反应小，不易导致肠道菌落失调，对消除症状，改善机体抗病能力，具有很大优越性。因此，深入研究中药治疗方法，尤有重大意义。

脾胃病与调理脾胃大法

　　脾胃学说是中医学的重要组成部分。《内经》和《伤寒论》奠定了脾胃学说的理论基础，确定了脾胃的生理病理特点，提出了很多调理脾胃的有效方药。金元时期已发展成为一种独特的理论体系，补脾派的代表人物李东垣结合自己在战乱频作时期所积累的医疗经验，提出了"人以脾胃中元气为本""肺之脾胃虚，肾之脾胃虚"及"内伤脾胃，百病由生"等精辟论点。李氏还发展了《内经》脾胃升降学说，在其专著《脾胃论》中说："胃为水谷之海，饮食入胃，而精气先输脾归肺，上行……以滋养周身，乃清气为天者也；升已而下输膀胱……转味而出，乃浊阴为地者也。"故在治疗上，他注重调理脾胃升降，尤其重视脾气之升发。明清医家在东垣脾胃学说的影响下，在临床治疗方面更有所发展，如叶天士提出，李氏偏于温补升脾，而略于滋阴降胃，明确指出："纳食主胃，运化主脾，脾宜升则健，胃宜降则和。"并倡导"甘平或甘凉濡润以养胃阴"之大法，使脾胃学说更为完善。本文仅就脾胃学说，对常见脾胃病的治疗大法略作论述。

　　脾胃病多为慢性疾患，病程长，病情复杂。其病变机理，常寒热互见，虚实错杂，阴阳混淆不一。因而治疗脾胃病，应掌握调理阴阳，寒热并用，攻补兼施，辛开苦降，健脾和胃，升清降浊，调和气血，以及表里同治，标本兼顾诸大法的正确运用，使机体恢复动态平衡，从而达到治愈疾病的目的。

1. 寒热并用，辛开苦降

　　本法是治疗脾胃病的常用大法之一。我们用此法治疗胃脘疼痛、痞满、呕恶、肠鸣泄泻等症。凡具有中焦寒热错杂的证候，即可选用。以西医病名言，涉及消化性溃疡病、急慢性胃炎、急慢性肠炎等病，抓住寒热错杂的病机即可选用此法，其效颇佳。案如：王某，男，24岁。胃脘痛2年余，伴肠鸣腹泻。近1个月来胃痛加剧，泛酸口苦，腹胀便溏，舌红苔黄，脉弦细略滑。证系胃中有热，肠中有寒，寒热错杂。治以寒热并用、辛开苦降之法。拟方：半夏10g，黄芩10g，马尾连6g，炮姜5g，党参10g，木香6g，香附10g，元胡5g，金铃子10g，白术10g，焦三仙各10g。6剂后痛胀锐减，口苦泛酸近解。前方去马尾连、金铃子，继服6剂，诸症告愈而未发。

2. 健脾和胃，补疏兼施

脾胃病中的"久泻""久痢"等病，其主要病机在于脾胃虚弱，运纳失常，传导不利，有夹湿蕴热结阻大肠者，有气滞血瘀中阻者，还有脾虚及肾、命门火衰夹滞者，总之其病情缠绵，反复发作，虚实兼见者居多。我们对此类病人，常采用健脾胃、调气血补疏兼施之法。案如：马某，女，42岁。腹泻4年，有血吸虫病史。4年前因过食油腻，始见腹泻，以后逢伤食或恼怒必腹泻腹痛，每日二三次，多水样或带黏液与脓血。西医诊断为慢性结肠炎，曾在某医院用温补肾阳之药而增剧，用苦寒清热燥湿药，不仅泻不减，而且腹痛益甚，用酸涩收敛药一时泻少，但胀满难忍，屡治不效，遂于1977年8月11日请余会诊。诊见：颜面苍黄，神倦消瘦，舌偏淡，苔薄黄，脉沉细而迟，时有噫气，两胁撑胀不适。证系中阳失运，土壅木郁，胃肠阻滞，拟方：白术10g，扁豆15g，橘皮6g，枳壳10g，大腹皮10g，砂仁3g，木香3g，柴胡5g，白芍10g，神曲10g，炮姜3g。水煎服。6剂后，胁腹胀减轻，大便溏薄如故，守上方去柴胡、枳壳，再服6剂，稀便次数减少，已不带黏液，唯感乏力纳差，故宜着重健脾佐以消导。拟方：党参10g，土炒白术10g，扁豆15g，山药10g，大腹皮10g，山楂10g，神曲10g，莲子肉6g，枳壳10g。又服十余剂，大便成形，胀痛尽消，食欲增加，脉转和缓。本案初治在健脾和胃基础上佐以疏肝理气，待横逆之肝气得平后，又着重健脾益气而佐以消导，使饮食水谷得化，不致滞留肠道，故病根可除。用药远刚远柔，半补半疏，切合病机，故效如桴鼓。

3. 滋阴通降，标本兼顾

此法主要用于胃痛久作，阴虚血瘀，胃脘灼痛，肠燥便结诸证。萎缩性胃炎多见此类证候，采用此法治疗，可收到满意疗效。案如：梁某，男，54岁。胃脘痛十余年，近3年加重，胃镜及病理诊断为慢性萎缩性胃炎。症见胃脘胀痛，绵绵不休，纳食减少，食则益胀，形瘦肢倦，胃中灼热，口燥咽干，大便干结，舌红少苔，脉细弦。此系胃痛日久，瘀热灼阴，阴虚血瘀夹滞，法拟滋阴通降，药用：沙参15g，麦冬10g，石斛10g，白芍10g，甘草5g，乌梅5g，香附10g，香橼皮10g，枳壳10g，酒军5g，芦根15g。上方加减服12剂，胃脘胀痛消失，灼热感亦减，余症亦轻，后即以此方配蜜丸，缓图固本，半年后随访，证情未见波动。

4. 升清降浊，运脾和胃

此法用于中焦气机痞塞，脾气不升，胃气不降之呕哕痞满、坠胀诸症。我们治疗升降失常之胃下垂证常用此法。案如：王某，男，36岁。脘腹胀3年余，经X线钡餐造影诊断为胃下垂。症见脘胀伴隐痛，食少泛恶，食后胀满，立则坠胀，经久不愈，体瘦乏力，苔薄脉细。证系中气不足，升降失调，治宜升清降浊，运脾和胃，药用：党参10g，黄芪10g，白术6g，炙甘草3g，当归10g，升麻3g，柴胡3g，枳壳10g，大腹皮10g，陈皮6g。此方加减服用三十余剂，痞满坠胀诸症锐减，精神体力明显好转，复查X线钡餐造影，胃上升约2cm。本案脾胃虚损，清阳不升则下陷，浊阴不降而停滞，以致提携乏力，内脏下垂，脾虚失运，气机壅滞。纯补益升提则胃气愈滞，单理气通降则脾气益陷，故脾胃同治，升降双调，切合病机而奏效。

5. 阴阳互济，表里同治

由阴阳互根理论指导确立的阴阳互济的治则思想，同样具有重要的指导意义，历代医家运用此法以调理脾胃每有发展。如补中益气汤用当归，即寓阴中求阳之义；当归补血汤之用黄芪，即从益气生血（阳中求阴）着眼。在治疗属于脾胃虚寒证候的慢性溃疡病时，应用黄芪建中汤，主旨即在阴阳平调，使气血得充，而诸症向愈。如脾阳虚与胃阴虚相兼互见，则又当扶脾阳与益胃阴两相兼顾。

至于表里同治，此系为脾胃病的某些兼夹病证而设。如脾胃病患者，素体气虚，复感外邪，前人以参苏饮益气解表，理气化痰，即系表里同治之法。再如急性胰腺炎，症见胁腹胀痛，呕恶发热，溲赤便结，口苦咽干，苔黄脉数，为少阳、阳明合病，采用大柴胡汤外解少阳，内泻阳明，颇有效验，故录此供参考。

6. 燥湿相济，散敛同用

"太阴湿土，得阳始运；阳明燥土，得阴自安。"由于脾胃在生理特性上燥湿相济，因而脾胃同病常须针对其脏腑特性进行调理。脾胃病湿阻气滞，宜以辛香苦燥之品调畅气机，理气化湿，但要考虑伤阴耗血，所以对其阴虚或出血患者，常须佐以甘寒生津或滋阴养血之味。例如加味良附丸治气滞型胃脘痛，在大队理气药中伍用白芍，既能缓急止痛，又可防燥伤阴；加味二陈汤治痰湿内蕴、脾胃不和之胃脘痛，以乌梅酸敛生津，亦系防其苦燥伤阴。

散敛同用，一方面收敛正气，一方面疏散邪气，主要适用于病久邪恋、缠绵不愈者。具体运用，又常须根据病情而分主次，或用敛佐散，即以收敛剂反佐宣散剂，以防疏散太过而伤正气，或用散佐敛，即以宣散剂反佐收敛剂，以防收敛太过而滞邪。如治疗肝旺脾虚泄泻之痛泻要方，即以白芍敛肝，防风疏肝泄肝，白术、陈皮补脾燥湿，共奏抑木扶土之效。治疗虚寒泻痢之桃花汤中，伍用干姜，亦系散敛同用。笔者宗此，常获效验。

从以上诸法可以看出，使用两种药性相对、功用不同的药物（如寒与热、升与降、补与泻、燥与湿、散与敛等）组方治病，通过机体内在的调节系统（现时常以"双向调节"名之）以补不足、抑有余，调整和恢复机体的动态平衡，在调理脾胃诸法中具有重要意义。李时珍指出："一冷一热，一阴一阳，寒因热用，热因寒用，君臣相佐，阴阳相济，最得制方之妙，所以有成功而无偏胜之害也。"前人的这些认识与经验，对于脾胃病与调理脾胃都是十分宝贵的，本文列举的验案和良方，亦可见一斑。

通补法延缓衰老理论探讨

衰老是人类生理过程中的客观现象，长期以来人们一直追求长寿延年，而欲抗老与长寿，首先必须有一个完整的衰老理论，只有深刻地研究衰老本质，探讨衰老机理，从而采取有效的延年方法，才能真正提高人类寿命和生活质量。

衰老学说可概括为正虚说和虚实夹杂两大类。正虚在于五脏虚损，阴阳气血亏虚，以及精气神亏耗，先天禀赋不足；虚实夹杂学说在肯定正虚因素外，还强调痰浊、瘀血等实邪，因虚致实，实邪加重正虚，不断恶性循环，促进衰老。本文依据《内经》理论"丈夫……五八，肾气衰，发堕齿槁""女子……五七，阳明脉衰，面始焦，发始堕"，结合我们多年的临床经验及调研资料，提出脾肾虚衰、胃肠郁滞、气血失和的衰老学说，延衰防老应以补益脾肾、通腑降浊、调和气血之通补兼施为法。以下分三个方面来加以探讨。

1. 脾肾虚损为衰老之本

肾为先天之本，主生长、发育和衰老，肾气旺盛则不易衰老，衰老的速度缓慢，寿命也长。脾胃为后天之本，气血生化之源，脾胃虚弱，气血化生不足，脏腑组织功能受损，机体抵抗力削弱，外邪乘虚致病，因病而衰。这已得到诸多同仁的认可。老年脏腑亏虚，多从脾肾开始，以阳衰为主要变化，脾肾虚衰为主要衰老机制。我们认为，健康长寿需要先天、后天两个条件的密切结合。《灵枢·天年》说："人之寿百岁而死，何以致之？岐伯曰：使道遂以长，基墙高以方……骨高肉满，百岁乃得终。"所谓"使道遂以长"，表现为"骨高"，肾主骨，藏精髓以固真气，为先天之本；所谓"基墙高以方"，表现为"肉满"，脾主肌肉，受水谷之精气，为后天之本。只有先天之肾与后天之脾的生理活动相互协调，才能使阴阳平衡，营卫畅达，而精髓足以强中，水谷充以御外，自然益寿延年。故人之寿夭，既决定于先天的遗传，又需得力于后天的保养。如果先天不足，而得后天保养，则可以弥补先天而增寿；即使先天充足，而后天反加斫丧，亦难延长寿命。因此先天不足，后天失调，亦即脾肾虚损，为衰老的根本原因。

2. 胃肠郁滞为衰老之标志

脾主运化，胃主受纳，而大小肠皆属于胃。若脾虚胃失通降，大肠传导失司，气虚大肠推动无力，血虚大肠失润，则胃肠郁滞，腑气不通，气机失畅，脏腑功能失调，变生诸症而致衰。张从正曰："脾主运化，胃主消腐，总以通畅为贵，一有积滞，诸症峰起。"肾司二便，主气化，开窍于前后二阴。若肾气不足，气化减弱，阳虚肠道失于温煦，阴虚不能濡养肠道，大肠传化不利，则可出现腑气不通，大便秘结。所以，人到老年，不但脾胃两虚，抵抗力下降，容易并发多种疾病，而且肠胃的运化功能也见衰退，经常发生壅滞现象。《格致余论·养老论》云："比及五十，疾已蜂起，气耗血竭，筋柔骨痿，肠胃壅阃。"汉·王充在其《论衡》中曰："欲得长生，肠中常清，欲得不死，肠中无滓。"这就是说保持大便通畅而无积滞，就能有益于健康长寿。元·朱丹溪倡"倒仓法"以却病延年，其意义就是在于及时排出肠胃中的糟粕留毒，保持胃肠的清洁，从而减少疾病，延缓衰老。便秘可致清气不升，浊气不降，气机失于调畅，从而影响五脏六腑以及上下内外的协调统一，而发生种种病变，诸如肝气郁结、肝气横逆、胃气上逆、脾气下陷等，促进衰老。

现代医学也认为，随着增龄，胃肠黏膜逐渐萎缩，变薄变白，胃腺体萎缩，胃蛋白酶和胃酸分泌减少；肠管蠕动减弱，小肠吸收速度减慢，影响对糖、蛋白质、脂肪的吸收。故老年人易发生消化不良、贫血及营养不良等疾患。再者食物在胃肠停留时间过长而易发酵、产气，使肠管充气和便秘，导致多余的胆汁停留体内，促进脂肪的储积及粪便分解的代谢产物重吸收体内，发生自身中毒，导致衰老或死亡。

3. 通补兼施延缓衰老

根据"脾肾虚损，胃肠郁滞，气血失和"的衰老机理，立"补益脾肾，通腑降浊，调和气血"为延缓衰老大法。

老年人脾肾虚损，胃肠郁滞，腑气不通，气血失和，表现出因虚致实、虚实夹杂的复杂病理特点。我们根据脏腑互为表里的生理病理关系，及"六腑以通为补"和"气血冲和，百病不生"的理论，采用补脏通腑、脏腑同治的治疗大法，主张延缓衰老宜用补益脾肾、通腑降浊、调和气血之通补兼施法，以补为主，寓通于补，以通为补。这样既可补益脾肾之虚损，又能使胃肠恢复正常的生理功能，促进老年人的气血流畅，同时也使补而不壅，滋而不滞，真正达到延缓衰老之效。

"通"，非同于下法，而是泛指通降理气、活血化瘀、利湿化痰等能使病邪外出，气血通畅的治疗方法。而"通补"有双重含义：一是通过调理，使胃肠恢复正常的生理功能，即所谓"以通为补"；二是指在用补益药中配伍辛通流动之品，使补而不壅，滋而不滞，又称"疏补"。我们认为，老年人生理特点是以虚为主而夹有实邪，虚在脾肾，实在胃肠郁滞，气血失和，故治疗宜疏补、以通为补或补中兼通。补法是"阖"，通法是"开"，补在于补虚，通在于祛邪，脏阖则精气足，腑开则废物才能及时排出体外。脏腑开阖适度，才能保持健康的生理状态。只补不通，益气则壅滞，养血则滋腻，反而会影响运化通降的功能；反之，只通不补，通泻太过则伤脾肾二脏之精气，导致腑气虽通，邪气虽去，但脏气损伤，虚弱难复，又可使腑气更滞，气血失和，加重衰老。显而易见，此通补法既不同于峻补、守补，也有别于单纯的通法或下法，既能适合老年人因虚致实、虚实夹杂的生理病理特点，同时还能避免攻邪伤正和扶正恋邪之弊。所以，补益脾肾，通腑降浊，调和气血之通补法，有利于调节人体脏腑的偏颇，使人体达到正常生理活动的动态平衡，这也是中医养生保健、防病抗老的大法。

中医衰老学说

　　衰老是人类生理过程的必然趋势。健康长寿，一直是人类梦寐以求的理想。现代研究表明，由衰老所致的功能下降或疾病不仅是可以预防的，而且是可以逆转的。然而欲求抗衰与长寿，首先必须有一个统一而完整的衰老理论。

　　目前学术界有七种衰老学说，均是由传统衰老学说（脏腑虚损、气血失和、阴阳俱损、禀赋不足）发展而来的，是近年来在老年学领域中较有代表性的学说。衰老缘于虚，这已得到历代学者们的公认，但虚在何脏？虚中是否夹实？实有哪些？众说纷纭，至目前为止仍未有统一的定论。因此，正式提出一个能完全反映衰老本质的学说，已是刻不容缓。

　　我们认为，老年人气血虚损、脏腑失调，常表现出因虚致实、本虚标实之虚实夹杂的复杂病理特点，因此更趋向于虚实衰老说。我们在查阅大量古代有关养生防老文献的基础上，结合临床实践，提出衰老与便秘呈正相关、脾肾两虚、胃肠郁滞为衰老之中医病理，延衰防老应以补益脾肾、通腑降浊之通补兼施为法治疗的观点。

1. 衰老与便秘相关

　　临床实践表明，有很多老年人随着增龄而出现不同程度腑气不通的表现——便秘，而且存在明显衰老征象的老年人，大都伴有便秘的症状。汉·王充在其《论衡》中说："欲得长生，肠中常清，欲得不死，肠中无滓。"这就是说保持大便通畅而无积滞，就能有益于健康长寿。晋·葛洪在《抱朴子》中也提出："若要衍生，肠胃常清。"朱丹溪受王充的启示，倡"倒仓法"以却病延年，他在《格致余论·倒仓法》中说："肠胃为市，以其无物不有，而谷为最多，故谓之仓，若积谷之宜也。倒者，顺也，去积旧而涤灌，使之洁净也。"又说："五味入口，即入于胃，留毒不散，积聚既久，致伤冲和，诸病生焉。"可见，朱丹溪主张用"倒仓法"的意义，就是在于及时排出肠胃中的糟粕留毒，保持肠胃的清洁，从而减少疾病，延缓衰老。显而易见，中医学的这种观点非常类似于西医学中的"自体中毒学说"。20世纪初，俄国梅·奇民科夫首先提出，人体肠中所寄居的细菌，尤其是大肠杆菌，每时每刻都在产生大量的毒素，如吲哚、吲哚乙酸等毒素被吸收后，会导致机体慢性中毒，从而促进衰老，他还建议用酸牛奶等发酵之品，以便引入大量的乳酸杆菌，取代肠道内原有菌群，抑制大肠菌群产生毒素，从而减缓自体中毒。尽管还没有获得有力的实验依据，但此学说一直得到关注。之后，里卡尔又补充了代谢过程中也可产生毒素，如细胞代谢可产生胺、酮体、二氧化碳等，这些有毒的代谢产物如果积聚，也可使机体中毒，导致衰老或死亡，进一步完善了此学说。

"大肠者，诸气之道路也。"所以便秘不可避免地影响到气机的调畅，进而影响五脏六腑、上下内外的协调统一，产生种种病变，诸如肝气郁结、肝气横逆、胃气上逆、脾气下陷等等，促进早衰。所以《内经》曰："出入废则神机化灭，升降息则气立孤危，故非出入则无以生长化收藏，是以升降出入，无器不有。"由此可看出，便秘虽是一个常见的病理症状，但同时又是人体衰老的局部反映，它可影响整个机体的功能而变生诸病，加重整体衰老。便秘和衰老存在一定的相关性。古代不少医家已注意到这点，如今也有人主张每日口服少许大黄的方法，以保持大便通畅，使肠胃清洁。现代医学亦认为，老年人的血液要维持微碱性，经常使肠胃清洁，减少粪便毒素的吸收，才能体健而长寿。

2. 脾肾虚衰、胃肠郁滞致衰

我们根据中医理论和多年的临床实践，提出脾肾虚衰、胃肠郁滞的中医衰老理论。脾肾虚损致衰已得到诸多同仁的认可。但肾司二便，主气化，开窍于前后二阴，若肾气足，气化减弱，阳虚肠道失于温煦，阴虚肠道失于濡养，大肠传化不利，即可出现大便秘结。《杂病源流犀烛》曰："大便秘结，肾病者也。经曰北方黑水通于肾，开窍于二阴，盖以肾主五液，津液盛，则大便调和。"万全在《养生四要》中也提到："肾虚则津液不足，津液不足则大便干涩不通。"脾主运化，胃主受纳，"大肠、小肠皆属于胃，是足阳明胃也"（《灵枢·本输》），脾胃虚弱不仅可导致气血化生不足，元气失养，脏腑组织功能受损，还可见通降失常，胃肠郁滞，腑气不通。因气机失畅，脏腑功能失调而致衰。

老年人随着年龄的增加，渐渐出现多脏器功能减退，尤以脾肾虚衰更为突出，所以老年人的便秘症多见。古代医案中记载老年便秘的也屡见不鲜。《千金翼方》曰："人年五十以上，皆大便不利，或常苦下利。"《养生四要·却疾》云："人年六十，法苦大便艰涩秘结。"叶天士在《临证指南医案》中亦说："高年下焦阴弱，六腑之气不利，多痛不得大便。"故脾肾虚衰，胃肠郁滞，腑气不通，不断恶性循环，促进人们衰老。

3. 通补兼施延缓衰老

根据"虚者补之""通可去滞"之治则，抗衰立通补兼施之法，不仅补其虚，而且祛其实，通其滞。若唯补不但达不到预期效果，反而壅滞气机，加重胃肠郁滞及腑气不畅，使实者更实；反之，强调邪实为主，统用祛实攻伐之法，又易致"虚虚"。因此，补益脾肾，通腑降浊，扶正祛邪并用，才能使气血充足，机体抗御和祛除病邪能力增强，从而排除病邪侵害和干扰，消除衰老因子，阻断衰老的连锁反应和恶性循环，达到身体强健，老而不衰的目的。

医案精选

温 病

治疗温病，要重视时令气候因素，强调抓主症特点。治疗时除注重祛邪护津常法外，亦要重视调理中焦脾胃之气机。脾胃乃后天之本，为气血生化之源，具有运纳、升降功能，温热之邪可耗伤阴津，湿热之邪可阻遏阳气，故凡温病，多可累及脾胃，致使转枢不利、气机紊乱，而出现胸脘痞闷、泛恶纳呆、倦怠、苔腻等脾胃症状。治疗温病不能忽视调理中焦气机，若脾胃功能失调，则化源失续，水谷之精微难布，施药亦难奏效。四时温病皆可夹湿，暑病更多兼湿，故治温勿忘除湿，治湿必先理气（主要是脾气）。常用药物为芳化湿浊之藿香、佩兰、苏叶，清化湿热之黄芩、滑石、芦根，宣泄湿热之清豆卷、杏仁、通草，渗利湿热之薏苡仁、茯苓、车前子，运脾除湿之陈皮、白术、大腹皮等。这些药物，在除湿的同时，均可调畅气机，醒脾和胃。

例1：春温

庚某，女，28岁，干部，住院号19516。

患者于1972年经上海某医院确诊为盘状红斑狼疮，1976～1977年又先后发现有心、肝、肾功能损害，转为系统性红斑狼疮，虽经多方治疗，病情一直未能控制。1977年转来本院内科住院治疗，在治疗本病过程中，于1978年2月27日突然恶寒发热，周身酸痛，咳嗽咽干，溲赤便结，体温39℃，颜面潮红，眼结膜和咽部充血，两肺呼吸音粗糙。化验血白细胞总数4700/mm³，血沉53mm/h。考虑为感染诱发狼疮活动，治疗增加激素用量，静脉点滴红霉素、庆大霉素等，并配用西药解热剂及中药清热解毒剂，高热持续不退，体温波动在39℃～40℃之间，第十天时，又发现患者咽部有白色薄膜，取白膜涂片培养，找到霉菌，考虑为霉菌感染，停用抗菌药物、激素，而改用制霉菌素及大队苦寒清热解毒中药，高热仍然不退，并出现恶心呕吐，大便溏泻，神倦乏力，于 3 月 8 日请余会诊。

症见高热寒战，少汗，口燥咽干，烦渴思饮，泛恶纳呆，时吐未消化物，大便溏薄，日行四五次，脘腹不适，舌光红少苔，脉浮大而数。辨证属伏邪久留，正虚邪陷，表里之气不能通达，时值春令发病，故诊断为春温，法当退热升清，和中止泻。

处方：葛根 12g，炒黄芩 5g，银柴胡 10g，芦根 30g，银花 10g，荷叶 10g，石斛 10g，山药 10g，谷麦芽各 10g，生甘草 3g。水煎服，4 剂。每日 1 剂，分 2 次服。

3 月 11 日二诊：药后汗出溱溱，表里通畅，体温渐降在 37.5℃ ~ 38℃ 之间，呕恶止，溏便日一二次，咳嗽不爽，舌红润，脉大转缓，继宗原意加化痰止咳药。

银柴胡 5g，黄芩 5g，连翘 10g，石斛 10g，扁豆 12g，山药 10g，陈皮 5g，半夏 5g，杏仁 10g，川贝粉 3g（分冲），谷麦芽各 10g。3 剂，服法同前。

3 月 14 日三诊：发热已平，大便转常，食欲增加，舌面已生薄白苔，诸症基本消失，以原方去清热药，加健脾和胃之品。

调理周余，症情稳定，于 3 月 22 日出院，嘱回当地继续治狼疮宿疾。

按语：患者久病，正气本虚，腠理空疏，寒邪乘虚内侵隐伏，至春复感新邪，新感引动伏邪而成春温，正如雷少逸所说："春温之病，因于冬受微寒，伏于肌肤而不即发……加感外寒，触动伏气乃发焉。"本案起病急骤，高热、寒战、身痛、脉浮为新感之症，面红、目赤、口燥咽干、舌红少苔等又为内有郁热、阴分已伤之象，其治疗原则，本应清里解表兼施，而本病之初却只注意表散，特别是发现霉菌感染后，大队的苦寒清解药一并而上，乃致表闭邪陷，戕伤脾胃，不仅邪热未退，又增呕吐、便溏、纳呆诸症，遵《内经》"谨守病机，各司其属"之训，辨证求因，审因论治，抓住春温易伤阴耗津的病理特点，用黄芩、银柴胡、银花、芦根、石斛、生甘草以退热保津，又抓住呕恶、纳呆、腹泻等中焦脾胃升降失常之象，取葛根、山药、扁豆、谷麦芽等以升清健脾和胃，药中病机，速获显效。所用之品，轻巧平淡，此即"轻可去实"。

例2：湿温

王某，男，30岁，工人，住院号25710，入院日期：1981年6月20日。

患者反复发热半个月，近1周持续高热，经急诊入院。病初起似感冒，自服抗感冒中西药不效，曾先后到三所医院诊治，怀疑病毒感染及肠伤寒，用过四环素、庆大霉素及解热镇痛西药，热势不减，近1周体温持续在39℃~40℃，拟请中医治疗，故转来我院。

发热，不恶寒，恶心，不思食，咳嗽，咳黏痰，口干思饮，舌红苔黄，先以清热泻肺、化痰止咳中药，诸症不减反增，于6月24日，见大便带血呈酱红色，腹胀，头晕，自汗，血压120/80mmHg，心率102次/分，腹软，无压痛、反跳痛，大便潜血强阳性，血色素109g/L，即予白及、三七粉口服，并用"706"代血浆静滴支持疗法。次日便血量少，但高热诸症不缓，检查见其表情淡漠，胸部皮肤散在3~4个玫瑰疹，肝于肋下1cm可及，质中等，脾于肋下2cm可及，质软，压痛（＋）。肥达反应：伤寒杆菌"O"1:160，"H"1:80；副伤寒杆菌"A"<1:40，副伤寒杆菌"B"1:40。外斐反应：变形杆菌OX$_{19}$ 1:40。血白细胞计数4600/mm^3，嗜酸性粒细胞计数为零。大便培养找到伤寒杆菌。根据患者的病史、体征及实验室检查，诊为肠伤寒并发少量肠出血。

6月26日查房：患者高热汗出，头昏身重，泛恶纳呆，腹胀，大便带血，量少，色暗红，胸部皮肤散在红疹，舌红，苔黄，脉细滑略数。本病乃由暑湿蕴结胃肠，充斥三焦，发为湿温。治拟清化湿热为主，佐以凉血止血，以冀湿去热孤，热清血止，并防黄疸之发生，方用甘露消毒丹化裁。

黄芩 10g，块滑石 12g，茵陈 15g，竹叶 6g，清豆卷 12g，藿香 10g，生薏苡仁 10g，银花炭 10g，丹皮 10g，通草 6g，银柴胡 10g。水煎服，3 剂。

单用中药治疗，不用氯霉素等西药。

6 月 29 日：药后体温逐渐下降，午后体温 38℃上下，便血止、头昏、身重、恶心等症亦明显好转，仍宗前方，去藿香、银柴胡，改银花炭为银花，加连翘 10g，芦根 20g，继服 5 剂。

7 月 4 日：发热基本平息，自觉症状基本消失，唯午后偶有低热，苔薄黄，脉弦滑，以竹叶石膏汤加减善后。

竹叶 10g，生石膏 15g（先煎），半夏 10g，麦冬 10g，藿香 10g，生薏苡仁 15g，茯苓 10g，黄芩 10g，青蒿 10g，荷叶 10g，橘皮 10g。

调治两周，诸症消失，食、眠、二便如常，肝脾已不大，嗜酸性粒细胞计数 $22/mm^3$，血白细胞计数 $4700/mm^3$。肥达反应：伤寒杆菌"O"1∶160，"H"1∶160；副伤寒杆菌"A"1∶40，"B"1∶40。外斐反应：变形杆菌 $0X_{19}$ 1∶40。患者于 7 月 22 日临床痊愈出院。一个月后门诊复查，病情未见波动。

按语：本例肠伤寒，属中医的湿温病范畴，湿温的特点，外因不是风寒，内因不是郁热，而是一种氤氲混浊黏腻之邪。患者病之初起，虽有恶寒发热、头痛身重等症，类似感冒，实非外感风寒，乃是由于湿闭表阳、表气不畅之故，误用中西药发汗解表，耗伤气阴，致使病邪缠绵难解。根据该例的发病季节及症状特点，我们认为属湿温病，湿热并重型。吴鞠通说："暑兼湿热，偏于暑之热者为暑温，多手太阴证而宜清，偏于暑之湿者为湿温，多足太阴证而宜温，湿热平等者两解之。"该患者湿热并重，故应用两解之法，若单纯清热，则湿不化，若单纯祛湿，则里热愈炽，故治宜清热化湿兼顾，而不能偏执一法。本例还合并便血，故在清化的同时，佐以凉血止血。我们用甘露消毒丹化裁，取黄芩、滑石、豆卷、茵陈、通草以清化湿热，其中茵陈、通草尚可宣郁利湿，防黄疸发生；银花炭、丹皮、竹叶凉血清热而止血，亦防再度出血；藿香、薏苡仁是治疗暑湿病的必用药，藿香味辛性温，芳香辛散而不峻烈，微温化湿而不燥热，可疏表行气，醒脾和胃，薏苡仁甘淡微寒，归脾、胃、肺经，甘淡利湿，微寒清热，可健脾利湿，养肺清热，二药燥湿合宜，转枢中焦气机颇妙。患者后期，高热已退，余热未清，抓住低热、倦怠、苔薄黄、脉弦滑等特点，诊断为湿热未尽，脾阳失运，故宜理气健脾，清化余邪，药如藿香、薏苡仁、荷叶、陈皮、半夏、茯苓诸品，占全方药味之半数以上，于此可见，调理中焦脾胃气机的重要性。

例3：湿温

张某，男，46岁，1998年8月25日初诊。

既往身体健康，喜饮酒，喜食肉类食物，形体肥胖。10天前着凉后出现发热，多在午后出现，体温38.5℃，无恶寒、关节酸痛、咽喉肿痛，无腹痛、腹泻，伴有腹胀、纳少、便溏、身体困重，来我院住院诊治，查血常规正常，便常规正常，胸片、腹部超声等常规检查均无异常。西医给予青霉素类、头孢菌素类抗生素治疗无效，且体温升高至39.7℃，邀余会诊。患者发热，午后出现，身热不扬（热势高而自觉发热不甚），形体肥胖，便溏纳呆，恶心欲吐，舌红，苔黄腻，脉滑数。此为湿热阻遏中焦，气机不得升降，治宜清热化湿，以藿朴夏苓汤加减。

藿香10g，佩兰10g，黄芩10g，炒栀子10g，厚朴6g，半夏10g，茯苓15g，滑石10g，车前子15g（包），肉蔻仁6g，薏苡仁15g。5剂。

8月30日二诊：患者服药5剂后，身热已退，仍有便溏纳呆，恶心欲吐，舌淡红，苔黄微腻，脉滑。效不更方，原方继服7剂。

9月6日三诊：患者病情痊愈出院，体温无反复，便溏纳呆、恶心欲吐均缓解，舌苔黄腻已退，脉和缓。嘱患者回家后注意清淡饮食，禁食辛辣、肥甘之品，注意腹部防寒保暖。

随访 1 月，患者病情无反复。

按语：患者素体健康，喜食肥甘厚味，湿聚于内，久而化热，湿热阻遏中焦而导致发热。脾胃升降功能失调，不能升清降浊，故恶心欲吐，腹胀便溏。舌红、苔黄腻、脉滑数为湿温病典型舌脉表现。故治疗采用清热化湿、调理脾胃法，常用藿朴夏苓汤、三仁汤化裁。藿香、佩兰芳香化湿，黄芩、炒栀子清热燥湿，厚朴、肉蔻仁理气燥湿，半夏、茯苓和胃化湿，滑石、车前子分利小便，薏苡仁健脾除湿，给湿邪以出路，湿去热孤，热邪得以清解。

治疗湿温病要根据湿与热的多少或偏于清热，或偏于除湿，不能一味强调苦寒清热或透热。因为热邪与湿邪胶着，热为湿裹，单纯清热往往达不到预期效果，必须使湿与热分离，湿邪得到清利，热邪得到清解。

例4：冬温

韩某，男，30 岁，干部，1978 年 2 月 1 日外院会诊。

患者于 1 周前发热恶寒，随即干咳少痰，左胸闷痛，在本单位医务室用解热药及抗生素治疗，热不退，并见遍体红色皮疹，瘙痒，后到某医院急诊，胸部透视左上肺可见大片状阴影，右上肺有陈旧性结核病灶，以左上大叶性肺炎收住院。入院查体：体温 39.8℃，脉搏 92 次/分，呼吸 20 次/分，血压 100/70mmHg。颜面潮红，神清合作，咽部充血，左侧扁桃体Ⅱ°大，似有脓点，全身皮肤可见充血性皮疹，两肺呼吸音粗，左肺呼吸音低，外周血白细胞数 12000/mm³，中性粒细胞 80%。入院诊断为左上肺大叶性肺炎、荨麻疹。治疗先后用红霉素、庆大霉素等抗感染，用扑尔敏、葡萄糖酸钙等抗过敏，但热不退，皮疹不消，疗效不满意，故改中药治疗，于 2 月 1 日请余会诊。

高热 7 天不退，咳嗽少痰，口燥咽干，微汗出，遍体红疹，瘙痒，舌质红，舌苔薄黄腻，脉弦数。本例发病，适值冬令气候反常，应寒反暖，阳气外泄，以致温邪袭肺，肺卫失宣，邪热入里，熏蒸肌肤，外发红疹，治当清热宣肺，透疹解毒。

牛蒡子 10g，银花 10g，连翘 10g，杏仁 10g，葛根 10g，蝉衣 5g，僵蚕 10g，豆豉 10g，荆芥 5g，大青叶 10g，赤芍 10g，甘草 5g。水煎服，3 剂。

2 月 4 日：药后热渐退，皮疹减少，咳嗽等症亦减轻，舌红苔黄，脉滑数。余热不清，宗原方，去荆芥、豆豉、牛蒡子，加丹皮 10g，地丁 12g。

2 月 7 日：上方继服 3 剂，发热已平，红疹消退，咳嗽、咽燥诸症亦解，唯胃纳不甘，头晕乏力，苔薄黄腻，考虑热病后期阴伤，气机不畅，以千金苇茎汤合二陈汤化裁，调理善后。

2 月 9 日复查胸透示左肺炎变已吸收，次日痊愈出院。

按语：本例发病，初起恶寒发热，随即高热不退，咳嗽咽干，喉咙痛，遍体红疹，舌苔黄，脉弦数，综观脉症，结合发病季节，诊断为冬温。前因未能及时清解，以致邪热入里，熏蒸肌肤，外发红疹。我们抓住温邪闭肺、热郁阳明的病机，治以辛凉清解为主，佐以凉血透疹。葛根、荆芥、豆豉、银花、连翘清透凉解冬温之邪；牛蒡子、杏仁、生苡仁、芦根清热宣肺，化痰止咳；僵蚕、蝉衣、丹皮、赤芍清热凉血，透疹解毒。药证相宜，效如桴鼓。在证候鉴别方面：冬温与伤寒均在同一季节发生，病之初起皆可见到寒热头痛、无汗或少汗诸表证，容易混淆，但伤寒多伴头项强痛、骨节酸痛、苔薄白、脉浮紧，而冬温则伴口燥咽干、喉咙痛、皮疹、舌红苔黄、脉弦数。所以，二者一寒一温，治法迥异，临证时应认真辨别。

外感高热

例 1：外寒内热，肺卫郁遏

窦某，男，62 岁，1993 年 10 月 12 日初诊。

原有肺结核病史，目前已治愈。近 1 年来因工作劳累，反复出现感冒发热，经中西医结合治疗而愈。1 天前不慎着凉，出现咳嗽、胸闷、咳痰、咽痛，体温 37.8℃，到北京某医院住院诊治，血常规检查示白细胞计数 11.2×10^9/L，中性粒细胞 78%，给予静脉点滴清开灵、青霉素治疗，入院约 7 小时后，出现高热，体温 39.5℃，伴有全身关节酸痛，无汗，恶风，为用中医治疗而邀余会诊。舌红，苔薄黄，脉浮数。此为外寒内热，肺卫郁遏，治宜清解透热。

柴胡 10g，黄芩 10g，薄荷 10g（后下），青蒿 10g，板蓝根 15g，金银花 20g，连翘 10g，桑叶 10g，桔梗 10g，生甘草 6g。3 剂。

10 月 13 日二诊：患者服药 1 剂后，汗出身凉，关节酸痛缓解，咳嗽、咳痰减轻，仍有咽痛，舌红脉浮，原方继服 2 剂。

10 月 15 日三诊：服药 3 剂后，体温无反复，仍有咽痛、咳嗽、咳痰、胸闷，无关节酸痛，精神好转，饮食、二便正常，舌质红，苔薄黄，脉略数，治宜清肺泄热，佐以化痰。

生石膏 30g（先煎），黄芩 10g，炒栀子 10g，瓜蒌 30g，炙麻黄 6g，陈皮 10g，半夏 10g，紫菀 10g，款冬花 10g，杏仁 10g。7 剂。

10 月 22 日四诊：患者诸症皆平，只感精神略差，口干，用沙参麦冬汤合生脉饮加减善后。

按语：患者素有肺疾，内火伏肺，又遇外感诱发，寒包火也，导致肺失宣发则无汗，肺失肃降则咳嗽、咳痰，内热不得宣泄则高热。故治疗采用清解透热法。柴胡清热解表，黄芩清泄肺热，二者同用，使表邪内热同解；薄荷、青蒿清透宣泄，善于透邪外出，为治外邪闭阻肺卫之要药，佐以板蓝根、金银花、连翘、桑叶清热解表，桔梗、生甘草解毒利咽。1 剂见效，3 剂后体温无反复。此时，表邪已解，内热未尽，故咳嗽、咳痰、咽痛，用麻杏石甘汤加味清肺化痰，病情缓解。后以补气养阴收功。

叶天士云："在卫汗之可也，到气才可清气，入营尤可透热转气。"可知，治疗温病的卫气营三个阶段，除使用清法外，均可使用透法，使邪有出路，以"先安未受邪之地"。现代药理研究表明，青蒿对多种病原微生物具有较好的杀灭作用。我们认为青蒿透热之效极佳，配以薄荷，则透热作用更强，对于无汗而高热患者，疗效甚佳。

热病后期，热邪容易伤阴耗气，故治疗时以沙参麦冬汤合生脉饮加减善后，以益气养阴，清泄余热。

例2：阴虚风热

何某，男，16岁，1993年11月19日初诊。

低热月余，缘受风而起，体温最高到37.7℃，定时出现于17~21时，21时后不用药热自退。屡服解热药，热虽退但次日必复起，伴头胀痛、鼻塞、流黄涕、咽痛咽红、口干欲饮，舌边尖红，苔黄，脉细弦。血常规检查：WBC 5×10^9/L，N 0.52，L 0.48。证属阴虚为主，兼感风热。治宜养阴清热，透达表里，以加减葳蕤汤化裁，选用择时进药之法。

玉竹15g，白薇10g，玄参20g，北沙参15g，银柴胡10g，黄芩15g，薄荷5g（后下），桔梗10g，竹茹10g，枳壳10g，豆豉10g，陈皮10g，生姜3片，大枣5枚。每日1剂，水煎2次，取汁混合，于早上7时、下午4时半分2次服完。

3剂后热退，诸症消失。

药后7天，因考试临近，劳累过度，低热复起，体温37.3℃~37.5℃，仍定时发热于下午17~21时，伴咽喉不利，颜面小疖，大便秘结，舌红苔黄，脉弦细数。以养阴清热兼利咽通腑法治疗。

玄参20g，银柴胡10g，青蒿15g，薄荷5g（后下），牛蒡子10g，黄芩10g，酒大黄5g，苏梗10g，清半夏10g，厚朴5g。仍按上法服药，7剂后热退身凉，痊愈。随访半年未发。

按语：《灵枢·营卫生会》云："日西而阳衰，日入阳尽而阴受气矣。"按昼夜阴阳消长节律、昼夜阴阳气机升降节律及人体的寒热昼夜节律，下午 17~21 时阳气衰减，阴气为主，乃阳气下潜的阶段。患者阴虚兼感风热，阴虚时阴气当旺不旺，阳气不能潜藏于内而外越；风热外袭，邪正斗争，故而发热。人体对药物敏感性的昼夜节律不同，气血循行周期性的盛衰开阖因时而异，是择时服药的理论基础。疾病发作时，机体和病邪对药物敏感性提高。疾病发作前给药，待疾病发作时，体内药物浓度也达到高峰。虚证的治疗宜在经开之后一个时辰"补其不足"。本病病位在肺，故选用肺经经开之后的早上 7 时（卯时）及低热发作前的下午 4 点半服药。这样既顺应了人体节律的生理变化，又能充分利用积极因素以增强药力，更快地发挥药效。

咳 喘

例 1：寒痰咳喘

薛某，男，40 岁，1972 年 6 月 23 日初诊。

自幼咳喘，遇冷则重，发时胸闷，气憋不舒，呼吸困难。胸透证实肺气肿。西医诊断为支气管哮喘。屡服定喘西药，时轻时重。近有痉咳并哮喘，痰白稀，其量甚多。舌苔薄白，脉弦略沉。此为寒痰内停，痰饮犯肺，气机不利。治宜温肺散寒，敛肺定喘。

麻黄 10g，附子 10g，白果 10g，五味子 10g，葶苈子 10g。3 剂。

6 月 26 日二诊：药后痉咳已平，哮喘亦止，痰量虽多，但易咯出，偶有微咳。患者另诉两年来，大便日行二三次，质不稀。守原方重用麻、附、五味子，加入白术。

麻黄 12g，附子 12g，五味子 12g，白果 10g，葶苈子 10g，白术 10g。3 剂。

药后咳嗽未发，大便次数亦趋正常。

按语：本例系多年寒性咳喘，肺寒饮停。发作期间，非温不平，故方用麻黄辛开、五味子、白果酸敛，附子温脾，葶苈子化痰平喘。患者长期大便频数，此系伏寒伤肺，痰浊内停，气不摄纳之故。故复诊时虽喘咳渐平，还重用麻黄、附子、五味子，意在乘胜追击，不让宿寒停留，敛肺定喘之时，兼收固肠之功。再加白术者，使术、附相配，温阳健脾，以截生痰之源。本方药少力专，收效较快。

例2：热痰咳喘

刘某，男，60岁，1977年8月19日初诊。

1972年患肺结核，经抗结核治疗钙化。最近1年来经常胸闷，呼吸不利，时喘时咳，咳痰黄稠。西医诊断为老年性慢性支气管炎，屡用消炎止咳平喘和宣肺化痰中西药品，效果不显。饮食尚可，大便稍干，二三日一行，小便色黄，唇色紫暗，舌苔白厚而腻，脉弦滑。此系痰热阻遏肺胃，升降职能失司。治宜清肺化痰，通利肠道。

桑白皮10g，杏仁10g，枳壳10g，清半夏10g，黄芩10g，百部10g，莱菔子10g，全瓜蒌30g，冬瓜子12g，生薏苡仁12g，川贝母5g。6剂。

8月26日二诊：咳嗽、咳痰均减，大便通利，肺胃之气已畅。但苔仍厚腻，脉滑，原方增理气化痰之品。

桑白皮10g，杏仁10g，枳实10g，清半夏10g，黄芩10g，百部10g，莱菔子10g，橘红10g，全瓜蒌30g，冬瓜子12g，川贝母5g。6剂。

9月8日三诊：药后胸闷、喘促诸症减轻，守上方加沙参。

桑白皮10g，杏仁10g，枳实10g，清半夏10g，黄芩10g，百部10g，莱菔子10g，橘红10g，沙参10g，全瓜蒌30g，冬瓜子12g，川贝母5g。6剂。

9月15日四诊：诸症渐消，嘱以饮食调养。

后随访未见复发。

按语：肺与大肠相表里，脏病治腑，通利大肠可收降肺之功。本案患者系肺失肃降，腑失通畅，肺胃为痰热阻滞，腑行不畅，治疗重在清肺化痰，通利大肠，药用桑白皮、杏仁、半夏、黄芩、百部、贝母、薏苡仁、冬瓜子清肺化痰，瓜蒌、枳实、莱菔子理气通利，使热痰得解，腑气得通，肃降之能得以恢复，诸症减轻。二诊入橘红化痰理气，再诊加沙参清养肺胃，终得咳喘平而病愈。

例3：湿痰咳喘

卢某，男，44岁。1977年8月27日初诊。

咳嗽、胸闷3年余，经胸透诊为慢性支气管炎、肺气肿。服药暂能收效，药停则发，秋冬稍剧。诊见咳痰清稀，胸闷不舒，咳剧则喘。舌质红，苔白腻，脉细弦而滑。此属湿痰阻滞气机，脾失健运，肺失肃降。治当燥湿化痰，降气平喘。方用二陈汤加减。

法半夏10g，陈皮10g，款冬花10g，白果10g，葶苈子10g，枳壳10g，薤白10g，当归10g，赤芍10g，茯苓12g，全瓜蒌12g。6剂。

9月6日二诊：药后胸渐舒，咳嗽减轻，痰仍量多质稀。宗上方去白果之收敛，加苏子梗以宽胸降气。

法半夏10g，陈皮10g，苏子梗10g，款冬花10g，葶苈子10g，枳壳10g，薤白10g，当归10g，赤芍10g，茯苓12g，全瓜蒌12g。6剂。

9月14日三诊：胸闷已除，咳痰减少，守原方出入。

法半夏10g，茯苓10g，葶苈子10g，杏仁10g，枳壳10g，苏子10g，枇杷叶10g，神曲10g，川贝母5g，橘红5g，全瓜蒌12g。6剂。

9月20日四诊：咳嗽已除，痰液亦化，嘱其停药。

按语：寒痰宜温，热痰宜清，燥痰宜润，湿痰宜燥，此系一般常法。本例乃湿痰阻滞气机，故须在燥湿化痰剂中，辅以降气行气之品，非理气则聚结之痰不解，故止咳平喘之剂虽收暂效，但痰巢之穴不能开，肺窍必然不利，咳喘自然复发。方用二陈汤燥湿化痰，去甘草之甘缓，加瓜蒌、薤白、枳壳以理气开胸，款冬花、白果、葶苈子祛痰定喘，使其气顺则痰化。久咳气滞，血必受阻，佐当归、赤芍以活血，因而效良。二诊去白果之收敛，加苏子、苏梗以温肺行气，故胸闷得除，痰液得化，终使气降痰除咳止而病解。

例4：虚喘

张某，男，66岁，1977年8月17日初诊。

咳嗽气喘，已十余年，初起冬发较剧，近年夏季亦发，愈来愈重，近两周因感冒而致气喘又发，动则喘急，心悸烦闷，口干欲饮，夜间不能平卧，痰量少而白黏，面黄消瘦，纳差，易汗，腰酸，夜尿频。舌红苔黄，脉沉滑略弦。此肺肾俱虚，气失摄纳，治宜益肾补肺，纳气平喘。

生熟地各12g，五味子6g，炙甘草6g，冬虫夏草5g，砂仁5g，紫石英30g（先煎），沉香末1.5g（冲），杏仁10g，元参10g，麦冬10g，茯神10g。6剂。

8月23日二诊：药后咳喘渐平，心悸、烦闷、干渴均减，面部有蚁行感，口苦，尿黄，守原方加车前子。

生熟地各12g，五味子6g，炙甘草6g，冬虫夏草5g，砂仁5g，紫石英30g（先煎），沉香末1.5g（冲），杏仁10g，元参10g，麦冬10g，茯神10g，车前子10g（包）。6剂。

8年29日三诊：药后咳喘基本控制，亦能平卧，面部蚁行感消失，口苦、尿黄亦除，唯睡眠不安，时有心悸，黄苔已退，脉象细滑。以原方加减。

生熟地各12g，五味子6g，炙甘草6g，冬虫夏草5g，砂仁5g，紫石英30g（先煎），沉香末5g（冲），杏仁10g，元参10g，麦冬10g，当归10g，茯神10g。

9月13日四诊：服上方12剂，诸症全消，咳喘未发，精神舒畅，已恢复工作，嘱用上方配成药丸长期服用，以巩固疗效。

按语：咳喘一病，见症颇多，病机亦不尽同，既有虚实之分，还有在肺在肾之别。在肺者多实，治以宣肺止咳平喘为主，因肺主气，肺位最高，具宣发肃降之能，肺气宣则喘可解。在肾者多虚，肾为气之根，主纳气，动则喘甚，其病在肾。虚喘者一般病程较长，治疗应着重温肾纳气，佐以镇摄，始能平喘。本案患者，年老体虚，咳喘年久，肺肾之气俱虚，肾尤虚弱，肾失纳气，更兼水火不济，故须在温肾养肺之剂中佐以镇纳之味，才能见效。方用地黄、冬虫夏草、五味子温肾纳气，元参、麦冬清金保肺，杏仁宣利肺气，此乃肺肾同治。再加入紫石英、沉香重镇降气而平喘，当归、炙甘草、茯神养心安神，少佐砂仁醒胃，兼防地黄之腻滞。复诊时又加车前子利水祛痰。肺肾同治，从而使肺气得平，肾气得纳，仅诊数次，多年的老病诸症短期全消。

例5：外寒内热咳喘

王某，男，43岁，2013年11月20日初诊。

反复发作性呼气性呼吸困难10年。10年前在协和医院诊断为支气管哮喘，曾予中西医结合治疗，口服中药汤剂近5年，现规律使用舒利迭吸入剂（50/250μg，1吸，2次/日）控制症状，但症状控制欠佳。刻下：每日喘憋发作1~2次，发作时话语不能连续，痰多，色灰白，较难咳出，咽部有阻塞感，畏风畏寒，手足不温，后背畏寒，腰酸痛，皮肤瘙痒，易上火，口干，纳眠可，大便每日一行，偏稀，小便正常。舌淡暗，边有齿痕，中有裂纹，脉沉细尺弱。既往史：过敏性鼻炎5年，长期口服开瑞坦抗过敏治疗。否认高血压等病史，否认抽烟饮酒史。证属外有风寒，内有痰热，治当外散表寒，内清痰热，方以定喘汤化裁。

白果10g，炙麻黄10g，黄芩12g，桑白皮15g，苦杏仁10g，款冬花15g，清半夏10g，厚朴10g，橘红15g，党参30g，当归15g，炙甘草6g，地龙15g，茯苓15g，补骨脂15g。7剂，水煎服。

11月27日二诊：服药后胸闷、喘憋及痰多色白症状无明显改善，后背畏寒仍明显，手足不温、咽干口干症状好转，大便每日一行，为溏稀便，但较前好转，近日鼻痒喷嚏频作，纳食可，喘憋发作时影响睡眠。舌质暗，苔薄略黄，有齿痕，苔薄略黄，脉细滑。上方疗效欠佳，仔细考虑分析，患者虽有内火，但病程较长，脾胃虚弱之证较为明显，故加强健运中焦之力，方以桂枝加厚朴杏子汤温运中焦，兼以平喘止咳，合二陈汤以化痰。

桂枝10g，白芍20g，炙甘草6g，当归12g，杏仁10g，厚朴10g，橘红15g，法半夏10g，茯苓15g，生黄芪30g，炒白术15g，山药20g，穿山龙20g，川芎10g，白扁豆15g，鹅不食草20g。7剂，水煎服。

12月4日三诊：服上方后憋气、痰多症状缓解。现每晚口服开瑞坦1片，吸入舒利迭吸入剂1吸，每日2次。鼻痒，闻及异味时明显，打喷嚏，偶有咳嗽，后背及双足发凉明显，腰酸痛，有肛门下坠感，纳食可，小便正常，大便溏，每日一行。上方既效，续予前法，并稍佐补肾之品，从本治疗。

桂枝10g，白芍20g，党参20g，当归12g，茯苓15g，炙甘草6g，陈皮10g，法半夏10g，苦杏仁10g，厚朴10g，生黄芪30g，炒白术15g，补骨脂15g，肉豆蔻10g，鹅不食草30g，桔梗6g。7剂，水煎服。

12月11日四诊：痰量较前减少，近来未再出现喘憋、气短症状，大便较前改善，余无明显不适。舌淡暗，有齿痕，苔薄黄水滑，脉沉细。患者畏寒症状明显改善，予桂枝加厚朴杏子汤合小柴胡汤加减。

柴胡10g，黄芩15g，法半夏10g，党参20g，桂枝10g，白芍15g，炙甘草6g，茯苓15g，苦杏仁10g，厚朴10g，苏子12g，橘红10g，当归15g，鹅不食草30g，穿山龙20g，紫石英30g。7剂，水煎服。

上方服1周后停药，1个月后随访诸症平稳，未再加重，嘱坚持使用吸入剂及注意生活调摄。

按：患者初诊时痰黏难出，兼见易上火、口干等症，结合畏风寒的症状，考虑为外有风寒，内有痰热，正合定喘汤的病机，在此方中加用厚朴、杏仁而加强止喘之力，二陈汤健脾化痰，地龙清热通络定喘。第二次患者复诊时疗效欠佳，遂详细分析患者症状，结合其畏寒怕冷、大便稀溏及齿痕舌等症状，考虑本患者为脾胃虚寒、痰湿内盛之体，遂在复诊时调整处方，以桂枝加厚朴杏子汤温运中焦，兼以平喘止咳，以二陈汤健脾化痰湿，并佐生黄芪、白术、山药、白扁豆等扶脾助运。穿山龙有止咳平喘之功，且据现代药理研究，其具有类激素样作用，合用可以减轻患者喘息的症状。久病入血，当归、川芎养血活血，血行自然气机也畅通。鹅不食草对鼻痒、喷嚏流涕等症有较好的缓解作用。方证对应，所以在患者第三次就诊时喘息等症明显缓解。患者症状缓解之后的治疗主要为在前方的基础上，加以培补肾气，使肾气足，自然就会减少哮喘的发作次数，此为治本之法。

例6：枢机不利咳嗽

王某，女，31岁，2013年12月24日初诊。

间断咳嗽半年，加重1周。自今年夏季开始，吹空调后出现咳嗽，干咳无痰，症状时轻时重，间断服用鲜竹沥、阿奇霉素，未系统诊治，症状一直未见明显改善。12月17日受凉后咳嗽突然加重，痰多色白，质稍黏，夜间发热，体温最高37.9℃，口服中药汤剂及拜复乐、芬必得，两天后体温降至正常，咳嗽未见好转，今来诊。症见咳嗽，白天重，无喘憋，无痰，咽痛咽痒，遇风冷流清涕，倦怠乏力，纳眠可，二便调。有乳腺增生病史十余年。月经后延1周，每次7~8天，量少，色正常，偶有血块，偶有痛经，末次月经2013年12月12日。舌质红，苔黄略厚，脉细弦。反复感冒咳嗽半年，正虚邪恋，气血瘀滞，肺失宣降，而发为咳嗽，治以和解枢机，宣畅肺气，方以小柴胡汤合三拗汤加减。

柴胡 10g，黄芩 15g，清半夏 10g，太子参 15g，前胡 10g，桔梗 10g，生甘草 6g，杏仁 10g，炙麻黄 6g，枳壳 10g，橘红 10g，浙贝母 12g，生百合 15g，款冬花 15g，川芎 10g，当归 15g。7剂，水煎服。

12月31日二诊：服上药后咳嗽明显缓解，纳食转佳，要求巩固治疗。咳嗽已不明显，稍有口干，二便调，补述体检发现胆囊息肉1年。舌尖红，苔黄腻略厚，脉细弦。上方既效，续予前法加减。

柴胡 10g，黄芩 12g，法半夏 10g，太子参 15g，前胡 10g，苦杏仁 10g，浙贝母 15g，玄参 20g，桔梗 10g，生甘草 5g，生百合 20g，款冬花 15g，枳壳 12g，赤芍 15g，夏枯草 10g，当归 15g。7剂，水煎服。

上方续服1周而安。

按：小柴胡汤为杜老治疗咳嗽时的常用方。他常讲，虽然小柴胡汤的主治证为邪犯少阳，但咳嗽的病机为肺气上逆，也为肺气的开阖失常导致，因此调节枢机之小柴胡汤对咳嗽疗效也颇佳，所以在本患者初诊时用小柴胡汤为基础方加减调畅气机。方中更有柴胡、前胡、桔梗、枳壳，宣降肺气，肺气开阖而咳嗽渐消。此次患者因受凉引起急性加重，有风寒闭肺病机，故合用三拗汤以宣肺解表，散寒止咳。另外，百合、款冬花也为杜老治疗久咳之常用对药。此两味药均可养阴润肺，故而对于久咳伤耗肺阴之咳嗽，疗效颇佳。当归、川芎养血活血，使血行而促进气机调畅。综合而言，此方为调畅枢机，佐以散表寒、养肺阴为治。患者1周后复诊咳嗽等症明显缓解，遂在上方基础上根据患者症状而稍作加减续调其他。

例7：太少合病咳喘

李某，女，59岁，2014年1月7日初诊。

反复咳嗽、喘息二十余年，加重2天。二十余年来患者反复出现咳嗽、喘息症状，曾诊断为喘息性支气管炎，间断口服中药汤剂治疗，症状控制良好。2 天前受凉后出现发热，体温波动于37.3℃ ~38.4℃，伴见流清涕、鼻塞、恶寒、乏力，咳嗽、喘憋加重，痰多色白，咽干痒，口苦，纳食不香，小便色黄，大便每日一两次，质偏稀。查体：咽红，双扁桃体Ⅱ度肿大。舌质暗，边有齿痕，苔白略厚，脉细数。久咳久喘之人，肺脾均有不足，故以小柴胡汤合桂枝厚朴杏子汤化裁，和解少阳，调和营卫，下气定喘。

柴胡 12g，黄芩 15g，法半夏 10g，太子参 30g，桂枝 10g，白芍 15g，炙甘草 6g，苦杏仁 10g，厚朴 10g，苏子 12g，桑白皮 15g，川芎 10g，当归 15g，橘红 12g，茯苓 15g，穿山龙 30g。7 剂，水煎服。

1 月 14 日二诊：服上方两剂后体温恢复正常，现已无鼻塞，纳食较前好转，口苦减轻，咳喘憋气略减，痰多色白，质黏难咯，喉中痰鸣，口干，咽干咽痛，小便稍黄，大便偏稀，每日一两次。舌质暗，边有齿痕，苔薄白，脉沉细无力。发热既退，即以平喘止咳为治，方以小柴胡汤、麻杏石甘汤合甘桔汤化裁。

柴胡 12g，黄芩 12g，法半夏 10g，太子参 30g，炙麻黄 6g，苦杏仁 10g，生石膏 30g（先煎），橘红 15g，苏子 12g，葶苈子 15g，桔梗 10g，生甘草 6g，生百合 20g，款冬花 15g，当归 15g，厚朴 10g。7 剂，水煎服。

1 月 21 日三诊：咳痰明显减少，喉中痰鸣症状基本消失，咳嗽减轻，口干减轻（夜间仅需饮水一次），晨起咽部有少量白黏痰，自汗，畏寒，纳差，入睡困难，咳嗽或大笑时小便自出，大便偏稀，每日一两次。舌质暗，有齿痕，苔薄白腻，脉细。喘平痰减，治疗重点宜转向扶助正气，以六君子汤加减调理脾胃。

党参 20g，茯苓 15g，炒白术 15g，炙甘草 5g，陈皮 12g，姜半夏 10g，厚朴 10g，苦杏仁 10g，生百合 20g，款冬花 15g，当归 15g，浙贝母 10g，麦冬 15g，五味子 10g，桑白皮 15g，神曲 15g。7 剂，水煎服。

上方续服1周而诸症缓解，嘱注意饮食调养。

按：本案患者以受凉引起喘息性支气管炎急性发作就诊，就诊时伴见发热，故初诊以小柴胡汤合桂枝加厚朴杏子汤加减。小柴胡汤在此主要为和解少阳以退热，桂枝汤为调和营卫以退热，合厚朴、杏仁加强平喘力量，苏子、橘红、桑白皮化痰清热止咳，穿山龙解痉平喘，诸药合用，以止咳平喘。复诊时患者体温恢复正常，而咳喘与前无明显变化，考虑患者外邪退，而痰热渐盛，故调整处方为小柴胡汤合麻杏石甘汤、甘桔汤以化痰平喘。方中小柴胡汤调畅枢机，麻杏石甘汤清热定喘，甘桔汤促进痰液排出，佐橘红、苏子、葶苈子化痰止咳，合用百合、款冬花，既防辛燥之品伤阴，又能润肺止咳。第三次就诊时患者主要以肺脾气阴两虚为主，最后以调理肺脾收功。

例8：痰热阻肺喘证

杨某，女，67岁，2011年11月11日初诊。

患者30年前因外感后经常出现咳嗽，喘憋，咽痒，于外院诊断为"支气管炎"，经抗炎、止咳、平喘治疗后可缓解。后每于冬春季受凉、受风后出现咳嗽、喘憋，服用激素及平喘药能暂时缓解。3天前因受凉出现咳嗽、气喘加重，发病以来每日服用氨茶碱，喷吸沙丁胺醇气雾剂，每日3~4次，仍喘咳，咯白色黏痰，量较多，咽痒音哑，伴汗出，自觉后背发凉，伴鼻塞，流清涕，不易入睡，睡眠多梦，食纳少，大便正常，口唇紫绀，舌质暗红，苔薄白，脉弦滑尺弱。对牛奶、油漆过敏。西医诊断：慢性喘息型支气管炎。中医诊断：喘证，肺脾肾气虚，痰热阻肺。治当宣降肺气，清热化痰，方以定喘汤合葶苈大枣泻肺汤加味。

白果10g，炙麻黄6g，款冬花15g，姜半夏12g，黄芩12g，桑白皮15g，苏子12g，杏仁12g，橘红12g，浙母贝12g，葶苈子20g，大枣15g，党参20g，当归15g，厚朴10g，炙甘草6g。7剂，水煎服。

11月18日二诊：服药后，气喘、咳痰明显减轻，鼻塞、流涕较前有缓解，仍咳嗽，气喘，咯白黏痰，入睡困难，背部发凉，伴出汗，患者可停用氨茶碱，吸入气雾剂由3~4次/日减少至3~4次/周，舌质暗红，苔薄白，脉弦滑。守前方再服7剂。

11月25日三诊：患者咳痰较前明显减少，食纳增加，近1周因天气变化，遇风则咳喘加重，伴咽痒、鼻痒，后背发凉，喘时汗出，舌质暗红，苔薄白，脉弦滑。

上方去杏仁、厚朴、党参、炙甘草、橘红，加生黄芪20g，防风10g，炒白术10g，生甘草6g，取玉屏风散之意；加杜仲15g，地龙12g，以固肾通络定喘。7剂，水煎服。

12月9日四诊：咳嗽、气喘明显减轻，咳痰减少，变天时仍有咳嗽、气喘，气短出汗，咽痒，偶有清涕。舌质暗淡，苔薄白，脉细滑数。

上方改生黄芪30g，防风6g，炒白术15g。7剂，水煎服。

12月23日五诊：患者服药后，咳喘基本控制，咳痰减少，出汗较多，活动后加重，气短乏力，无明显流涕、咽痒，舌质暗红，苔薄白，脉细滑略数。

以四诊方为主制成膏滋，每日早晚各服1匙，每于冬季连续服用3个月。2011年冬季至2013年冬季，证情稳定。

2014年5月随访，患者咳喘明显缓解，后背已无明显发凉，出汗、乏力均明显缓解。每日仅服用氨茶碱1片即可维持。

按语：此例初诊为喘证急性发作，证属本虚标实。初因感寒发作，喘咳、鼻塞、声哑、背寒、痰多，乃肺寒膈热，痰浊阻肺，宣降失司，用麻黄、杏仁、款冬花宣肺散寒定喘，黄芩、桑白皮清膈热，橘红、半夏、苏子、葶苈子化痰降气平喘，配用党参、当归益气和血以固本。本例患者以脾虚为本，乏力、汗出、气短、后背冷等气虚证候明显，治以宣降肺气，化痰平喘。缓解期治疗利用中医膏方特色，于方中加入四君、当归、厚朴、阿胶、大枣健脾益气和血，实脾土以生肺金，故患者久喘症状得到改善。

胃脘痛

例1：肝郁气滞胃脘痛

李某，女，35岁，会计，2010年5月12日初诊。

患者近1年工作压力大，家中事情较多，经常因琐事烦恼，情绪不稳定，经常出现胃脘胀痛，嗳气，胸闷，喜太息，大便干结，不吐酸水，无恶心呕吐，睡眠可，纳食一般，曾经胃镜检查诊断为慢性胃炎，西医给予复方胶体铋胶囊、奥美拉唑治疗，疗效不佳。近1周上述症状加重，舌红，苔薄黄，脉弦。证属肝郁气滞证，治疗以疏肝理气，和胃止痛为法。嘱患者停西药，保持心情舒畅，按时进餐。

陈皮10g，香附10g，炒枳壳10g，槟榔10g，香橼10g，佛手6g，川楝子10g，延胡索6g，苏子10g，苏梗10g，白芍10g，当归10g，生大黄3g（后下），炙甘草6g。水煎服，每日1剂，分2次服。7剂。

5月19日二诊：患者服药后胃脘胀痛明显减轻，大便通畅，仍有嗳气，舌红，苔薄黄，脉弦。上方加旋覆花10g，代赭石10g，7剂，服法同前。

5月26日三诊：患者经过半个月治疗后，胃脘胀痛缓解，无嗳气、胸闷、太息等症，心情略好转，睡眠可，大便通畅，舌脉正常，嘱患者继服上方14剂，病情缓解，随访半年未复发。

按语：患者为青年女性，家中事情繁多，压力较大，竞争激烈，容易导致情绪失调。而肝喜条达，思虑忧郁伤肝，肝气郁结，横逆犯胃，导致肝胃不和。《金匮要略》言："见肝之病，知肝传脾。"肝郁克脾，胃失和降，故胃脘胀痛，嗳气，便秘；肝失条达，气机不畅，则胸闷，喜太息。用柴胡疏肝散加减治疗，疗效甚佳。二诊时，胃气仍未顺降，加旋覆花、代赭石，助胃气和降。治疗胃病，不能中病即止，一般需要一段时间巩固疗效。

究其原因，是因为胃黏膜损伤后，修复期较长，过早停药，会导致胃功能再次紊乱，而加重胃黏膜的损伤，不利于胃黏膜的修复。

例2：肝郁化火胃脘痛

张某，男，41岁，公司管理人员，2003年4月13日初诊。

患者原有胃溃疡病史2年，近1个月来"烦心事"较多，胃脘痛加重，吐酸水，上腹部胀满，嗳气，呃逆，失眠多梦，心烦易怒，纳食可，大便通畅，舌红，苔薄黄，脉弦略数。证属于肝郁气滞化热，治疗以疏肝解郁、清热和胃为法，药用丹栀逍遥散合左金丸加减。

丹皮10g，炒栀子10g，香附10g，柴胡6g，槟榔10g，炒枳壳10g，香橼10g，佛手6g，川楝子10g，延胡索10g，苏子10g，陈皮10g，半夏10g，黄连10g，吴茱萸3g，乌贼骨15g，炙甘草6g。水煎服，每日1剂，分2次服。7剂。

4月20日二诊：药后胃脘痛明显好转，嗳气、呃逆减少，偶尔吐酸水，仍有心烦失眠，舌红，苔薄黄，脉弦。上方去半夏，加莲子心3g，丹参15g，继服7剂，服法同前。

4月27日三诊：患者服药后诸症好转，未再出现胃脘痛，无吐酸水、嗳气、呃逆，心烦失眠明显改善，舌淡红，苔薄，脉弦。上方继服14剂。

随访半年未再发生胃脘痛。

按语：患者为中年男性，工作劳累，长期肝气郁结，横逆犯胃，久而化热，即"气有余便是火"，导致胃脘痛。热邪扰心，故心烦失眠，急躁易怒；舌脉亦为气滞化热表现。故用丹皮、炒栀子清肝热；香附、柴胡、香橼、佛手疏肝解郁理气；槟榔、炒枳壳理气和胃；川楝子、延胡索理气止痛；陈皮、半夏、苏子降气和胃；黄连、吴茱萸辛开苦降，和胃制酸；乌贼骨制酸；黄连、炒栀子清心安神；炙甘草调和诸药。药后见效，但肝热扰心未除，故去半夏之燥，加丹参、莲子心清心安神。

例3：气滞血瘀胃脘痛

范某，女，46岁，工人，2002年12月3日初诊。

患者近3年情绪不稳定，经常出现胃脘胀痛，无明显刺痛，伴有嗳气、胸闷、喜太息、失眠多梦，曾在我院行胃镜检查，诊断为慢性胃炎，西医给予复方胶体铋胶囊、雷贝拉唑治疗，疗效不佳。近1个月来上述症状加重，追问病史，患者胃脘痛与进食无关，夜间疼痛为主，大便偏干，月经量少，痛经，行经不畅，舌暗红，苔薄黄，脉细涩。证属气滞血瘀，治疗以疏肝理气、化瘀止痛为法。

陈皮10g，香附10g，炒枳壳10g，槟榔10g，香橼10g，佛手6g，川楝子10g，延胡索6g，苏子10g，苏梗10g，九香虫6g，八月札6g，生大黄3g（后下）。水煎服，每日1剂，分2次服。7剂。

12月10日二诊：患者药后胃脘胀满减轻，无胃脘痛，大便通畅，无嗳气，仍有胸闷、喜太息，舌暗红，苔薄，脉涩。继服上方7剂，服法同前。

12月17日三诊：患者经过半个月治疗，胃脘胀痛缓解，无嗳气，胸闷、喜太息等症明显减轻，大便通畅，舌脉同前。嘱患者继服上方14剂。

病情缓解，且痛经明显减轻。随访半年未复发。

按语：患者为中年女性，情绪失调，肝气郁结，横逆犯胃，导致肝胃不和。气行则血行，气滞则血瘀，故胃脘胀痛，嗳气，便秘；肝失条达，气机不畅，则胸闷，喜太息，失眠多梦；痛经、舌脉均为瘀血表现。使用柴胡疏肝散加减治疗，疏肝理气，和胃降逆；加九香虫、八月札活血止痛。药已见效，坚持服药1个月而巩固疗效。

例4：寒凝气滞胃脘痛

孙某，女，17岁，学生，2005年12月11日初诊。

患者近1月来经常出现胃脘胀满冷痛，遇寒加重，平时喜食冷食，嗳气，矢气，大便稀溏，恶心欲吐，无吐酸水，睡眠可，纳食减少，曾经胃镜检查诊断为慢性胃炎，西医给予复方胶体铋胶囊、吗丁啉等药治疗，疗效不佳。近1周上述症状加重，求治中医。舌淡苔薄白，脉沉细。证属肝胃不和，寒凝气滞，嘱患者停西药，给予中药，以疏肝和胃、散寒止痛为法治疗。

陈皮10g，半夏10g，香附10g，炒枳壳10g，槟榔10g，香橼10g，佛手6g，川楝子10g，延胡索6g，苏梗10g，高良姜10g，肉桂6g，茯苓10g，炒白术10g，炙甘草6g。水煎服，每日1剂，分2次服。7剂。

12月14日二诊：患者药后胃脘胀满冷痛明显减轻，大便转硬，仍有嗳气、恶心，纳食减少，舌苔薄白，脉沉细。上方加旋覆花10g，代赭石10g，焦山楂20g，7剂，服法同前。

5月26日三诊：患者胃脘胀痛冷痛缓解，无恶心、嗳气，纳食可，睡眠可，大便通畅，舌脉正常。继服上方14剂。

药后病情缓解，随访半年未复发。

按语：患者为少年女性，平时喜食冷食，寒邪停留胃中，导致中焦气机不畅，不能升清降浊。胃失和降，故胃脘胀痛、恶心、嗳气、纳少；脾气不升，则大便稀溏；寒为阴邪，易伤阳气，则胃脘冷痛，遇寒加重，舌淡，苔薄白，脉沉细。使用良附丸合柴胡疏肝散加减治疗，温脾暖胃，理气止痛，切中病机。二诊时，胃气仍未顺降，加旋覆花、代赭石、焦山楂，助胃气和降。

例5：阴虚胃脘痛

何某，男，69岁，退休工人，2003年8月3日初诊。

患者近3年来经常出现胃脘灼热疼痛，伴有纳食减少，嗳气、呃逆、胸闷，喜太息，大便干结，不吐酸水，不恶心呕吐，睡眠差，曾在我院行胃镜检查诊断为慢性萎缩性胃炎，给予吗丁啉、养胃舒胶囊等药治疗，疗效不佳，胃脘痛经常反复。近半月上述症状加重，舌红而干，少苔，脉细数。证属阴虚内热，肝胃不和,嘱患者停服西药,用中医治疗,以疏肝理气、养阴和胃为法。

白芍 10g,当归 10g,沙参 10g,麦冬 10g,石斛 10g,玉竹 10g,香附 10g,炒枳壳 10g,槟榔 10g,香橼 10g,佛手 6g,苏梗 10g,黄连 6g,炙甘草 6g。水煎服,每日 1 剂,分 2 次服。7 剂。

8 月 10 日二诊:患者药后胃脘灼热疼痛减轻,大便通畅,仍有嗳气、纳少,舌红少苔,脉细数。上方去黄连,加生地 10g,生石膏 30g,7 剂,服法同前。

8 月 17 日三诊:患者服药后胃脘灼热疼痛缓解,无嗳气,大便通畅,仍纳食不香,舌红少苔,脉和缓。上方去生石膏,加焦山楂 20g,7 剂,服法同前。

8 月 24 日四诊:药后诸症好转,病情基本缓解,但舌质仍红,舌苔偏少,用上方继服。

上方服 42 剂,症状消失,随访 2 年未复发。

按语:患者为老年女性,胃病日久,肝郁气滞化热,热邪伤阴,导致本病。肝喜条达,思虑忧郁伤肝,肝气郁结,横逆犯胃,肝胃不和,胃失和降,故胃脘疼痛、嗳气、呃逆;肝失条达,气机不畅,则胸闷、喜太息;阴虚则大便不畅;内热则胃脘灼热;舌脉亦为阴虚之征。使用益胃汤加减养阴和胃,柴胡疏肝散加减疏肝理气,降逆和胃,疗效甚佳。二诊时,仍有胃热伤阴,故去黄连之苦寒,加生石膏清热,且加生地养阴。但治疗阴伤类型的胃病,不能中病即止,因为阴液难复,需要较长时间巩固疗效。

泄 泻

刘某,女,68 岁,2013 年 1 月 4 日初诊。

患者于 40 年前因患痢疾失治后出现间断腹泻,重则每日二十余次,为黄色稀水便,曾于外院诊断为"慢性结肠炎",口服中药及培菲康等药物可间断缓解。近 2 年无明显诱因加重。刻下腹泻，大便每日十余次，为黄色稀水样便，遇凉或进食蔬菜、生冷油腻食物均可加重，伴反酸，小腹下坠，自觉怕冷，无明显肠鸣、腹痛、腹胀，食纳可，睡眠差，消瘦，面色㿠白，舌质暗红，苔薄黄腻，脉沉细。既往胃食管反流病十余年，高血压病 6 年。

中医诊断为泄泻，证属脾胃虚寒，运化失司。治当温中健脾止泻，以附子理中丸、参苓白术散加减。

炮附子 6g，太子参 20g，炒白术 15g，干姜 10g，炙甘草 6g，木香 10g，黄连 6g，茯苓 15g，诃子 15g，白芍 20g，葛根 15g，陈皮 12g，当归 10g，防风 10g，莲子肉 10g，山药 20g。7 剂，水煎服。

1 月 18 日二诊：服药后腹泻次数较前减少，平日大便每日 3~4 次，最重每日 7~8 次，为稀水便，伴小腹下坠、发凉，反酸，睡眠差，舌质淡暗，苔黄腻，脉沉细。考虑患者还有肾阳亏虚，摄纳不固，故加温肾之品。

补骨脂 15g，肉豆蔻 10g，吴茱萸 3g，黄连 10g，党参 20g，茯苓 15g，炒白术 15g 木香 10g，莲子肉 10g，山药 20g，炒苡米 30g，葛根 20g，瓦楞子 20g，诃子 15g，扁豆 15g，陈皮 10g。7 剂，水煎服。

1 月 25 日三诊：患者服药后腹泻次数较前减少，每日 3~4 次，大便色黄，已成形。仍伴反酸，受凉后矢气较多，可进食少量蔬菜，舌质暗红，苔黄腻，脉沉。上方去诃子、瓦楞子，加炮姜 6g，姜半夏 10g。14 剂，水煎服。

3 月 1 日四诊：患者服上药后，腹泻减轻，大便每日 3 次，均已成形，反酸、肠鸣减轻，仍有腹部发凉，进食油腻食物后，易诱发腹泻，小便调，睡眠差，舌质暗红，苔薄腻，脉沉细。

补骨脂 15g，肉豆蔻 10g，吴茱萸 3g，党参 20g，炒白术 15g，茯苓 15g，木香 10g，黄连 10g，山药 20g，炒扁豆 15g，炒苡米

30g，姜半夏 10g，陈皮 10g，乌贼骨 15g，炮姜炭 6g，葛根 20g。

患者服药 14 剂后，反酸减轻，大便每日 3 次，成形，每日进食少量肉及蔬菜，可不诱发腹泻。

按语：患者脾肾双虚，故出现泄泻、畏寒等症，治以健脾温肾，先予附子理中丸、参苓白术丸加减治疗，患者大便次数减少。但是小腹冷、畏寒比较突出，所以加用补骨脂、肉豆蔻等温肾固摄。在治疗过程中患者常常反酸、烧心，舌苔黄腻，考虑有虚中夹实的表现，故加用黄连、吴茱萸、乌贼骨、瓦楞子等清化湿热制酸，取得较好疗效。

便　秘

刘某，女，54 岁，加拿大籍华人，2013 年 12 月 31 日初诊。

排便困难十余年，如不用药 1 周左右排便一次，排便时间长，大便干，伴腹胀，神疲乏力，面色晦黄，纳可，睡眠一般。舌胖，舌质暗，舌根苔白腻，脉沉细。1 个月前因胆囊息肉行胆囊切除术。

中医诊断为便秘，证属肝郁脾虚，肾虚肠燥，治当调理气机，益气健脾，温肾润肠。

柴胡 10g，黄芩 12g，清半夏 10g，太子参 15g，生白术 30g，枳壳 15g，全瓜蒌 30g，玄参 20g，生地 30g，当归 15g，怀牛膝 20g，肉苁蓉 20g，升麻 10g，泽泻 10g。7 剂，水煎服。

2014 年 1 月 7 日二诊：药后大便三日一行，略干，腹胀减轻，睡眠障碍，入睡困难，腰痛，颈肩酸痛，口干，神疲乏力，面色晦黄，舌胖，舌质暗，舌根苔白腻，脉沉细。守前法加生津安神、通络止痛之品。

前方加葛根 20g，百合 20g，天冬 15g，生甘草 5g，首乌藤 30g，柏子仁 30g，土茯苓 30g，赤芍 15g，郁李仁 15g。7 剂，水煎服。

1月14日三诊：药后大便每日一行，排便不费力，便质不干，晚上腹胀，腰痛，颈酸痛较前减轻，睡眠欠佳，口干，神疲乏力，面色不华。舌脉同前。

生白术45g，枳壳15g，当归20g，肉苁蓉30g，生地30g，怀牛膝20g，泽泻10g，枣仁30g，知母15g，茯神20g，升麻6g，川芎6g，百合30g，法半夏10g，全瓜蒌45g，何首乌30g。7剂，水煎服。

1月21日四诊：药后大便每日一行，晚上仍有腹胀，睡眠时好时差，舌暗胖，舌根有少许黄苔，脉沉细。继以健脾益气、温肾润燥、养血安神为治。

生白术30g，枳实15g，生地30g，生何首乌30g，党参20g，丹参20g，当归15g，怀牛膝20g，肉苁蓉30g，柏子仁20g，全瓜蒌45g，知母15g，枣仁30g，白芍20g，柴胡12g，炙甘草5g。7剂，水煎服。

1月28日五诊：药后大便调，每日一行，腹胀减轻，睡眠较前好，精神好，体力增，面黄有光泽，舌暗胖，苔薄白，脉沉细。再守前方7剂，水煎服。

前方加减调治两个月，3月4日复诊，大便每日一行，量少，睡眠可，舌淡红，苔薄白，脉沉细。取免煎颗粒28剂，返回加拿大。

按语：久病多虚，该患者病史十余年，辨为虚秘。神疲乏力，面色晦黄，为脾虚气血化生不足之象。胆囊术后不久，肝失条达，伤津耗气。肾司二便，人体阳气与阴精根源于肾，化生于脾胃，宣发于肺，疏泄于肝。阴精不足，肠燥失润，阳气不足，推荡无力，是造成虚秘之根本。此例故辨证为肝郁脾虚，肾虚肠燥，治以小柴胡汤调畅气机，济川煎温肾润肠，大剂量生白术健脾益气，玄参、生地、首乌、当归滋阴养血，通补结合，标本兼顾，肝、脾、肾并调，虚烦不眠还配用酸枣仁汤。整个治疗过程切中病机，效未更法，经两个月调治，十多年习惯性便秘取得显效。

蛔 厥

李某，女，23 岁，1971 年 7 月 16 日初诊。

初起上腹疼痛，甚则呕吐黄苦水液，手足厥冷，病已五日，饮食不进，伴有发热，体温 37.5℃，西医诊断为胆道蛔虫症。诊时面部见有虫斑，舌苔白薄腻，脉弦数。证属寒热交结，虫积于内，堵塞胆道，发为蛔厥，治当安蛔驱虫，和中降逆。

乌梅 10g，胡黄连 10g，半夏 10g，吴茱萸 3g，桂枝 5g，蜀椒 5g，川楝子 15g，槟榔 15g，生大黄 6g，生姜 6g。2 剂，水煎服，每日 1 剂，空腹服。

7 月 13 日二诊：空腹服上药后，腹中一阵剧痛，排出蛔虫二十余条，呕吐亦止，痛势大减，手足转温，稍进米汤，体温 36.2℃，上方去大黄、生姜，减川楝子、槟榔之量。

再进 2 剂后，痛止，食增，病愈出院。

按语：本例患者以急腹症从急诊室收入住院。据其脉症并各种检查，诊断为胆道蛔虫病，属于中医"蛔厥"范畴，方用仲景《伤寒论》乌梅丸加减。乌梅丸是治疗厥阴吐蛔的有效方，临床上应用颇为广泛，但必须根据病情进行加减。方中人参、当归、附子等品，在病人未至大虚、四肢厥冷不甚时可不用。乌梅酸能安蛔驱虫，为本方主药，但必须配合槟榔、大黄等味，才能加强杀虫之力，又能使蛔虫从大便而下。此病人服中药 2 剂后即下蛔虫二十余条，足见乌梅丸加减对胆道蛔虫症是有较好疗效的。

痞 满

例1：肝胃不和痞满

孙某，女，48 岁，2014 年 2 月 19 日初诊。

间断胃脘部胀满4年。4年来每因进食不当出现胃脘部胀满，未系统诊治，曾间断针刺治疗，疗效时好时差，今来诊。刻下：胃脘部胀满，有痞塞感，晨起恶心，无反酸，偶有呃逆及胸胁胀满，手足不温，易上火，口苦，纳食可，二便尚调。舌质淡红，苔薄黄，脉沉细。末次月经2014年2月4日，量、色、质均正常，周期28天。慢性盆腔炎病史5年余（小腹部反复隐痛）。此为土壅木郁，肝郁化火，肝胃不和，治以疏肝和胃，降气清热，方以大柴胡汤合香苏散加减。

柴胡12g，黄芩10g，法半夏10g，党参15g，白芍20g，枳实10g，黄连5g，苏梗10g，香附10g，陈皮10g，旋覆花10g（包），代赭石20g（先煎），当归15g，生苡米30g，炙甘草5g，酒大黄6g。7剂，水煎服。

2月26日二诊：服上方7剂后胃脘部胀满减轻，口苦减轻，自觉小腹部隐痛感加重，体倦乏力明显，颈项后背部僵紧，时有头晕，纳食可，梦多，二便正常。舌淡红，苔薄黄，脉沉细。气机稍通，以半夏泻心汤斡旋中焦气机，桂枝加葛根汤和营卫、通经络，并配补肾养血活血之品调治。

法半夏10g，黄连5g，黄芩10g，干姜5g，桂枝10g，白芍20g，葛根15g，茯苓15g，炙甘草5g，丹皮10g，香附10g，乌药10g，桑寄生20g，川断15g，当归12g，党参15g。7剂，水煎服。

上方服后患者自觉症状明显好转，再守原方，并根据具体情况稍作加减，调治月余，诸症近解。

按：本案患者就诊时以胃脘胀满为主诉，考虑为土壅木郁，肝郁化火，肝胃不和，故治疗先予疏肝理气，通降胃气，方以大柴胡汤加减，合香苏散以顺胃气，旋覆代赭汤以降胃气。因其疾病长期反复，考虑有正气不足，故加参、归、芍以益气养血和血。复诊时症状有减轻，遂以半夏泻心汤调畅中焦气机，其有体倦乏力及颈部僵紧，故合桂枝加葛根汤和营舒筋，其有小腹部隐痛，故加乌药、香附理肝气，桑寄生、川断补肝肾、固冲任。

例2：胃虚气滞痞满、便秘

张某，男，74岁，2013年11月8日初诊。

胃胀不适加重1个月，间断以中药治疗，时有反复，今为求系统诊治来诊。症见胃脘不适，食后加重，时呃逆，嗳气，饮凉水后可稍缓解，胃脘有烧灼感，多于夜间发作，时腹胀矢气，大便4日一行，每次排便量少，不成形，排便不爽，眠可。舌质红，苔薄黄，脉弦细。此属中气不足，脾胃虚弱，气机壅滞，治当虚实兼顾，通补结合，方以旋覆代赭汤加减。

旋覆花10g（包），代赭石30g（先煎），法半夏10g，黄芩10g，党参20g，丹参20g，橘红15g，茯苓15g，枳实15g，厚朴10g，酒大黄10g，生白术30g，瓜蒌30g，莱菔子20g。7剂，水煎服。

11月15日二诊：服上药后，胃脘胀满及烧灼感明显减轻，但大便干结，5日未行，呃逆，嗳气，胃脘有烧灼感，偶有口干，头晕，乏力，纳可。舌质红，苔薄黄，脉沉细。腹胀虽减，仍肠燥便秘，故加益气滋脾、养血润肠之品。

旋覆花10g（包），代赭石30g（先煎），法半夏10g，党参30g，生白术30g，当归20g，怀牛膝20g，生地30g，黄芩10g，瓜蒌45g，酒大黄10g，炙甘草6g，柴胡10g，枳实12g，白芍15g，草决明30g。7剂，水煎服。

11月22日三诊：服上药后已无明显胃脘不适，且大便顺畅，头晕较前减轻。刻下症见晨起后乏力，头晕，呃逆，偶有胃脘部发胀，口干，口苦，牙龈肿，无反酸，无胸闷、胸痛，纳食可，小便可，睡眠可，大便畅，每日一行。舌质暗，边尖红，苔薄黄，脉弦细有力。气机已畅，转调头晕之证，方以半夏白术天麻汤合济川煎加减。

法半夏10g，天麻10g，生白术30g，枳壳15g，生首乌30g，白蒺藜10g，当归15g，怀牛膝20g，肉苁蓉20g，升麻10g，泽泻10g，柴胡10g，黄芩10g，瓜蒌30g，陈皮15g，竹茹12g。7剂，水煎服。

药后患者痞满、便秘近解。

按：痞满、便秘在治疗上虽然以通降为常规治法，但此患者年高，正气不足，而致传导无力，故在通降胃气的同时当照顾患者正虚的病机，治疗时通补结合，酌加党参、白术、炙甘草以健脾益气。第二次就诊时患者痞满虽有好转，但仍有腑气不通之表现，故加滋脾养血润肠之品。其中生白术大量应用时既健脾气又润肠通便，并佐当归、肉苁蓉、怀牛膝、生地以滋肾养血通便，脾肾兼顾。妙的是配用柴胡，既可疏气化滞，又具有升清降浊之功效，与升麻、枳壳结合，在虚性便秘治疗中起到很好的畅达气机作用。

胸　痹

施某，女，75 岁，2013 年 10 月 25 日初诊。

间断心痛 6 年余。患者于 6 年前常于劳累后出现心痛，于北京医院诊断为"冠心病、心绞痛"，未予系统治疗。此后患者间断心痛，服丹参滴丸可缓解，但时有发作，今来诊。刻下：偶有心痛，无放射痛，无胸闷憋气，呃逆，头顶痛，劳累后睡眠不实，大便干燥，排便困难，每日 1 次。舌质暗红，有裂纹，苔薄白，脉弦细。患者年高体弱，结合其症状，考虑为气虚血瘀，痰浊内阻，因此以益气活血化痰之二参温胆汤加减。

党参 20g，丹参 20g，清半夏 10g，陈皮 15g，茯苓 15g，枳实 12g，竹茹 10g，黄芩 12g，瓜蒌 20g，葛根 20g，桑寄生 30g，赤芍 15g，郁金 12g，三七粉 3g（冲）。14 剂，水煎服。

11 月 8 日二诊：服上药后心痛未作，仍头晕，头痛，时有胸闷发作，休息可缓解，间断胃部疼痛，遇冷加重，呃逆，口苦，时胁肋胀满。大便每日 1～2 次，不成形，时有酸腐味，纳可，睡眠不实，早醒，偶有舌尖痛，舌质淡暗，苔黄腻，脉细弦。心痛已缓，肝郁脾虚、痰浊上扰为著，改以半夏白术天麻汤合四逆散化裁。

法半夏 10g，天麻 15g，炒白术 15g，茯苓 15g，陈皮 15g，丹参 15g，郁金 10g，黄连 6g，柴胡 10g，白芍 15g，枳实 10g，炙甘草 5g，黄精 20g，枸杞 15g。7 剂，水煎服。

11 月 15 日三诊：胸闷发作次数减少，头晕，头痛，呃逆减轻，口干减轻，偶有胸闷发作，遇紧张时加重，伴头晕，头痛，常发作于午后，以枕部疼痛为主，纳谷不香，偶有腹胀，呃逆，口苦，牙痛，大便每日 1 ~ 2 次，偏干，睡眠易醒，多梦。舌质暗淡，舌苔薄黄，少津，脉细滑。上方有效，稍作加减。

法半夏 10g，天麻 10g，生白术 30g，茯苓 15g，黄连 10g，陈皮 15g，丹参 20g，郁金 10g，柴胡 10g，白芍 15g，枳实 12g，黄精 20g，枸杞 15g，酒大黄 5g，炙甘草 5g。7 剂，水煎服。

11 月 22 日四诊：服上药后胸闷未再发作，头痛大减，刻下间断呃逆，反酸，时腹胀，善太息，口苦，口干，偶有头痛，头胀，纳谷不香，服上药后易肠鸣，大便每日 2 ~ 3 次，不成形，睡眠可，今日胸闷发作一次，休息后缓解，舌质暗，苔薄腻，脉细滑。

法半夏 10g，天麻 10g，生白术 30g，茯苓 15g，黄连 10g，陈皮 15g，丹参 20g，郁金 10g，柴胡 10g，白芍 15g，枳实 12g，黄精 20g，枸杞 15g，酒大黄 5g，炙甘草 5g，茯苓 15g，神曲 15g。7 剂，水煎服。

患者间断服用上方心痛未再发作，头晕、头痛等诸症亦基本控制。

按：患者多年来间断心痛，劳累后易作，且年高体弱，考虑为气虚血瘀为主，杜老以二参温胆汤化裁施法，合黄芩、瓜蒌清热理气宽胸，葛根升清，桑寄生补肝肾，郁金、三七行气活血止痛。两周后复诊时患者心痛未作，但头晕、头痛为著，故以半夏白术天麻汤健脾理气、化痰平肝为基础，加丹参、郁金活血理气，四逆散疏肝解郁，缓解胁肋胀满，枸杞、黄精补益气血。此方服 7 剂后症状明显减轻，遂以此方为基础加减调治，至第四次就诊时患者自述无明显心痛、胸闷，头痛基本控制，嘱患者间断服用中药调理巩固，并适量活动，调畅情志，注意生活调摄。

失　眠

例1：肝郁化热失眠

李某，男，41岁，公司管理人员，1997年7月23日初诊。

患者近来因工作劳累，加之孩子中考，事情较多，情绪不稳，导致夜间入睡困难，睡眠时间明显缩短，每天3~4小时，伴有多梦，心烦易怒，胸闷憋气，头晕头痛，面红目赤，大便干结。西医诊断为神经衰弱症，屡服安定、利眠宁等药治疗，疗效不稳定，失眠时轻时重。舌红，苔薄黄，脉弦。此为肝郁化热，热扰心神，治宜清肝泄热，镇静安神。

珍珠母30g（先煎），生龙骨30g（先煎），天麻20g，黄芩10g，炒栀子10g，黄连10g，莲子心3g，菊花10g，薄荷10g（后下），郁李仁15g，合欢皮15g，炙甘草6g。7剂，水煎服，每日1剂。

7月30日二诊：药后患者睡眠改善，头晕、头痛明显减轻，心情较平静，舌红而干，苔薄黄，脉弦。守原方加丹参20g，酸枣仁15g，继服7剂。

药后诸症好转，未再出现失眠多梦，随访半年未复发。

按语：本例因情志失调，忧郁伤肝，肝郁化火，肝火扰乱心神，导致心神失养而发生失眠。肝气郁结，故胸闷憋气；火性炎上，肝火上扰，故多梦、心烦易怒、头晕头痛、面红目赤；热邪内结，故大便干结；舌红，苔薄黄，脉弦，为肝郁化热之征。用珍珠母、生龙骨重镇安神；天麻安神，且治疗头晕、头痛；黄芩、炒栀子、菊花、薄荷清肝泄热；炒栀子、黄连、莲子心清心安神；郁李仁、合欢皮解郁安神；炙甘草调和诸药。二诊时，患者舌质偏干，热邪有伤阴表现，加丹参、酸枣仁养阴安神，以固本培元。杜老治疗失眠实证，一般加用珍珠母、生龙骨以重镇安神。

例2：心肾不交失眠

赵某，女，64岁，退休工人，1996年8月12日初诊。

患者近来经常出现失眠，伴有噩梦，心烦易怒，头晕头痛，面红目赤，易疲劳，腰膝酸软，下肢发凉，大便稀溏。西医诊断为神经衰弱症，每晚口服艾司唑仑2～3mg治疗，仍不能入睡。舌红，苔薄黄，脉沉弦。此为心肾不交，治宜清心温肾，交通心肾。

珍珠母30g（先煎），生龙骨30g（先煎），天麻20g，炒栀子10g，黄连10g，莲子心3g，生地10g，百合10g，五味子6g，茯神15g，肉桂6g，炙甘草6g。7剂，水煎服，每日1剂。

8月19日二诊：药后患者睡眠明显改善，头晕、头痛明显减轻，但下肢发凉无明显好转，大便稀溏，舌红，苔薄黄，脉沉弦。守原方加干姜6g，继服7剂。

药后诸症好转，每晚睡眠6小时，无头晕头痛，无腰膝酸软、下肢发凉，大便转硬，舌淡红，苔薄黄，脉和缓。随访半年未复发。

按语：本例为老年女性，身体虚弱，肾阳不足，又思虑过度，暗耗心阴，导致心火亢于上，肾水亏于下，心肾不交，而发生失眠。心火亢盛，故失眠多梦、心烦易怒、头晕头痛、面红目赤；肾阳虚，故易疲劳、腰膝酸软、下肢发凉；阳虚，故大便稀溏；舌红，苔薄黄，脉沉弦，为心火亢盛之征。用珍珠母、生龙骨重镇安神；天麻安神，且治疗头晕、头痛；炒栀子、黄连、莲子心清心安神；五味子、生地、百合补肾滋阴安神；茯神健脾止泻安神；肉桂温肾，引火归原；炙甘草调和诸药。二诊时，患者阳虚表现明显，加干姜助肉桂以温肾。

例3：阴虚内热失眠

骆某，女，76岁，2012年4月20日初诊。

　　患者二十余年前无明显诱因出现入睡困难，近 3 年症状加重，平日口服氯氮平等药物治疗，效果欠佳。刻下症：入睡困难，伴心慌、胸闷、口干、口腔溃疡频发，双侧耳鸣，目干，手心发热，潮热汗出，易烦躁，食纳可，二便调。舌质暗红，无苔，脉细弦。既往史有高血压病史 3 年，平日口服降压 0 号。

　　中医诊断为不寐，证属阴虚内热，心脉失养。治当滋阴清热，调养心脉。方以百合地黄汤合二至丸加味。

　　生百合 20g，生地 20g，女贞子 15g，旱莲草 15g，知母 10g，法半夏 10g，北沙参 20g，麦冬 15g，天冬 15g，丹参 15g，桑叶 15g，陈皮 10g，生甘草 5g，生麦芽 15g。7 剂，水煎服。

　　5 月 4 日二诊：患者服上药后，失眠较前有所好转，配合服用佐匹克隆可入睡，口腔溃疡较前缓解，潮热汗出，手心发热，耳鸣，心情烦躁，口干少津，鼻干眼干，偶有呃逆、心悸，食纳差，二便调，舌质暗红，苔薄白，少津，脉弦细。继以上方加减治疗。

　　生地 20g，元参 20g，麦冬 20g，清半夏 6g，炒栀子 10g，豆豉 12g，生百合 20g，太子参 15g，黄连 6g，细辛 3g，生甘草 10g，陈皮 12g，赤芍 15g，神曲 12g，茯苓 15g，生麦芽 15g。14 剂，水煎服。

　　6 月 8 日三诊：患者服药后口腔溃疡发作次数减少，潮热汗出减轻，心悸、呃逆未现，尚入睡困难，偶有头晕、耳鸣、鼻干、口干，以夜间为重，伴潮热汗出，食欲增加，二便正常。舌质暗红，有裂纹，苔薄白，脉弦滑。继以前法加安神定志之品。

　　麦冬 30g，法半夏 10g，生百合 30g，生地 20g，栀子 10g，淡豆豉 15g，元参 20g，沙参 20g，黄连 6g，细辛 3g，生甘草 6g，乌梅 10g，陈皮 10g，茯苓 15g，远志 10g，菖蒲 15g。14 剂，水煎服。

　　两月后随访，患者口腔溃疡未再复发，入睡明显好转，潮热汗出、口干等症状减轻。

按语：患者为典型阴虚不寐病例。该案患者年逾古稀，心肾阴虚，心神失养，虚火扰动为基本病机，初以百合地黄汤、二至、二冬加减，二诊加用栀子豉汤，烦躁、失眠、心慌、目干、耳鸣均好转。方中大队滋阴药中，配用半夏、陈皮既防甘寒滋腻碍胃，又可理气运脾，有助于津液敷布。方中生麦芽生发胃津，可改善食欲。乌梅、甘草取酸甘化津之意。二、三诊方中用黄连、细辛、生甘草，是朱良春老中医治疗顽固性反复发作口腔溃疡之经验方，黄连、生甘草清火解毒，细辛辛热，有助于发散郁火，即"火郁发之"之意。佐入安神定志之药，故收到良好效果。

梅核气

茅某，男，25岁，1977年8月27日初诊。

咽喉部如有物堵，病发已3年。屡经五官科检查，诊为慢性咽炎。最近3个月来自觉胸部及胃脘走窜疼痛，喜太息，口干苦，饮食尚可，大便秘结。曾服消炎止痛西药及半夏厚朴汤、牛黄解毒丸等中药，均无显效。诊时咽部微有胀痛感。舌质红，苔薄而腻，脉弦细而滑。病系气滞热郁，痰气结阻，治宜开胸散结，和胃化痰。

全瓜蒌24g，丹参12g，薤白10g，山豆根10g，郁金10g，藿苏梗各10g，檀香6g，砂仁6g，黄连6g，菖蒲5g。6剂。

二诊：9月3日。药后症减，咽喉部物堵感已不明显，胸及胃脘仍有窜痛。再以原方出入。

藿苏梗各10g，黄芩10g，法半夏10g，郁金10g，苍术10g，香附10g，全瓜蒌20g，厚朴5g，薏苡仁15g，滑石15g。6剂。

三诊：咽疾除，仍感胸闷，口干，舌尖红，苔黄腻，脉弦细。守原法加清热生津之味。

旋覆花10g（包），川楝子10g，连翘10g，郁金5g，川芎5g，香附 5g，厚朴花 5g，全瓜蒌 30g，芦根 30g，花粉 12g。6 剂。

药后诸症消失。

按语：梅核气多属七情郁结，痰气凝滞所致。传统方半夏厚朴汤调气散结，每每有效。但本案屡用罔效，原因何在？细审脉证，知患者不仅痰凝气滞，且有气郁日久化热灼津之象，非单凭调气散郁可以建功。后用瓜蒌开胸散结，薤白通阳行气，半夏、黄连辛开苦降，砂仁、藿苏梗理气和胃，疏利肠胃气滞，郁金疏肝解郁，更用菖蒲化痰开窍，山豆根清热解毒利咽，檀香理膻中之气滞，丹参活血化瘀，是以药后咽部堵塞感即减轻，但咽堵转好后，伤阴现象较重，最后在开胸散结之中，辅以花粉、连翘、芦根清热生津之品善后而收全功。所以，在辨证论治中，既要掌握常法，又要运用变法，这是十分重要的。

头　痛

例 1：肝阳上亢头痛

方某，女，63 岁，退休工人，2005 年 5 月 10 日初诊。

患者原有高血压病史 5 年，口服左旋氨氯地平 5mg/d，血压控制可。近 1 周因工作不顺利而致睡眠不佳，出现头痛如裂，目赤面红，心烦失眠，大便通畅，舌红，苔薄黄而干，脉弦。证属肝阳上扰，清窍不利，治疗以平肝潜阳、清利头目为法。

天麻 20g，钩藤 10g，桑叶 10g，菊花 10g，夏枯草 10g，黄芩 10g，炒栀子 10g，炙鳖甲 10g，炙龟甲 10g，生龙骨 30g（先煎），川芎 10g，生地 10g，当归 10g，白芍 10g。水煎服，每日 1 剂，分 2 次服。7 剂。

5 月 17 日二诊：药后头痛明显减轻，诸症好转，仍有面红目赤，舌红，苔薄黄，脉弦。上方加川牛膝 10g，继服 7 剂，服法同前。

5 月 24 日三诊：患者头痛缓解，无面红目赤，无心烦失眠，血压正常，舌苔薄黄，脉和缓。停药。

随访半年未复发。

按语：患者所愿不遂，暗耗阴液，加之平时为阳亢体质，导致阴不制阳，肝阳上亢，上扰清窍而头痛；目赤面红，心烦失眠，舌红，苔薄黄而干，脉弦，亦为肝阳上亢表现。治疗用天麻、钩藤平肝阳、止头痛，桑叶、菊花、夏枯草清利头目，黄芩、炒栀子清肝泄热，炙鳖甲、炙龟板滋阴潜阳，生龙骨平肝潜阳，生地、当归、白芍滋阴柔肝，川芎活血定痛。补足亏虚的阴液，平抑亢奋之阳气，使阴阳平和，"阴平阳秘，精神乃治"。

例2：肾虚头痛

江某，男，75岁，退休工人，2005年9月25日初诊。

患者近1年来不明原因出现头痛隐隐，绵绵不休，劳累后加重，伴有腰膝酸软，神疲乏力，头晕耳鸣，面色萎黄，睡眠可，小便不畅，大便通畅，舌淡而瘦，苔薄白，脉沉细。证属阴精亏虚，脑窍失养，治疗以滋肾填精，养脑充髓为法。

熟地20g，山萸肉10g，山药10g，枸杞子10g，续断10g，桑寄生10g，当归10g，猪骨髓15g，丹参20g，川芎10g，炒枳壳10g，白术10g，茯苓15g，炙甘草6g。水煎服，每日1剂，分2次服。7剂。

7月2日二诊：药后头痛减轻，精神好转，小便不畅，舌淡，苔薄白而腻，脉沉细。上方加补骨脂10g，继服7剂，服法同前。

7月9日三诊：患者头痛明显减轻，腰膝酸软、神疲乏力、头晕耳鸣均略有减轻，小便较通畅，舌苔薄白，脉沉细。上方继服。

8月8日四诊：患者服药30剂，病情进一步好转，诸症消失，小便通畅，舌苔薄白，脉细缓。停药。

随访1年未复发。

按语：患者年老体弱，肾精亏虚。肾藏精，主骨，生髓，充脑。肾精不足，则脑髓空虚，脑失所养，故头痛隐隐，绵绵不休；脾肾两虚，故劳累后加重，腰膝酸软，神疲乏力，头晕耳鸣，面色萎黄；肾虚不能气化，故小便不畅；舌淡而瘦，苔薄白，脉沉细，为阴精亏虚之征。治疗用熟地、山萸肉、山药、枸杞子、续断、桑寄生、当归、猪骨髓补肾填精，壮骨充髓；丹参养血活血，使补而不腻；川芎活血止痛，引药上行；炒枳壳理气，使补而不滞；白术、茯苓、炙甘草健脾益气，补后天以促先天。二诊时小便不畅，舌苔腻，故加补骨脂以通阳化气。三诊时，患者病情明显好转，但治疗肾虚证必须缓慢图功，故长期服用以巩固疗效。

眩　晕

例1：清阳不升眩晕

施某，男，86 岁，离休干部，2011 年 5 月 11 日初诊。

患者因冠心病、心绞痛、心力衰竭住某医院心内科，给予扩冠、强心、改善血液循环等综合治疗后，病情略有好转，但仍有阵发性心悸，胸闷憋气，尤其是眩晕明显，最为痛苦，导致活动量明显减少，于是转中医病房诊治，查血压正常，精神较差，面色㿠白，纳少，小便不畅（前列腺增生症所致），大便干结，舌淡，苔薄白，脉细数。证属心脾气虚，清阳不升，脑失所养，治疗以补气助阳为法。

红参10g（另煎），炙黄芪20g，白术10g，茯苓10g，炙甘草25g，大枣 10g，桂枝 10g，红花 10g，赤芍 10g，丹参20g，川芎10g，当归 10g，火麻仁 15g。水煎服，每日 1 剂，分 2 次服。7 剂。

同时口服地高辛 0.25mg/d。

5 月 18 日二诊：药后眩晕明显减轻，发作次数减少，心悸、胸闷、憋气缓解，大便通畅。于 5 月 16 日口服地高辛减量至0.125mg/d。舌淡，苔薄白，脉细。上方红参改为党参15g，继服

7 剂，服法同前。

5 月 25 日三诊：患者诸症好转，偶有头晕发作，多在疲劳时出现，一般较轻微，精神可，无心悸、胸闷、憋气，活动后亦无心悸出现，舌略红，苔薄黄，脉缓。上方桂枝减量至 6g，出院后继服 30 剂。

随访 2 年，虽偶有复发，但用上法治疗仍有效。

按语：患者高龄男性，患有多种慢性疾病，尤其是心功能不全，导致全身供血障碍，而头部反应明显，故表现为眩晕为主。治疗用红参大补元气，且能够补气以行血；炙黄芪、白术、茯苓、炙甘草、大枣助红参补益心脾之气；桂枝温补心阳，合炙甘草辛甘化阳；红花、赤芍、丹参、川芎、当归活血通脉，以改善心肌供血；火麻仁通便，且防红参、桂枝之燥性。现代药理研究表明，黄芪有强心、治疗心力衰竭的作用。大剂量炙甘草有较好的抗心衰作用，只要辨证得当，没有发现水钠潴留的副作用。同时口服地高辛 0.25mg/d，改善心功能，以防发生意外。二诊时，患者心功能恢复良好，故用党参替红参。三诊时，心功能恢复较好，诸症缓解，但舌质偏红，故减少桂枝用量。《内经》云："诸风掉眩，皆属于肝。"从本案例可知，不能见"眩"就用治肝之法。气虚患者，由于脑供血障碍极易发生眩晕。现代研究表明，相当一部分眩晕患者存在脑供血不足，故补气不失为治疗眩晕的重要方法之一。

例 2：痰饮夹肝阳眩晕

董某，女，63 岁，2013 年 11 月 6 日初诊。

患者 2 个月前无明显诱因出现头晕，恶心呕吐，视物旋转，就诊于解放军某医院，对症治疗后无缓解，后在武警某医院确诊为"前庭神经元炎"，经肌注腺苷钴胺、滴注醒脑静、口服敏使朗片治疗，头晕症状未见明显缓解，遂来本院门诊。症见头晕目眩，体位变化时明显，无耳鸣，无恶心，头后部疼痛，行走不稳，纳食可，眠浅易醒，二便调。舌淡暗，有齿痕，苔薄白，脉沉细小滑。既往高血压病 30 年，现口服厄贝沙坦氢氯噻嗪片 1 片，每日 1 次，拜新同控释片 30mg，每日 1 次，血压 136/80mmHg。此为痰饮夹肝阳上扰，治疗以疏肝和胃、利水平肝为法，方以柴芩温胆汤、泽泻汤合天麻钩藤汤化裁。

柴胡 10g，黄芩 10g，法半夏 10g，陈皮 10g，葛根 20g，茯苓 15g，泽泻 30g，竹茹 12g，沙参 20g，钩藤 15g（后下），天麻 10g，生白术 15g，川芎 10g，白芷 15g，夏枯草 15g，珍珠母 30g（先煎）。14 剂，水煎服。

11 月 20 日二诊：头晕明显好转，与第一次就诊时比较缓解四成，发作次数减少，可缓慢行走，夜间双下肢浮肿，口干喜饮，小便量少，纳可，眠浅易醒，大便正常。舌淡暗，有齿痕，苔薄白，脉沉细。前法既效，续予上方，并稍佐利水、安神之品。

柴胡 10g，黄芩 10g，法半夏 10g，陈皮 10g，葛根 20g，茯苓 15g，泽泻 30g，竹茹 12g，沙参 20g，钩藤 15g（后下），天麻 10g，生白术 15g，黄连 6g，肉桂 3g，益母草 30g，车前草 20g，白芍 15g，夜交藤 30g，川牛膝 15g。7 剂，水煎服。

上方间断服用月余，诸症缓解，后曾以他病来诊，述头晕未再反复。

按语：眩晕一证，以内伤为主，多由虚损所致。本案患者起病急，病程短，应为实邪扰困。杜老经验，此类眩晕，多为痰浊或痰饮内扰，上犯清阳，故治疗以柴芩温胆汤疏肝和胃、清热化痰为治。泽泻汤为《金匮要略》方，主治水停心下，清阳不升，浊阴上犯，头目昏眩之证，本案用之以泄水定眩。《内经》言："诸风掉眩，皆属于肝。"故在上方基础上佐以天麻、钩藤等息风止痉之品。诸药合用，共奏疏肝和胃、利水平肝之效。两周后复诊时患者眩晕较前明显缓解，遂仍以原方为基础而加减，因睡眠欠佳，佐以交泰丸清上温下，合夜交藤以养血安神，并予益母草、车前草及川牛膝以加强利水之作用。本案患者虽然突发眩晕，但病属日久累积而致，故以上方为主加减调治月余而患者始无眩晕之感，嘱患者慎食辛辣刺激食物，保持心情舒畅。

耳　鸣

例1：肝阳上亢耳鸣

宋某，男，45岁，公司管理人员，2005年4月12日初诊。

患者近2周因工作劳累、睡眠不佳而出现持续性耳鸣，耳如蝉鸣，伴有心烦易怒，焦虑，头痛，大便秘结，西医全面检查后，诊断为神经性耳鸣，经过扩血管、改善血液循环等治疗后，病情不缓解，于是求治于中医。查血压145/88mmHg，舌红，苔薄黄，脉弦。证属肝阳上亢，清空被扰。嘱患者调整心态，注意静养，适当休息。中医治疗以平肝潜阳为法。

珍珠母30g（先煎），生牡蛎30g（先煎），生石决明30（先煎），天麻20g，黄芩10g，炒栀子10g，菊花10g，薄荷10g（后下），炙鳖甲10g，地龙10g，红花10g，川牛膝10g，生大黄5g，生甘草6g。水煎服，每日1剂，分2次服。7剂。

4月19日二诊：药后耳鸣减轻，大便通畅，诸症好转，但仍有头痛，舌红，苔薄黄，脉弦。上方加川芎10g，继服7剂，服法同前。

4月26日三诊：患者耳鸣缓解，心情平静，睡眠可，舌苔薄黄，脉缓。停药。

随访半年未复发。

按语：胆经行耳周，肝与胆相表里，肝阳上亢，必循胆经上扰而致耳鸣。治疗用珍珠母、生牡蛎、生石决明平肝潜阳，天麻平肝息风，黄芩、炒栀子、菊花、薄荷清肝降火，炙鳖甲滋阴潜阳，地龙、红花、川牛膝通络，川牛膝引阳下行，生大黄通腑泄热，生甘草调和诸药。二诊时头痛缓解不明显，则加川芎对症治疗头痛。

例2：肾虚血瘀耳鸣

杨某，女，75岁，退休工人，2006年8月15日初诊。

患者原有动脉硬化、冠心病、脑梗死等多部位的血管病变多年，近2年来逐渐出现耳鸣，进行性加重，经过全面检查，诊断为血管性耳鸣，经过扩血管、改善血液循环等治疗后，病情缓解不明显，求治于中医。患者耳鸣声音较低，时有时无，面色萎黄，腰膝酸软，眩晕，舌质紫暗，苔薄黄，脉细弦。证属肝肾精亏，瘀血内停，治疗以补益肝肾、理气活血为法。

生地20g，山药10g，桑寄生10，续断10g，麦冬10g，玄参10g，炙鳖甲10g，炙龟甲10g，天麻20g，当归10g，地龙10g，红花10g，川芎10g，炒枳壳10g。水煎服，每日1剂，分2次服。7剂。

8月23日二诊：药后耳鸣略有减轻，诸症好转，舌脉同前。上方继服7剂，服法同前。

8月30日三诊：患者耳鸣明显减轻，腰膝酸软缓解，舌脉同前。继服上方30剂。

9月29日四诊：患者病情未反复，病情基本痊愈，暂停中药汤剂，改服培元通脑胶囊巩固疗效。

随访1年未复发。

按语：患者年老体弱，肝肾阴液不足，加之久病之后，气滞血瘀，阻碍精微物质上荣于脑，脑窍失养，而致耳鸣。治疗用生地、山药、桑寄生、续断、麦冬、玄参大补肝肾，滋阴填精；炙鳖甲、炙龟甲滋阴清热，治阴虚阳亢；天麻清肝热，平肝阳；当归、地龙、红花、川芎活血通络；炒枳壳理气以助血行。二诊时耳鸣缓解不明显，但考虑为慢性病，需要缓缓图功，故守方继服近2个月，见效后，改用补肾活血的培元通脑胶囊收功。

胁　痛

杨某，女，62岁，2013年2月27日初诊。

7个月来患者时有两胁肋胀痛，多因饮食不节及情绪波动诱发。1个月前体检时发现胆囊息肉，于2013年1月14日行胆囊切除术。现症见两胁肋胀痛，自觉右胁肋下有局限性发热，可窜及左胁和后背，与情绪波动有关，时有胃脘部胀满，伴呃逆，不思饮食，眠差，口苦，咽干，二便调。舌质紫，苔呈褐色而干，脉弦细而数。此属肝郁气滞，湿热瘀阻，方以大柴胡汤加味以疏利气机，兼清解湿热。

柴胡12g，黄芩15g，法半夏10g，天花粉15g，白芍15g，枳实10g，酒大黄5g，生甘草5g，当归12g，陈皮10g，香附10g，炒栀子10g，丹皮12g，夏枯草15g，川芎10g，夜交藤30g。7剂，水煎服。

3月6日二诊：服药后右侧胁肋下局限性发热症状稍有缓解，两胁肋部胀痛未减，胃脘部怕凉，纳食少，易上火，口干不欲饮，二便调。舌紫，苔薄黄而干，脉细弦。原方加化瘀止痛之品。

柴胡12g，黄芩15g，法半夏10g，党参20g，赤芍15g，白芍15g，枳实12g，酒大黄5g，茵陈15g，陈皮15g，香附10g，高良姜10g，川芎10g，当归15g，天花粉15g，炙甘草6g，桃仁12g。7剂，水煎服。

3月13日三诊：服药后右侧胁肋下局限性发热症状继续好转，两胁偶有胀痛，食少，食后胃脘部胀满，口干不欲饮，眠可，二便调。舌质暗紫，苔薄白，左侧苔呈褐色，脉弦细。效不更方。

柴胡12g，黄芩15g，法半夏10g，夏枯草15g，赤芍15g，苍术10g，枳实10g，陈皮12g，天花粉15g，生牡蛎30g（先煎），泽泻15g，当归12g，鸡内金10g，香橼10g。7剂，水煎服。

后以上方加减调治月余而症状渐消。

按语：胁痛见症颇多，其病位在肝胆，当抓住"不通则痛"及"不荣则痛"的基本病机。"不通则痛者"当以疏导之法通之，"不荣则痛者"当以濡润之法荣之。本案两胁胀痛，不欲饮食，胆囊息肉经手术切除后症状未见明显缓解，属少阳阳明合病，以大柴胡汤疏利肝胆，加陈皮、香附、川芎，配合柴胡取柴胡疏肝散之疏肝解郁之意，加天花粉生津止渴、炒栀子、夏枯草清热泻火散结，当归、丹皮、夜交藤养血安神。复诊胃脘怕凉，加高良姜温中散寒，酒大黄、茵陈利湿泻下。舌质紫暗，为有瘀血之象，佐以赤芍、桃仁配合川芎、当归以活血化瘀，俾使络脉通则不痛，荣则亦不痛。再诊针对食少、食后胃脘胀满之症，佐以鸡内金、香橼、生牡蛎化瘀散结。仅诊数次，而诸症近解。

抽 搐

焦某，女，72岁，2013年9月4日初诊。

两年前受凉后出现左下肢抽搐，未予重视，其后逐渐出现右下肢抽搐，但以左下肢为甚，每周发作两三次，均在夜间。服用钙剂治疗后无效。近半年来几乎每晚发作双下肢抽搐，且抽搐时间延长，最长5分钟，现每日服用碳酸钙片、维生素D_3及镁剂，但症状未见缓解。夜间抽搐发作，每次发作 1 ~5分钟，影响睡眠，遇冷可诱发，怕冷，盗汗量多，夜间手足心热，口干不欲饮，入睡困难，早醒，须服舒乐安定帮助睡眠，纳食可，夜尿两三次，大便溏，每日三四次。既往有高血压病史10年，腰椎管狭窄病史。2013年7月19日骨扫描：重度低骨量。7月19日生化检查示血钙2.46mmol/L，TG 2.89mmol/L。7月25日腰椎核磁共振成像检查示腰椎退行性变、腰椎管狭窄。舌质暗，有齿痕，舌苔灰黄腻，脉沉细小滑。此属肝肾阴虚，经络失养之证，宜滋补肝肾，息风止痉，方以三甲复脉汤加减。

鳖甲 20g（先煎），龟甲 15g（先煎），生牡蛎 30g（先煎），麦冬 15g，白芍 30g，五味子 10g，生地 30g，党参 20g，炙甘草 6g，木瓜 15g，桂枝 10g，陈皮 10g，生姜 6g，大枣 20g。7 剂，水煎服。

9 月 11 日二诊：服药后双下肢抽搐次数减少，每周两次，程度减轻，发作时间缩短，多在凌晨发作，时觉身体困倦，疲乏无力，大便稀溏，每日两三次。舌质紫暗，舌下脉络迂曲，苔黄偏腻，脉沉细小数。患者抽搐减少，但湿阻中焦之象突出，故改拟芳化和中，健脾利湿，调养脾胃，以增气血化生之源。

藿香 10g，厚朴 10g，杏仁 10g，砂仁 10g（后下），法半夏 10g，木瓜 15g，茯苓 15g，党参 30g，炒白术 15g，炙甘草 5g，白芍 30g，陈皮 10g，炮姜 6g，扁豆 15g，桂枝 10g，神曲 15g，大枣 15g。7 剂，水煎服。

9 月 18 日三诊：近 1 周因天气转凉双下肢抽搐两次，后半夜发作，大便已成形，仍有潮热盗汗，畏寒，易紧张焦虑，口中有异味，口干不欲饮，无口苦，纳食可，入睡困难，小便调。舌质暗，边有齿痕，苔黄腻渐化，脉细弦。证属寒热虚实错杂，改以半夏泻心汤加味。

法半夏 10 g，黄芩 10g，黄连 6g，干姜 10g，党参 30g，炒白术 15g，茯苓 15g，炙甘草 6g，白芍 30g，陈皮 15g，木瓜 15g，白扁豆 15g，石菖蒲 15g，远志 10g。7 剂，水煎服。

半年后追访，诸症稳定，抽搐遇寒冷偶作。

按语："诸寒收引，皆属于肾，诸痉项强，皆属于湿。"本例患者夜间双下肢抽搐，缘于肝肾阴精不足，经络失于涵养，故首诊以三甲、麦冬、生地、白芍等滋补肝肾之阴，木瓜舒筋活络，党参健脾。二诊时抽搐好转，大便溏薄，身倦乏力不减，故改以六君子汤合藿香正气散以芳化健脾，理气化湿，调畅中焦气机，加炮姜温脾阳，桂枝温通，助气化水湿，使湿去络通，故而抽搐减少。三诊时大便成形，结合新发症状，以半夏泻心汤合六君子汤调补中气，辛开苦降，平调寒热，后症状渐渐缓解。本例患者初起一派肝肾阴虚之象，且投滋补肝肾之剂有效，为何二诊易方？初诊之时阴虚明显，虽有湿邪为病，但急则治其标，改善患者最不舒适之症状，二诊之时阴虚之象不显，而湿阻中焦之证为主要表现，故更方改法，治以健脾祛湿之品，收效甚佳，三诊诸症不明显，给予原方加减调治。杜老强调，临证之时，应辨清寒热虚实，病位病性，并密切关注疾病的发展，知变通，随证治之。

颤　证

例1：阴虚风动颤证

张某，男，40岁，1970年5月2日初诊。

头摇不定，不能自主，时伴手颤，已历4年。先后在某医院治疗，诊为帕金森综合征，屡服中西药物均无疗效。舌质红，苔薄白，脉弦而迟弱。此乃肾阴不足、肝风内动之证，应以滋阴潜阳息风为法。

生地25g，生牡蛎30g（先煎），生石决明30g（先煎），紫石英30g（先煎），鳖甲12g，白芍12g，僵蚕12g，天麻10g，钩藤15g。

5月11日二诊：服上方6剂，头摇手颤基本控制。守上法去天麻、僵蚕，加制首乌、龟板各30g，全蝎3g。服12剂，诸症均消。

按语："诸风掉眩，皆属于肝。"本案以头摇手颤为主症，故其病在肝。肝风内动，又在于肾水亏虚而不能涵养。因此先重用牡蛎、石决明、紫石英重镇潜阳，地黄、白芍、鳖甲滋养肝肾，天麻、僵蚕平肝息风；后又在原方中加首乌、龟板滋其肾水，因缺药而去天麻、僵蚕，代以全蝎，是以肝肾兼顾，标本同治，故疗效颇为满意，后又观察多年，未见复发。

例2：肾虚血瘀颤证

李某，女，69岁，2011年11月29日初诊。

右侧肢体震颤1年余，伴右下肢僵硬，小腿肌肉酸痛，行走费力，动作迟缓，自觉身体沉重，腰酸痛，纳可，眠安，二便调。曾在北京多家医院神经内科就诊，诊断为帕金森病、焦虑状态。口服美多巴1/4片，每日3次；息宁1/2片，每晚服；氯硝安定1/4片，每晚服。查体：血压130/80mmHg，神清语利，表情呆板，眉弓反射活跃，颈项肌张力稍高，双上肢、右下肢可见震颤，右上肢齿轮样肌张力增高，右下肢肌张力略高，病理征（-）。舌紫暗，苔薄腻，脉沉细。

中医诊断为颤证，证属肾虚血瘀，治当益肾活血，方以地黄饮子加味。

生地15g，熟地15g，山萸肉15g，石斛15g，麦冬15g，当归12g，白芍30g，肉苁蓉20g，五味子10g，党参20g，石菖蒲12g，远志12g，桂枝10g，巴戟天15g，生龙骨30g（先煎），生牡蛎30g（先煎），天麻12g，炙甘草6g，砂仁10g（后下），生麦芽15g。7剂，水煎服。

12月6日二诊：药后腰酸膝软较前改善，肢体震颤程度减轻、次数减少，仍觉气短乏力，纳可，眠安，二便调。舌紫暗，苔薄腻，脉沉细。

守前方党参加至30g，加丹参20g，杜仲12g。7剂，水煎服。

12月20日三诊：药后震颤减少，气短乏力较前减轻，晨起足胫酸软，食后胃脘堵闷，时有焦虑感，夜眠尚好，舌紫暗好转，渐趋暗红，苔薄，脉沉细较前有力。继以地黄饮子化裁。

前方去龙骨、牡蛎、桂枝，加陈皮12g，法半夏10g，何首乌30g，白蒺藜12g。7剂，水煎服。

12月27日四诊：药后震颤已不明显，腿部酸软乏力减轻，胃脘仍有沉闷感，隐痛，纳可，二便调，无焦虑感，睡眠一般。舌质暗，苔薄黄（服药后），脉沉细。

前方去陈皮加生白术 15g。7 剂，水煎服。

2012 年 1 月 17 日五诊：震颤基本控制（同时口服美多巴 1/4 片，每日 3 次；氯硝安定 1/4 片，每晚服），右侧下肢无力，脘腹畅，二便调，夜眠安。舌紫暗，苔薄白，脉沉细。治疗守前法。

前方加黄连 6g。7 剂，水煎服。

1 月 31 日六诊：震颤已基本控制，可缓慢行走 1 小时，小腿无僵硬，腰腿酸软明显减轻，走路多时有腰部不适，双下肢乏力，纳可，眠可，二便调。舌紫暗，苔薄白，脉沉细。

前方去肉苁蓉、巴戟天、黄连、半夏，丹参加至 30g，加补骨脂 15g，杜仲 15g，三七粉 3g（分冲）。7 剂，水煎服。

按语：帕金森病属于中医学中"颤病""振掉"等范畴，好发于中老年，肝肾自亏，加之劳欲过度、五志化火等因素，使阴精暗耗，导致肝肾阴精亏虚。肾藏精，精生髓，脑为髓海，肾精亏虚，脑髓失充；肝主筋，阴血不足，筋脉失濡，导致拘急痉挛；阴虚动风，则震颤抖动；日久经脉阻滞，气血运行不畅，而见肌肉强直，运动迟缓；久病阴损及阳，机能减退，阴阳俱虚，阴不敛阳，阳气浮越。本病本虚标实，肝肾阴虚，阴阳俱虚为本，动风、血瘀为标。一诊用地黄饮子（去附子以防其辛燥），滋肾阴，补肾阳，开窍化痰；生龙骨、生牡蛎、天麻平肝息风；白芍、甘草缓急柔肝，缓解僵硬；桂枝、白芍调和营卫，配合党参、当归益气养血和营；砂仁、麦芽防止滋阴药碍胃。二诊诸症减轻，加杜仲以强肾壮腰。三诊加陈皮、半夏行气和胃，去杜仲，加何首乌、白蒺藜，补肝肾，祛风平肝。杜老常用首乌配蒺藜，既补肝肾，益精血，平肝解郁，又活血祛风明目，上下同治，轻重并举，配合协调，功效亦彰，尤其适宜老年患者。四诊去陈皮，加生白术以健脾益胃。五诊、六诊震颤基本控制，用地黄饮子为主加丹参、三七增强活血化瘀力量。地黄饮子出自金·刘完素《宣明论方》卷二，主治"内夺而厥，舌暗不能言，二足废不为用，肾脉虚弱，其气厥不至，舌不仁"，临床常用于治疗各种慢性脑病。杜老认为治疗帕金森病，在调补阴阳同时，要重视活血化瘀，瘀血去，络脉通，可更好地改善症状，恢复功能。

中 风

白某，男，66岁。2012年10月23日初诊。

言语不清，口角流涎月余。走路向右偏斜，欲向前冲，双下肢发沉，右手时抖，记忆力减退，反应迟钝，喉中有痰声，睡眠鼾声重，饮水呛咳，双侧足背水肿，无头晕，无头痛，纳可，眠安，大便略干，每日一行，尿急，尿频，时遗尿，无尿痛。形体胖，面红有光，言语含糊不清。舌暗红，苔黄腻，脉弦滑。既往冠心病10年，高血压病2年，糖尿病2年，高胆固醇血症2年，均服用西药，血压控制尚可，血糖控制欠佳，空腹血糖9mmol/L左右，2011年患脑梗死遗留右侧肢体活动不利。患者嗜烟酒20年，已戒2年。查体：血压135/85mmHg，神志清楚，反应迟钝，构音含糊不清，右侧鼻唇沟变浅，伸舌舌尖偏右，右侧肢体肌张力正常，肌力Ⅴ级，双侧霍夫曼征（+），其余病理征（-）。

西医诊断：高血压病Ⅲ级，脑梗死，2型糖尿病。

中医诊断：中风（中经络），证属痰瘀阻络，肝阳上亢。

治法：清热化痰通络，平肝补肾。

方药：导痰汤合天麻钩藤饮化裁。

天南星10g，姜半夏10g，橘红12g，茯苓15g，枳实12g，丹参20g，天麻10g，钩藤20g（后下），山药20g，山萸肉15g，石菖蒲15g，远志10g，浙贝6g，川贝6g，桑寄生30g，葛根20g，桑白皮20g。7剂，水煎服。

10月30日二诊：药后面红稍好转，双下肢较前有力，足背水肿消退。仍有舌蹇，口角流涎，饮水呛咳，舌红，苔黄腻，脉弦滑。

辨证：气虚血瘀，痰热阻络，肾虚阳亢。

治法：益气活血，通络化痰，补肾平肝。

方药：补阳还五汤、导痰汤合天麻钩藤饮化裁。

生黄芪 30g，赤芍 15g，川芎 10g，何首乌 30g，天麻 12g，丹参 20g，桑寄生 30g，葛根 30g，生杜仲 15g，钩藤 20g（后下），当归 12g，黄芩 15g，清半夏 10g，橘红 12g，浙贝 15g，胆星 6g，鸡血藤 20g，茯苓 20g，地龙 15g。14 剂，水煎服。

11 月 13 日三诊：药后呛咳稍好，口角流涎较多，余症同前，舌红，舌苔薄黄腻，脉滑细。前方去鸡血藤，加枳实 10g。12 剂，每日 1 剂，水煎服。

11 月 27 日四诊：诸症较就诊时稍好，仍有口角流涎，构音不清，饮水呛咳，双下肢无力，舌红，舌苔灰腻，脉细滑。

治法：补肾阴，调肾阳，化痰活血。

方药：地黄饮子合导痰汤化裁。

生地 15g，熟地 15g，山萸肉 15g，石斛 15g，麦冬 15g，五味子 10g，石菖蒲 15g，远志 10g，茯苓 20g，法半夏 10g，胆星 10g，天竺黄 10g，肉苁蓉 20g，巴戟天 15g，橘红 12g，丹参 30g，砂仁 10g（后下），当归 15g。14 剂，水煎服。

12 月 11 日五诊：药后口角流涎较前轻，构音较前清晰，双下肢无力症状较上次就诊时明显好转，反应较前灵敏，尿频、尿急消失。舌红，舌苔灰腻，脉细滑。

治法：补肾阴，调肾阳，化痰活血。

方药：生地 15g，熟地 15g，山萸肉 15g，石斛 15g，麦冬 15g，五味子 10g，石菖蒲 15g，远志 10g，茯苓 20g，法半夏 10g，胆星 10g，肉苁蓉 20g，巴戟天 15g，橘红 12g，丹参 30g，当归 15g，黄芩 15g，厚朴 10g。14 剂，水煎服

按语：脑梗死属于中医"中风"范畴。杜老认为，中风恢复期多为本虚标实，肝肾不足为本。明代医家薛立斋亦强调肾精肝血亏损为中风之本源。人到老年，肾气亏虚，蒸腾气化作用失

常，津液不能蒸化而为痰浊，或肾精亏虚，阴虚火动，灼津为痰，痰阻气血，痰瘀互结，络气不通，而出现肢体活动无力，口角流涎，蒙蔽清窍则出现饮水呛咳，元神失荣则反应迟钝，记忆力减退。郁久化热，痰火上扰则面红。舌红、苔黄腻也为痰热之象。在疾病不同时期应据证立法施治。急性期以痰热血瘀为主，恢复期以虚为主。前三诊以化痰活血、清热平肝为主，辅以益气、补肾。方用导痰汤合天麻钩藤饮化裁。患者血压不高，所以未用重镇之品。后两次就诊以补肾阴、调肾阳、温经通络为主，辅以化痰活血，方用地黄饮子合导痰汤化裁，切中老年中风患者肝肾虚的基本病机，疗效较好。

水 肿

例1：阳水

姜某，男，21 岁，学生，1999 年 3 月 12 日初诊。

患者 2 周前着凉后出现发热，咽痛，关节疼痛，西医诊断为上呼吸道感染，经过解热镇痛剂以及抗生素治疗后，体温恢复正常。3 天前突然出现颜面、眼睑、下肢对称性水肿，皮色光亮，按之凹陷不起，在本院查尿常规示：大量蛋白尿，少许红细胞。血生化检查示：白蛋白 29g/L，胆固醇升高，余正常。诊断为肾病综合征。追问病史，患者小便泡沫较多，不易消失，口渴不甚，大便通畅，舌红，苔薄黄，脉浮数。证属风热犯肺，肺失通调，水液内停，外溢肌肤，治疗以清肺利水为法。嘱患者近期内清淡饮食，禁食羊肉、辛辣食品。

生石膏 30g（先煎），黄芩 10g，炒栀子 10g，金银花 20g，连翘 10g，北豆根 6g，蝉衣 15g，草薢 30g，滑石 10g，车前子 15g（包），白茅根 30g，白术 10g，茯苓 15g，生甘草 6g。水煎服，每日 1 剂，分 2 次服。7 剂。

同时口服强的松片 60mg/d。

3月19日二诊：药后水肿减轻，颜面部水肿消退明显，咽喉肿痛消失，但尿常规检查尿蛋白未见明显减少，舌红，苔薄黄，脉数。上方去北豆根，继服7剂，服法同前。

3月26日三诊：全身水肿基本消退，尿常规检查恢复正常，血清白蛋白32g/L，胆固醇正常，舌苔薄黄，脉和缓。患者热毒已去，为防病情反复，上方继续7剂善后，且逐渐减少强的松用量，直至停药。

随访2年未复发。

按语：患者不慎感受风热毒邪，而"风邪上受，首先犯肺"，风热病邪郁闭肺气，一方面导致肺失肃降，水道不通，水液内停，另一方面导致肺失宣发，不能布散津液于皮毛，汗孔闭塞，水液代谢紊乱，而形成水肿。治疗用生石膏、黄芩、炒栀子清泄肺热，金银花、连翘祛风清热解毒，北豆根、蝉衣解毒利咽，蝉衣、草薢分清别浊，滑石、车前子、白茅根利水凉血，白术、茯苓、生甘草健脾利水，助肺肃降。同时口服强的松片抑制免疫反应。二诊时热毒基本已去，则去解毒利咽的北豆根。

例2：阴水

董某，女，35岁，工人，2000年6月15日初诊。

患者5年前患急性肾炎，在北京市某医院就诊，经过中西医结合治疗后，病情缓解，但以后曾多次反复。1周前因受凉出现发热、咽痛、关节疼痛，3天前出现颜面、眼睑、下肢对称性水肿，皮色晦暗，双下肢按之凹陷不起，在本院检查尿常规示：蛋白尿2.4g/24h；血生化检查示：白蛋白正常，胆固醇略升高。诊断为慢性肾炎。追问病史，患者小便泡沫较多，不易消失，口渴、腰膝酸软，睡眠可，大便干结，舌红，苔薄黄，脉细弦。证属阴虚内热，肾失开阖，水液内停，治疗以滋肾利水为法。嘱患者避免劳累，静养。

生地20g，山萸肉10g，山药10g，丹皮10g，泽泻10g，茯苓15g，蝉衣15g，草薢30g，丹参20g，赤芍20g，川芎20g，益母

草 20g，红花 10g，车前子 15g（包）。水煎服，每日 1 剂，分 2
次服。7 剂。

同时口服强的松片 60mg/d。

6 月 21 日二诊：药后水肿减轻不明显，仍有蛋白尿，舌红，
苔薄黄，脉细弦。上方去红花，加水红花子 10g，抽葫芦 10g，继
服 7 剂，服法同前。

6 月 28 日三诊：全身水肿明显减轻，仍有腰膝酸软，少量尿
蛋白，血清白蛋白、胆固醇正常，舌苔薄黄，脉和缓。上方加桑
寄生 10g，续断 10g，生杜仲 10g，继服 14 剂。

7 月 12 日四诊：患者病情明显好转，全身水肿消退，尿蛋白
转阴，精神好转，腰膝酸软明显减轻，嘱患者继服上方，每周查
尿常规一次，如尿蛋白无反复，则逐渐减少强的松用量（减量至
40mg/d 之前，每周减少 5mg，20～40mg/d 之间，每周减少
2.5mg，以后每 2 周减少 2.5mg），直至停药。

随访 2 年未复发。

按语：患者患肾病后未根治，病情反复，病程迁延，以致久病
入肾，损伤肾阴，且久病入络，容易导致血瘀。故治疗时用生地、山
萸肉、山药、丹皮、泽泻、茯苓补益脾肾，利水消肿；蝉衣、萆薢分
清别浊；丹参、赤芍、川芎、益母草、红花活血通络；佐以车前子利
水消肿。同时口服强的松片抑制免疫反应。二诊时水肿消退不明显，
加水红花子、抽葫芦加强利水消肿治疗。三诊时，患者病情明显好
转，但肾虚表现明显，故加桑寄生、续断、生杜仲以补肾培元固本，
以防病情反复。中西医结合治疗慢性肾病必须缓缓图功，且激素类药
物减量一定要慢，要有耐心，不能急于求成。

腰　痛

例 1：湿热积石腰痛

徐某，男，40 岁，1976 年 10 月 15 日初诊。

腰痛已 10 年，时轻时重，经拍片检查，诊为肾结石。近期腰痛转剧，不能弯腰转动，少腹胀满，溲赤不畅。肌注杜冷丁等镇痛剂后可暂缓一时，随后腰痛、腹胀、尿憋刺痛又作。尿检：红细胞 10～20 个/高倍视野。舌质紫暗，苔厚腻，脉沉细。证属湿热蕴结下焦，积久成石，治宜清利湿热，消石通淋。

金钱草 20g，鸡内金 5g，木通 5g，酒大黄 5g，乌药 5g，车前子 12g（包），火麻仁 12g，萆薢 12g，泽泻 10g，甘草梢 10g，赤白芍 10g，丹皮 10g。水煎服。

上方服 13 剂后，尿中排出米粒大小结石 5 枚，随即腰痛、腹胀、尿道刺痛诸症均明显减轻。继以原方加桑寄生、杜仲、川断补肾以助气化，调理巩固。

1977 年 4 月 28 日患者来告，经服上方加减数十剂后，于 1977 年 4 月 8 日又排出结石 4 枚，症情悉平，溲畅便调，腰痛始愈，临床治愈。观察半年，没有复发。

例 2：湿热积石腰痛

刘某，女，40 岁，1983 年 3 月 21 日初诊。

素有胸痹，最近 1 周，自觉左下腹疼痛，痛甚时难忍，大汗出，经拍片检查，诊为左侧输尿管结石。饮食尚可，口干，大便干结不下，苔薄黄而干，脉细弦。此乃湿热下注，尿液煎熬成石，治当清热利湿，通淋排石。

金钱草 20g，海金沙 20g（包），萆薢 10g，晚蚕砂 10g（包），郁金 10g，枳实 10g，车前子 10g（包），生地 10g，瞿麦 10g，鸡内金 5g，酒军 3g。水煎服，6 剂。

3 月 27 日二诊：左下腹痛势虽减，但仍隐隐作痛，大便干，纳谷不香，苔黄，脉细弦。守原方加减续进。

金钱草 20g，旋覆花 10g（包），代赭石 10g（先煎），郁金 10g，焦三仙各 10g，枳实 10g，大腹皮 10g，滑石 10g，丹参 10g，炒枣仁 10g，酒军 5g。水煎服，6 剂。

4 月 4 日三诊：药后大便通畅，小便中排出绿豆大小结石 2

枚，纳食增加，胃脘堵闷减轻。再以原方加减。

半夏10g，瓜蒌10g，枳实10g，茯苓10g，焦三仙各10g，车前子10g（包），滑石10g，陈皮6g，竹茹6g，通草5g，甘草梢3g。水煎服，6剂。

药后诸症消失，治愈。

例3：湿热积石腰痛

孟某，男，86岁，1983年1月3日初诊。

患多囊肾已18年，去年10月出现三次肉眼血尿，经检查诊为尿路结石，经服药已排出结石4枚。今又腰痛难忍，小便艰涩，尿中带血，苔薄黄，脉细弦。证属湿热蕴结下焦，积久成石，治宜清利湿热，化石消结通淋。

金钱草30g，芦根20g，滑石10g，萆薢10g，晚蚕砂10g（包），生地10g，元参10g，焦三仙各10g，车前子10g（包），制首乌15g，鸡内金5g。水煎服，7剂。

2月10日二诊：服药后排出结石3枚，腰痛减轻。效不更方，上方继服。

金钱草15g，海金沙10g（包），车前子10g（包），滑石10g，萆薢10g，晚蚕砂10g（包），寄生10g，牛膝10g，生薏苡仁10g，泽泻10g。

服10剂后，又排出结石2枚，腰痛消失。继以补肾清热调治，以善其后。

按语：湿热蕴积则"小便如栗状"，此石淋也，杜老临床常用八正散加减治之。但因各兼证不同，如例1病久，痛剧不能转侧，方中加赤白芍、乌药、丹皮以活血理气；例2素有胸痹兼纳谷不香，加郁金、枳实、大腹皮以行气解郁；例3小便涩痛，尿中带血，故佐首乌、寄生、牛膝壮腰补肾，生地、元参凉血止血。这样灵活化载，标本兼顾，故能收到良效。

例4：阴虚腰痛

李某，女，42岁，2011年9月17日初诊。

患者 1 年前经常腰痛、乏力，休息后不能缓解，晨起眼睑浮肿，头部困重，潮热汗出，以夜间为重，伴心烦，口苦，口干，月经提前 4~5 天，经前乳房胀痛，月经量多，无明显血块，食纳少，睡眠差，自觉小便发热，大便正常。舌质暗红，有瘀点，苔薄黄，脉沉细。既往慢性肾小球肾炎史 7 年余，伴继发性高血压、贫血，口服洛丁新降压治疗。子宫肌瘤病史 6 年余，未手术治疗。检查：尿蛋白（＋＋），尿颗粒管型 2~3/HP。

西医诊断：慢性肾小球肾炎，继发性高血压、贫血。

中医诊断：腰痛。证属阴虚内热，气虚血瘀。

治法：滋阴清热，益气活血。

方药：生黄芪 30g，茯苓 15g，生地 20g，丹参 15g，当归 12g，芡实 20g，女贞子 15g，旱莲草 15g，知母 10g，黄柏 10g，百合 20g，乌药 10g，白芍 15g，生甘草 5g，白茅根 20g。7 剂，水煎服。

9 月 23 日二诊：服药后，晨起眼睑浮肿减轻，潮热、心烦、小便灼热感均有所减轻，腰痛稍减轻，仍有头身困重，乏力。原方继服 7 剂。

9 月 30 日三诊：服药后，眼睑浮肿消退，乏力减轻，腰部仍有酸胀感，遇热则舒，头部偶感困重，舌质暗红，苔薄白，脉沉细。原方去知母、生地，加熟地、杜仲以补肾强腰，加四君子以助黄芪益气健脾之力。

生黄芪 30g，当归 12g，白芍 15g，熟地 20g，女贞子 15g，旱莲草 15g，益母草 20g，砂仁 6g，杜仲 15g，芡实 20g，丹参 15g，炒香附 10g，生白术 12g，党参 20g，茯苓 15g，炙甘草 5g。10 剂，水煎服。

患者服上药后，诸症缓解，尿常规检查，尿蛋白（－），颗粒管型 0~1/HP。

按语：正虚邪实，虚实互见，常贯穿于慢性肾炎的始终。治疗应在祛邪的同时，顾护脾肾，用药应以温而不燥、补而不腻为原则。本例患者慢性肾小球肾炎病史多年伴蛋白尿，皆因脾虚升清失常，运化失司，水湿郁久化热，伤及肾阴，湿阻血瘀所致。脾肾气血亏虚，血瘀水湿互阻之患，治宜益气养血，化瘀利湿。方中黄芪、茯苓益气健脾利湿，百合地黄知母汤滋阴清热，配合二至丸滋补肾阴，丹参、当归、白芍活血养血，白茅根清血分热邪，乌药理气健脾，又可防滋阴药太过而碍胃，芡实健脾益肾固精。三次复诊虽有加减，但治法未变，逐渐增加补肾健脾之力，浮肿等症及尿蛋白消失，疗效满意。

遗 精

方某，男，24岁，未婚，公司职员，1994年7月10日初诊。

患者近2年来经常出现遗精，每周遗精3~4次，伴有失眠多梦，心烦易怒，口苦口干，腰膝酸软，精神萎靡，大便黏滞不爽。原有手淫习惯。舌红，苔黄腻，脉滑数。西医诊断为神经衰弱症。此属下焦湿热，扰动精室所致，治宜清利湿热，佐以固涩。

龙胆草6g，黄芩10g，炒栀子10g，黄连10g，莲子心3g，泽泻10g，车前子15g（包），茯苓10g，滑石10g，白茅根30g，通草6g，金樱子15g，桑螵蛸15g。7剂，水煎服，每日1剂。

7月17日二诊：药后患者遗精次数减少至每周1~2次，睡眠改善，精神好转，大便通畅，舌红，苔薄黄，脉沉滑。守原方加苦参10g，继服7剂。

药后诸症好转，每月遗精2~3次，睡眠改善，无心烦易怒，无腰膝酸软，大便转实，舌红，苔薄黄，脉和缓。随访1年未复发。

按语：本例为青年男性，因所欲不遂，相火妄动，导致相火扰动精室而发生遗精。相火扰心，故失眠多梦、心烦易怒、口干口苦；因频繁遗精，导致精液亏虚，故腰膝酸软、精神萎靡；夹有湿热，故大便黏滞不爽；舌红，苔黄腻，脉滑数，为湿热阻滞之征。用龙胆草、黄芩、炒栀子清肝泻火，黄连、莲子心清心安神，泽泻、车前子、茯苓、滑石、白茅根、通草清热利湿，使相火从小便而出，金樱子、桑螵蛸固涩止遗。二诊时，患者湿热仍较盛，加苦参，以加强清热利湿作用。

遗 尿

吴某，男，7 岁，1977 年 8 月 25 日初诊。

患儿常年尿床，轻则两三夜一次，重则一夜二次，尿频而多，面色苍黄，腰膝酸软，夜寐不安，精神欠佳，食后常见恶心，大便如常。舌质淡，苔薄白，脉细沉。证属脾肾两虚，气化功能失调，并兼胃失和降，治以补益脾肾为主，佐以和胃安神。

桑螵蛸 10g，金樱子 10g，菟丝子 10g，仙茅 10g，黄芪 10g，合欢皮 10g，鸡内金 5g，清半夏 6g。3 剂。

9 月 8 日二诊：服药后尿床次数明显减少，两周内只尿床一次，精神亦较前振奋，夜眠转安，恶心已止。守前方去鸡内金、桑螵蛸，加覆盆子 10g，乌药 6g。

9 月 29 日往诊：二十余天未见尿床，他症亦除，近期告愈。

按语：遗尿证多与脾、肾、膀胱功能失调有关。肾主固藏，脾主升运，脾肾气虚影响膀胱气化功能则见本病，故治疗应以补益脾肾为法。本例患者，在脾肾两虚的基础上，兼以胃失和降、心神不安，故药以桑螵蛸、菟丝子、仙茅温补肾阳，以金樱子、鸡内金固涩止遗尿，以黄芪益脾气（中气），半夏和胃降逆，合欢皮安神。复诊时尿床症状大为好转，他症亦见减轻，故于前方去鸡内金、桑螵蛸，加覆盆子以温肾缩尿，乌药以温膀胱，从而使遗溺病除，他症亦解。治疗遗尿，一般常纯用温肾固涩之法。本例的治疗，在注意调补脾肾的同时，兼以和胃，使其升降机能恢复，从而收效较好。这种治法，值得借鉴。

痛　经

例1：气滞血瘀痛经

王某，女，25岁，公司职员，2004年4月2日初诊。

患者近2年工作劳累，压力较大，情绪不畅，每至行经前1周出现乳胀、胸闷、喜太息、失眠多梦，行经前1天开始出现小腹部坠胀疼痛，持续2天，月经通畅后痛减，行经6～7天干净，平时依靠"去痛片"对症治疗。昨天又出现乳胀、胸闷，舌红，苔薄黄，脉弦。证属气滞血瘀。嘱患者口服血府逐瘀口服液10mL，每日3次，即日开始服用，至行经期第三天停药。

4月9日二诊：患者服药后腹部疼痛明显减轻，未服"去痛片"等镇痛药物，月经5天即干净。治疗有效，嘱咐患者继续按上述方法连续服药两个月经周期。

7月1日三诊：患者经过3个月经周期调治后，痛经缓解，无乳胀、胸闷、憋气、太息等症，心情好转，睡眠改善，舌脉正常。随访半年未复发。

按语：现代社会的年轻人生存压力较大，社会竞争激烈，容易导致情绪失调。而肝喜条达，思虑忧郁伤肝，肝气郁结，日久则导致气滞血瘀。女子以肝为用，肝气易于郁结。肝失条达，则乳胀、胸闷、喜太息；气滞则血瘀，瘀阻胞宫，则经血排泄不畅，不通则痛，故导致痛经。使用行气活血的血府逐瘀口服液治疗，看似简单，但疗效甚佳。究其原因，是因为择机服药。选择在月经前和行经期前两天服药，既可调理气机，活血以助经血排出，但又不会导致出血过多而伤正。

例2：寒凝血瘀痛经

杨某，女，16岁，学生，2001年12月3日初诊。

患者经潮2年，每次月经前腰腹部疼痛明显，活动后加重，月经量少，色暗有血块，长期依赖"去痛片"对症治疗，影响生活和学习，于是求治于中医。预计 2 天后行经，现腰腹部疼痛难忍，遇寒加重，畏寒肢冷，面色㿠白，大便稀溏，舌淡，苔薄白，脉沉细而紧。证属寒凝血瘀，治疗以温经散寒、活血通经为法。

艾叶 10g，香附 10g，肉桂 6g，制附子 10g（先煎），补骨脂 10g，菟丝子 15g，当归 10g，川芎 10g，红花 10g，益母草 15g，炒枳壳 10g，青皮 6g，乳香 6g，没药 6g。水煎服，每日 1 剂，分 2 次服。4 剂。

12 月 7 日二诊：药后痛经明显减轻，月经量增多，生活、学习正常，舌脉同前。上方去川芎、红花、益母草、乳香、没药，加熟地 20g，枸杞子 15g，山药 10g，阿胶 10g（烊化），待月经干净后服 20 剂，服法同前。

12 月 29 日三诊：患者再次出现痛经，但较前明显减轻，可以正常学习，舌淡，苔薄白，脉沉细。12 月 3 日方加干姜 6g，继服 4 剂。

随访半年未再发生痛经。

按语：患者为青少年女性，月经来潮，肾气充而未实，平时身体素质较差，阳气不足，不能抵御寒邪入侵。而寒性凝滞，寒邪阻遏阳气，寒凝血瘀，瘀阻胞宫，而发为痛经。故在行经期用艾叶、香附、肉桂、制附子、补骨脂温经散寒、暖肾调经，菟丝子补肾，当归、川芎、红花、益母草通经止痛，炒枳壳、青皮助香附以调气，乳香、没药助川芎以止痛。月经干净后，改用温补肾阳药物，以固元强本，防止寒邪之再侵。

痤 疮

例 1：胃热痤疮

余某，女，24 岁，干部，1998 年 1 月 9 日初诊。

患者 2 年来每因过食辛辣肥甘之品而导致面部痤疮加重，部分有脓点，面部分泌物较多，在某院皮肤科就诊，给予痤疮颗粒口服，并同时外用甲硝唑、炉甘石洗剂等药治疗，疗效一般，病情极易反复，于是求治于中医。月经周期正常，无痛经，大便不干，睡眠可，舌红，苔黄厚腻，脉滑数。证属湿热毒邪蕴结中焦，治疗以清热化湿解毒，佐以消导为法。嘱患者清淡饮食。

黄柏 10g，炒黄芩 10g，炒栀子 10g，黄连 6g，苦参 10g，白鲜皮 15g，土茯苓 15g，地肤子 15g，徐长卿 10g，蒲公英 15g，地丁 15g，焦三仙各 15g。水煎服，每日 1 剂，分 2 次服。7 剂。

1 月 16 日二诊：药后痤疮明显减少，舌苔不厚，略黄腻，脉滑。上方去焦三仙，继服 7 剂，服法同前。

1 月 23 日三诊：面部痤疮基本消退，无脓点，仅遗留痤疮瘢痕，舌苔薄白，脉和缓。停药，嘱患者继续饮食调理，避免食用辣椒、羊肉、白酒等辛辣肥甘之品。

随访 1 年未复发。

按语：患者为年轻女性，饮食不节，损伤脾胃，积食停留，久而化热，热毒上攻，而发痤疮。用黄柏、炒黄芩、炒栀子、黄连、苦参清热燥湿，白鲜皮、土茯苓、地肤子、徐长卿解毒止痒，蒲公英、地丁加强清热解毒作用，焦三仙和胃消导。本方既针对痤疮热毒较甚的特点，使用大量清热解毒药物，同时针对发病诱因，又给予和胃消导的焦三仙，以绝热毒滋生之源，标本兼治，药中病机，速获良效。

例 2：湿毒痤疮

米某，女，21 岁，学生，2001 年 7 月 12 日初诊。

患者面部痤疮 5 年，近 2 个月加重，伴有胸部、背部皮肤化脓点，面部油光，头皮屑多，头部瘙痒，在某院皮肤科就诊，诊断为痤疮，治疗效果差。月经前往往明显加重，病情易反复。月经周期正常，无痛经，大便通畅，睡眠可，食欲可，喜食辛辣，舌红，苔黄腻，脉滑数。证属湿毒蕴结，治疗以清热解毒为法。嘱患者清淡饮食。

黄柏 10g，炒黄芩 10g，炒栀子 10g，黄连 6g，苦参 10g，白鲜皮 15g，土茯苓 15g，地肤子 15g，徐长卿 10g，蒲公英 15g，地丁 15g，苍术 10g。水煎服，每日 1 剂，分 2 次服。7 剂。

7 月 19 日二诊：药后痤疮明显减少，胸部、背部皮肤无化脓点，舌苔黄腻减轻，脉滑。上方继服 7 剂，服法同前。

7 月 26 日三诊：面部痤疮基本消退，胸部、背部皮肤无化脓点，头发油脂减少，舌苔薄白，脉和缓。停药，嘱患者继续饮食调理，避免食用辣椒、羊肉等辛辣肥甘之品。

随访 1 年未复发。

按语：患者为年轻女性，正值青春期，内分泌失调，加之饮食不注意，摄入热量过多，积热夹湿。热性炎上，故热邪致病，多见颜面部、胸背部疖肿，形成痤疮。此时治疗的重点是清热解毒，用黄柏、炒黄芩、炒栀子、黄连、苦参清热燥湿，白鲜皮、土茯苓、地肤子、徐长卿解毒止痒，蒲公英、地丁加强清热解毒作用，苍术燥湿和胃。本方既针对痤疮热毒较甚的特点，使用大量清热解毒药物，同时针对湿邪较甚的特点，加苍术燥湿，使湿去热孤，而便于清利。一味苍术，既能燥湿，又能走表，祛除体表的湿热病邪。

例 3：血热痤疮

张某，女，36 岁，公司职员，1999 年 9 月 12 日初诊。

患者 2 年来每食辣椒、羊肉后出现面部痤疮加重，色红成片，瘙痒明显，无化脓点，胸部、背部无皮损，睡眠欠佳，大便干结，月经量少，无痛经，在某医院皮肤科就诊，给予痤疮颗粒口服，并同时外用痤疮搽剂等药治疗，疗效欠佳，皮损无明显好转，于是求治于中医。舌红少苔，脉细数。证属血热扰心，心火上扰，治疗以清热凉血解毒为法。嘱患者禁食辣椒、羊肉。

生地 10g，丹皮 10g，赤芍 10g，丹参 20g，紫草 10g，莲子心 3g，黄柏 10g，炒黄芩 10g，炒栀子 10g，黄连 6g，苦参 10g，白鲜皮 15g，土茯苓 15g，地肤子 15g，徐长卿 10g。水煎服，每日 1

剂，分2次服。7剂。

9月19日二诊：药后痤疮明显好转，痤疮色红明显减轻，数量减少，大便通畅，睡眠改善，舌红少苔也明显好转。上方去苦参、地肤子，继服7剂，服法同前。

9月26日三诊：面部痤疮消退，面部色红消退，睡眠正常，大便通畅，舌淡红，苔薄白，脉和缓。停药，嘱患者继续控制辛辣肥腻饮食。

随访1年未复发。

按语：患者为年轻女性，饮食不节，积热伤阴，导致心火亢盛，热邪上攻，而发痤疮；热邪扰乱心神，故睡眠欠佳；阴虚血燥，故大便不畅。用生地、丹皮、赤芍、丹参、紫草滋阴清热、凉血解毒；莲子心、炒栀子、黄连清心安神解毒；黄柏、炒黄芩、苦参清热解毒；白鲜皮、土茯苓、地肤子、徐长卿解毒止痒。本方即针对痤疮伴有血热的特点，使用大量清热解毒药物，针对发病诱因，给予滋阴凉血、清心安神治疗，取得良好疗效。说明治疗痤疮也要辨证求因，不能一味清热解毒燥湿。

例4：痤疮腑实证

李某，男，22岁，公司职员，1998年5月22日初诊。

患者1个月来出现面部痤疮，部分有脓点，面部分泌物较多，伴有大便秘结，2~3日排便一次，睡眠可，喜食油腻、麻辣食物，常常因过食辛辣肥甘之品而导致面部痤疮加重，在某医院皮肤科就诊，给予痤疮颗粒口服，并同时外用甲硝唑、炉甘石洗剂等药治疗，疗效欠佳，于是求治于中医。痤疮化脓，以下唇为多，胸部、背部有少许皮损病灶，睡眠可，舌红，苔黄腻，脉滑数。证属湿热毒邪，蕴结中焦，兼有腑实证，治疗以清热化湿、解毒通腑为法。嘱患者清淡饮食。

黄柏10g，炒黄芩10g，炒栀子10g，黄连6g，苦参20g，白鲜皮15g，土茯苓15g，地肤子15g，徐长卿10g，蒲公英15g，地丁15g，焦山楂20g，生大黄6g（后下）。水煎服，每日1剂，分

2 次服。7 剂。

5 月 29 日二诊：药后痤疮减少一半，无化脓点，大便两日一行，舌红，苔黄腻，脉滑。上方生大黄加量至 8g，继服 7 剂，服法同前。

6 月 5 日三诊：面部痤疮基本消退，无化脓点，仅仅遗留痤疮瘢痕，大便通畅，黄腻苔已退，脉缓。停药，嘱患者继续饮食调理，避免食用辣椒、羊肉、白酒等辛辣肥甘之品。

随访半年未复发。

按语：患者为年轻男性，喜食辛辣饮食，燥热蕴结肠腑，导致热毒不能及时排出体外，热毒上攻，而发痤疮。用黄柏、炒黄芩、炒栀子、黄连、苦参清热燥湿，白鲜皮、土茯苓、地肤子、徐长卿解毒止痒，蒲公英、地丁加强清热解毒作用，生大黄通腑泄热，使热毒从大肠而出。从面部辨证看，口下唇属于大肠，口上唇属于胃。肺主皮毛，痤疮为皮毛之病，而肺与大肠相表里。肠腑热毒不解，导致肺热更甚，痤疮则难愈。故用生大黄通腑泄热，降肺火而治痤疮。

例 5：痤疮痛经证

陈某，女，23 岁，公司职员，2001 年 3 月 13 日初诊。

患者 4 年来常常痛经，严重时不能正常工作，月经周期正常，经量少色暗，有血块，血块下则痛缓，常用"止痛片"对症治疗。近半年来面部出现痤疮，有少许脓点，月经前加重，面部分泌物较多，在某医院皮肤科就诊，给予痤疮颗粒口服，并同时外用甲硝唑、炉甘石洗剂等药治疗，疗效一般。月经周期正常，痛经，经量少，有血块，大便不干，睡眠可，舌红，苔黄腻，脉滑数。证属湿热毒邪蕴结，兼有胞宫瘀血，治疗以清热化湿解毒，佐以活血通经为法。

黄柏 10g，炒黄芩 10g，炒栀子 10g，黄连 6g，苦参 10g，白鲜皮 15g，土茯苓 15g，地肤子 15g，徐长卿 10g，丹皮 10g，赤芍 10g。水煎服，每日 1 剂，分 2 次服。7 剂。

3月20日二诊：药后痤疮明显减少，舌苔黄腻减轻，脉滑。上方继服7剂，服法同前。

3月27日三诊：面部痤疮基本消退，无化脓点，舌苔薄白，脉和缓。月经将至，停服中药汤剂，给予口服血府逐瘀口服液，每次10mL，每日3次，月经前3天开始服药，至行经期第二天。如果时间把握不准，保证行经期服药，且连续3个月经周期。

患者第一个月经周期，痛经减轻，可以坚持正常工作，痤疮明显减少；第二个月经周期无痛经，痤疮无反复；第三个月经周期如平人。随访2年未复发。

按语：患者为年轻女性，痛经明显，往往是因经期着凉或贪凉饮冷，导致寒凝血滞，瘀血停留胞宫，不通则痛。经血排泄不畅，则瘀而化热，加之患者年轻，内热较甚，二热相合，循经上扰，而发痤疮。平时用黄柏、炒黄芩、炒栀子、黄连、苦参清热燥湿，白鲜皮、土茯苓、地肤子、徐长卿解毒止痒，丹皮、赤芍清热凉血。痤疮得到暂时控制后，根据辨证求因原则，在月经期前后口服血府逐瘀口服液，能够因势利导，迅速逐除胞宫内的瘀血，使瘀血去，热毒得泄。本案标本兼治，以绝后患，避免头痛医头、脚痛医脚之弊。

例6：瘀热痤疮

张某，女，21岁，2013年1月30日初诊。

反复面部痤疮6年。患者述从6年前青春期开始面部反复出现痤疮，间断服药，症状时好时坏，常于经前加重而经后减轻。刻下面部痤疮，前胸及后背均有散在丘疹，易上火，舌尖易起溃疡，平素易着急，纳眠可，小便调，大便一两日一行，质稍干。近三四个月来月经量少，血块多。舌暗红，苔黄白相间，脉弦细。此证乃肝郁气滞，郁久化热，血瘀血热，治宜活血祛瘀，理气清热，方以血府逐瘀汤加减。

当归12g，赤芍15g，生地20g，桃仁10g，红花10g，柴胡10g，枳实10g，川芎10g，益母草30g，白花蛇舌草20g，金银花

20g，生甘草5g，生薏苡仁30g，栀子10g，豆豉15g，桑叶20g。7剂，水煎服。

2月6日二诊：服上方后面部痤疮明显减少，前胸及后背也未再发丘疹，大便每日2次，色质均可。自觉反酸烧心，无胃脘部胀痛不适，口干欲饮，无口苦，易上火，平素易着急，纳眠可，小便调。末次月经2013年1月15日，夹有血块，颜色正常。舌偏暗，苔薄黄，脉细弦。前法既效，稍作加减。

当归15g，赤芍20g，生地30g，川芎10g，丹皮10g，栀子10g，茯苓15g，生白术10g，益母草30g，白花蛇舌草20g，柴胡10g，枳实12g，桑叶20g，生薏苡仁30g，生甘草5g。14剂，水煎服。

复诊时患者适逢经至而痤疮未见反复。

按：痤疮多从火、郁、瘀而论。火多源于年轻气盛，或过食肥甘厚味，或情志不舒，郁而化火。郁多源于热后贪凉，或情志不舒。瘀也可源于情志不遂，瘀血内停。本病常三者同时出现，如本案即为肝郁气滞，郁久化热，血瘀血热，治宜活血化瘀，理气清热，以血府逐瘀汤加减，再以白花蛇舌草、金银花、益母草清热解毒兼活血，生薏苡仁、栀子、豆豉、桑叶取栀子豉汤之意，以清热除烦。复诊痤疮近消，改以丹栀逍遥散加减，以养血健脾，疏肝清热，去桃仁、红花等活血祛瘀之品，加茯苓、白术以增健脾益气之效，药后效显。复诊时虽有经至而未见加重，续以上方加减调治。

例7：寒热错杂痤疮案

徐某，女，57岁，2011年9月23日初诊。

患者2年前无明显诱因颜面出现红色丘疹，连接成片，曾于外院诊断为痤疮，外敷及口服药物治疗均无明显效果。颜面红色丘疹以前额、双颊、鼻部分布为主，遇热时加重，丘疹根部较硬，压之不退色，无明显脓疮。伴咽干，眼部干涩，手心发热，双足发冷，脘腹胀，食纳少，大便稀溏，食用生冷后易致腹泻，睡眠差。舌质暗红，有齿痕，苔薄黄腻，脉沉细。糖耐量异常史1年，高血压病史5年，慢性胃炎史10年余。

中医诊断为痤疮，证属脾胃虚寒，湿热互结，上热下寒。治当健脾益气，清热利湿，以半夏泻心汤加凉血活血散风之品。

清半夏12g，黄连6g，黄芩12g，干姜6g，党参15g，生地20g，生甘草6g，车前子15g（包），夏枯草15g，赤芍15g，当归10g，丹皮10g，防风10g，生黄芪15g。7剂，水煎服。

9月30日二诊：患者面部红色丘疹有所消退，手心热、足心冷、腹胀、便溏均有减轻，偶有反酸，舌质暗红，苔薄黄腻，脉沉细。上方加炒薏苡仁30g，吴茱萸3g。7剂，水煎服。

10月14日三诊：患者服用上药，面部皮疹较前消退，面积减少，红肿消退，仍时觉手心发热，足膝关节痛，口渴多饮，小便量多，大便已成形，舌质暗红，苔薄腻，脉沉细。改以益气养阴、清热凉血、祛湿通痹法调理善后。

生黄芪30g，金银花15g，石斛15g，苦参15g，生地30g，元参30g，丹皮12g，赤芍15g，僵蚕10g，苍术10g，黄柏10g，川牛膝20g，炒薏苡仁30g，竹叶10g，生甘草6g，陈皮6g。7剂，水煎服。

服药后，患者面部痤疮基本消退，诸症缓解。

按语：《素问·生气通天论》云："汗出见湿，乃生痤痱。""劳汗当风，寒薄为皶，郁乃痤。"多认为外受风邪，郁而化热，肺失宣发，脾失运化，积湿生热，乃湿热瘀毒上蒸面部发病。而此例患者为中老年女性，乃脾胃虚寒、湿热中阻之上热下寒错杂之证候，湿毒上蒸颜面，发为潮红皮疹，以半夏泻心汤为主，配合养血凉血清解之品，辛开苦降，益气和中凉血，虽未使用治疗痤疮之清热利湿常法，亦收到理想疗效。杜老谨守病机，辨证精准，灵活运用半夏泻心汤加味治疗，痤疮消退，脘胀、纳呆、腹泻诸症亦缓解。

斑　秃

黄某，女，26 岁，1979 年 1 月 9 日初诊。

患者从 1978 年 11 月初因劳累、睡眠不佳，始见头顶毛发成片脱落，两周内头发全部脱光，头皮瘙痒，曾至某医院治疗，诊为全秃型斑秃。先后应用斑秃丸、胎盘组织浆及维生素 B_{12} 等药物，均无效果，极度苦闷。头发全部脱光，皮红光亮，时而瘙痒，眉毛亦落，并伴头晕腰酸，烦闷失眠，神倦乏力，月经量少，经期延后，胃纳可。舌红苔薄，脉细弦。局部头皮无炎性表现，查体亦无异常。病属劳累伤肾，精血不足，毛发失养，以致斑秃，治宜补肾养血，凉血活血。

女贞子 10g，旱莲草 10g，枸杞子 10g，黑芝麻 10g，菟丝子 10g，白芍 10g，首乌 15g，生熟地各 15g，红花 5g。

2 月 14 日二诊：上方连服 20 剂，两鬓渐生淡黄色纤细头发，睡眠好转，腰酸减轻，脉舌如前，效不更法，方中去生地、红花，加当归、侧柏叶各 10g。

2 月 28 日三诊：又服上方 10 剂，两鬓新生的细发变粗且黑，头顶也长出纤细头发，腰酸、失眠基本消除，月事转调，舌淡红，苔薄白，脉细滑。以二诊方 10 倍量，配成蜜丸，每丸重 10g，每日服 2 次，每次 1 丸，以巩固疗效。

半年后来诊，头部已经长满黑发，眉毛亦已复生，食、眠、二便如常，月经正常，肾气足，血气旺，斑秃痊愈。

按语：斑秃病是头部突然出现斑状脱发，而局部皮肤又无异常的一种疾病。根据斑秃的临床表现，似属于中医的"油风""鬼剃头"范畴。《医宗金鉴》中说的"油风毛发干焦脱，皮红光亮痒难堪"，概括了斑秃的症状。该书认为本病的病机是风盛血燥，治疗应在养血的同时，兼顾祛风。杜老根据《内经》精血相生理论，认为头发的生机根源于肾，发的给养来源于血，治疗脱发斑秃，必须紧紧抓住肾虚精血不足这个本。故以补肾养血为主，方用二至丸加味。《医方集解》说："二至丸，此足少阴药也，女贞子甘平，益肝补肾，旱莲甘寒，入肾补精，故能益下而荣上，强阴而黑发也。"杜老认为，二至丸滋而不腻，补而不燥，而有凉血润燥作用，是治疗斑秃的良方，加上首乌、地黄、当归、枸杞子等味以增强滋补之力，配用丹皮、侧柏叶等品以助凉血润泽之功，这样药效更著。根据临床经验，杜老还认为，《医宗金鉴》中提出的用祛风药羌活治斑秃的主张，是值得商榷的，因为辛温散风药有耗血动血之弊。斑秃患者精血本来已经亏虚不足，还要耗其阴血，势必虚上加虚，不能收效。因此，在临床治疗斑秃时，杜老是绝对不用羌活类辛温散风药的。

下咽癌

马某，男，73岁，2013年3月13日初诊。

患者2个月前无明显诱因出现吞咽不利，吞咽困难进行性加重，于某医院诊断为"下咽癌"，并行化疗治疗。目前化疗后1周，刻下吞咽缓慢，音哑，乏力，自汗，呛咳，咳白黏痰，量不多，口干不欲饮，偶有腹胀，呃逆，双下肢轻度浮肿，食纳可，大便二三日一行，便干，排便无力，睡眠可。舌质紫暗，苔薄黄，脉沉细。既往糖尿病史5年，平日用胰岛素治疗，血糖控制平稳。辅助检查：WBC 4.46×10^9/L，HGB117g/L。

西医诊断为下咽癌化疗后。中医诊断为咽癌，证属气阴两虚，痰阻气逆。治当益气养阴，和胃降逆，解毒利咽，以黄芪四君子汤加味。

生黄芪20g，北沙参20g，太子参20g，生白术30g，旋覆花10g（包），代赭石30g（先煎），姜半夏10g，丹参15g，茯苓15g，诃子15g，桂枝15g，生甘草6g，龙葵20g，蛇莓20g，白英20g，草河车10g，牛蒡子20g，山药20g，枳壳15g，大枣15g，元参 10g。14 剂，水煎服。

4 月 10 日二诊：患者服上药 14 剂后，声音嘶哑较前减轻，饮食吞咽较前顺畅，无明显呛咳，仍觉乏力，目前进半流食，二便调，舌质暗红，苔黄腻，脉沉细。效守前方，改生黄芪 30g，太子参 30g，山药 30g，牛蒡子 30g，20 剂，水煎服。

5 月 8 日三诊：服上药 20 剂，双下肢浮肿减轻，声哑减轻，吞咽半流食较通畅，自觉喉中如有异物，口干欲饮，偶咳痰，咽痒，干咳，食纳可，二便调，睡眠可。舌质暗红，苔薄黄，脉沉细。

生黄芪 30g，太子参 30g，茯苓 15g，生白术 20g，生地 20g，元参 20g，女贞子 15g，旱莲草 15g，诃子 15g，桔梗 10g，生甘草 6g，法半夏 10g，龙葵 20g，蛇莓 20g，白英 20g，地骨皮 20g，神曲 12g，麦芽 15g。30 剂，水煎服。

7 月 30 日四诊：患者服上药 30 剂，声音较前洪亮，仍进食缓慢，咽痒，干咳，有白黏痰，不易咳出，小便色黄，大便偏干，舌质暗红，苔薄黄，脉沉细。

北沙参 20g，丹参 20g，生黄芪 20g，天冬 15g，生白术 15g，茯苓 15g，杏仁 10g，浙贝 15g，龙葵 30g，蛇莓 20g，白英 20g，诃子 15g，夏枯草 15g，桔梗 10g，生甘草 6g，橘红 12g，法半夏 10g，太子参 30g，枸杞 15g，谷麦芽各 15g。30 剂，水煎服。

治疗 10 个月后随访：患者病情平稳，声音较前洪亮，偶有干咳、咽痒，体重有增加，余无不适。

按语：患者年逾古稀，咽喉癌化疗后，气阴两虚，痰气互阻于咽喉，故饮食发呛，声低气弱，乏力自汗，治以扶正固本为主。四君加黄芪、沙参、元参气阴双补；佐以诃子、桔梗、甘草利咽清音；加用牛蒡子与山药，宣肃补益相配伍，治疗呛咳，吸取张锡纯治疗久咳经验；方中配以龙蛇羊泉汤加草河车（七叶一枝花）解毒除瘀；神曲、麦芽消导和中，护胃气。本例体现了杜老在治疗恶性肿瘤放化疗后，益气固本、调和气血、抗癌解毒、保护胃气的整体治疗思想。

消渴血痹

赵某，女，84 岁，2013 年 1 月 8 日初诊。

双下肢水肿 3 年，加重 2 个多月。双下肢沉重乏力，双足麻木，口干不欲饮，纳可，眠安，二便调，舌紫暗，舌苔白，脉沉细。既往患 2 型糖尿病 17 年，注射诺和灵 30R 已 3 年。目前早 15U、18U 皮下注射。查体：血压 150/70mmHg，双下肢凹陷性水肿、双足皮肤紫暗，右侧重，右足趾色紫黑，局部无肿胀，无破溃，皮温不高。双侧足背动脉搏动减弱。双下肢动脉彩超检查示：双下肢深动脉多发硬化斑块，左侧股总动脉局部管腔略狭窄，左侧胫前动脉、双侧胫后动脉管腔闭塞。尿微球蛋白 66mg/L，糖化血红蛋白 70g/L，空腹血糖 7.0mmol/L。

西医诊断为 2 型糖尿病合并周围血管病变，糖尿病足。中医诊断为消渴、水肿、血痹。证属气阴两虚，毒瘀阻络，治当益气养阴，活血通络，解毒。

生黄芪 30g，山药 30g，玄参 30g，炒苍术 15g，当归属 15g，牛膝 20g，土茯苓 30g，丹参 20g，枸杞子 15g，赤芍 15g，甘草 6g，泽兰 15g，泽泻 15g，桑寄生 30g，独活 12g，桑白皮 30g，枳实 12g，金银花 20g。7 剂，每日 1 剂。用中药免煎颗粒，温水冲服。

1 月 15 日二诊：药后诸症减轻，舌脉同前。效不更方，前方 7 剂继服。

1 月 22 日三诊：药后双下肢水肿减轻，右足趾紫暗较前变浅，右足皮温略高。前方去独活，加地龙 15g。14 剂，每日 1 剂。用中药免煎颗粒，温水冲服。

2 月 19 日电话随访，患者双下肢水肿消退，双下肢已无沉重感，较前有力，右足颜色较前明显变浅，无黑紫，皮温不高。由于患者不愿意服中药，未继续诊治。

按语：糖尿病足肇始于消渴，缘于消渴日久，阴虚火毒炽盛，热灼津液，血行失常，瘀阻下肢脉道，气滞血瘀，筋脉失养。该患者既有口干、乏力、脉沉细等气阴两虚症状，又有肢体麻木、双足皮色紫暗、右足趾色黑紫等久病入络，郁久化热，毒瘀互阻，络脉不通的症状。脾肾两虚，不能化气行水，导致水液停聚，泛滥肌肤，形成水肿。该患者病机为脾肾两虚，气阴不足，毒瘀阻络。方中生黄芪、山药、玄参、苍术益气养阴，是杜老治疗糖尿病的常用药。黄芪配山药健脾补肾，益气生津。苍术配玄参一燥一润，可调节血糖，这取自祝谌予先生降糖对药。玄参、银花、土茯苓解毒通络，当归、丹参、赤芍、泽兰活血化瘀，枳实行气以加强活血力量，泽兰配泽泻、桑寄生配桑白皮利水祛湿活血，泻肾经湿热。三诊水肿减轻，皮肤紫暗减轻，方中加葛根以止渴生津，调节血脂，加地龙搜风剔邪，通络止痛，祛瘀生新。药后水肿消退，皮色变浅。经 1 个月的中药治疗，糖尿病足病情基本控制。

痹　证

王某，女，43 岁，2013 年 4 月 23 日初诊。

双手肿胀伴晨僵 5 年，伴口干、眼睛干涩，诊断为类风湿关节炎合并干燥综合征，曾服用甲氨蝶呤、来氟米特、硫酸羟氯喹片，效果一般，目前只服甲氨蝶呤 1/4 片，每日 1 次。刻下：双手掌指关节、指间关节肿胀，晨僵超过 1 小时，双肘关节局部肿胀，有压痛，皮肤不红，皮温不高，眼睑水肿，眼睛干涩，口干欲热饮，关节畏风怕冷，冬天或遇冷关节刺痛，眠差，纳可，汗出如洗，夜间盗汗明显，舌暗，苔薄白，脉沉细。家族史：其母患类风湿关节炎；其妹妹患类风湿关节炎和系统性红斑狼疮，已病故。辅助检查：抗核抗体 ANA 1∶3200，抗 SS－A 抗体（＋），血沉 40mm/h，C 反应蛋白（＋）。

西医诊断为类风湿关节炎合并干燥综合征。

中医诊断为燥痹，证属气阴两虚，燥热瘀毒阻滞经络关节。治当益气养阴润燥，解毒化瘀。

生黄芪 30g，生地 15g，熟地 15g，天冬 15g，麦冬 15g，石斛 20g，当归 15g，桂枝 10g，赤芍 15g，白芍 15g，炙甘草 10g，知母 12g，银花 15g，川牛膝 15g，远志 12g，土鳖虫 10g，土茯苓 30g，穿山龙 30g，诃子肉 15g，法半夏 10g，百合 20g。7 剂，水煎服。

5 月 7 日二诊：药后出汗稍减，夜间盗汗已止，仍有关节肿胀疼痛，时有躁热，舌暗，苔薄白，脉沉细。效守前法，加附片、全蝎、蜈蚣以助通痹止痛。

桂枝 10g，白芍 30g，知母 12g，黑附片 10g（先煎），苍术 10g，黄柏 10g，川牛膝 20g，生黄芪 30g，当归 15g，川芎 10g，石斛 20g，玄参 30g，金银藤 30g，生甘草 10g，穿山龙 30g，远志 12g，生地 30g，天冬 20g，全蝎 6g，蜈蚣 2 条。7 剂，水煎服。

5 月 14 日三诊：关节肿痛减轻，晨僵时间约半小时，躁热感减轻，汗出续减，口干稍好，眼睑水肿减轻，舌脉同前。治法同前。

前方去石斛、玄参、天冬、金银藤、远志，黄芪加至 45g，加土鳖虫 10g，片姜黄 12g。7 剂，水煎服。

5 月 28 日四诊：关节肿胀疼痛较上次就诊时明显减轻，大汗、口干基本控制，晨僵时间及程度均减少减轻，眼睑水肿消退，无明显躁热感，舌脉同前。

桂枝 10g，赤芍 15g，白芍 15g，炙甘草 10g，黑附片 10g（先煎），生黄芪 30g，炒白术 20g，干姜 6g，生地 30g，当归 15g，川芎 10g，秦艽 15g，细辛 5g，土茯苓 30g，穿山龙 30g，防风 10g，地龙 15g。7 剂，水煎服。

6 月 18 日五诊：双手掌指关节、指间关节肿胀消退，双肘关节局部已无肿胀，无晨僵，眼睑水肿，眼睛干涩好转，口干减轻，睡眠一般，纳可，出汗较前明显减少，近两日咽痛，无发热。舌略暗，苔薄白，脉沉细。治宜益气和营，祛风利湿，化瘀通络。

生黄芪 30g，桂枝 10g，赤芍 15g，知母 12g，当归 15g，玄参 30g，银花 15g，生甘草 6g，土茯苓 30g，川牛膝 15g，木瓜 15g，桔梗 10g，穿山龙 20g，地龙 15g。7 剂，水煎服。

原方加减服药调治半年。2014 年 3 月 11 日复诊，关节未再肿痛。

按语：类风湿关节炎是一种以关节滑膜炎为特征的慢性全身性自身免疫性疾病，主要表现为小关节滑膜炎所致的关节肿痛，继而软骨破坏、关节间隙变窄，晚期因严重骨质破坏、吸收导致关节僵直、畸形、功能障碍。干燥综合征是一种主要累及外分泌腺体的慢性炎症性自身免疫性疾病。类风湿关节炎合并干燥综合征称为重叠综合征，亦称为重叠结缔组织病，属于中医"痹证"范畴，发病多为素体虚弱，腠理疏松，卫外不固，感受风寒湿毒之邪，痹阻经络关节。痹证日久，郁而化热，热灼阴伤，化为燥毒，更加销铄津液。津亏血燥，脉络艰涩，以致肌肉关节肿胀变形，筋骨失养。本病虚、毒、瘀交结为患。一诊用《千金方》黄芪汤。黄芪、生熟地、天麦冬、石斛益气养阴生津；黄芪配当归益气养血；银花清热解毒。杜老常联用黄芪、银花、石斛、川牛膝治疗风湿活动关节肿胀疼痛。药理研究表明，此四味有调节自身免疫作用。桂枝、白芍、甘草调和营卫，加诃子敛汗；法半夏配百合、天麦冬健脾生津，有麦门冬汤之意；当归、赤芍、土鳖虫、穿山龙活血化瘀，搜风剔络，祛风止痛。二诊时出汗较前少，仍然关节肿痛，原方加附子、苍术，温阳健脾，祛寒除湿；全蝎、蜈蚣搜剔通络止痛。三诊时诸症减轻，原方黄芪增量，三虫（土鳖虫、全蝎、蜈蚣）并加姜黄，加大益气活血、通络止痛力量。四诊时关节肿胀、晨僵、出汗、口干、眼睑水肿均明显减轻，加川芎、秦艽、细辛、土茯苓以增活血祛风、解毒通络之力。五诊时指、掌、肘部关节肿胀疼痛基本控制，已无晨僵，眼睑水肿减轻，口干、眼干症状减轻，最后以益气和营、祛风利湿、化瘀通络法调理巩固。纵观治疗过程，扶正祛邪并重，寒温并用，黄芪、当归、桂枝、芍药、穿山龙和虫类药每诊均用，这些都是杜老治痹痛的习用药。